Corona

Corona

Política en tiempos de pandemia

PABLO SIMÓN

Papel certificado por el Forest Stewardship Council®

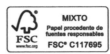

Primera edición: octubre de 2020

Printed in Spain – Impreso en España

ISBN: 978-84-18006-89-0
Depósito legal: B-8.215-2020

Compuesto en Pleca Digital, S. L. U.
Impreso en Black Print CPI Ibérica
Sant Andreu de la Barca (Barcelona)

C 006890

Penguin
Random House
Grupo Editorial

Pues la destrucción de la inteligencia es una peste mucho mayor que una infección y alteración semejante de este aire que está esparcido en torno nuestro. Porque esta peste es propia de los seres vivos, en cuanto son animales; pero aquella es propia de los hombres, en cuanto son hombres.

MARCO AURELIO,
Meditaciones, IX, 2

Nota del autor

Este libro se fundamenta en una hipótesis. En esta premisa radica su debilidad y, a la vez, su principal fortaleza. Redactado en lo más duro del Gran Confinamiento, quizá cuando llegue a manos del lector habrá perdido parte de su vigencia. Si es así en los augurios más negros, el error, aunque agridulce, será más que bienvenido. Si es así por la deficiencia de sus premisas o asociaciones, entonces no hay más excusa que mi pobre razonamiento. Sin embargo, ninguno de estos riesgos supera las ventajas de que el texto, al edificarse sobre hipótesis, sea contrastable. Es decir, cuanto hay escrito en él se debe validar como cierto o falso, con lo que nos ayuda a comprender cómo son las cosas y cuáles son sus causas. Creo que es la mejor manera de que esta obra pueda resultarnos útil, en última instancia, para extraer alguna enseñanza al paso del virus.

Con todo, este libro se basa en una hipótesis política. Por tanto, no presenta un análisis epidemiológico o médico de la pandemia. Ni es mi especialización ni podría hacer una contribución valiosa en esos campos. Por supuesto, inevitablemente se mencionarán estos aspectos, pero siempre con mucho tiento, solo para poner los raíles de mi argumento hacia lo público. En última instancia, lo que se quiere abordar aquí es cómo la pandemia tensiona diferentes aspectos políticos y sociales, muchas veces precipitando dinámicas previas, otras ofreciendo dilemas sin una solución óptima evidente. Si el libro puede aportar algo de luz, modestamente, solo será en estas cuestiones.

Ahora bien, aunque la hipótesis del libro sea política, no quiere dedicarse a enjuiciar a los políticos. De nuevo, sus acciones serán examinadas en múltiples ocasiones para ilustrar pasajes de la obra. Por descontado, se mencionarán tanto ejemplos españoles como de otros países, especialmente del mundo occidental. Aún así, lo que no haré es un análisis pormenorizado de las decisiones adoptadas, de sus errores y de sus aciertos. Igual que los especialistas están mejor equipados para tratar la pandemia, los buenos periodistas conocen con mayor detalle qué pasó en la sala de máquinas del poder. Mi hipótesis quiere ser contrastada desde la ciencia social con la seguridad de que otros lo sabrán hacer mejor en campos alternativos cuando haya que ajustar cuentas.

He procurado que cualquier valoración subjetiva quede lo más acotada posible, lo cual siempre es difícil cuando hay vidas humanas implicadas. Con todo, pienso que no hace falta atosigar con lo que uno desea o siente, como cuando en lo más crudo de la pandemia había quienes anticipaban que tras esta seríamos mejores, peores o iguales. Sería muy presuntuoso por mi parte querer predecir cómo quedará alterada la esencia del ser humano. Mi interés es más bien indagar en cómo podría cambiar la sociedad de lo más general a lo más particular y, para eso, es más útil inclinarse por una hipótesis que por un libelo moralista. Ojalá el tiempo aporte la perspectiva suficiente para contrastarla y entender con mayor claridad qué significa eso de hacer política en tiempos de pandemia.

Índice

1

Política y pandemia

El 14 de marzo de 2020 fue uno de los días políticamente más intensos de la historia reciente de España. El día anterior el presidente del Gobierno, Pedro Sánchez, había declarado que se celebraría un Consejo de Ministros extraordinario con un único punto en el orden del día: la aprobación del estado de alarma. Mediante este mecanismo de excepción el Gobierno confiaba en asumir los instrumentos necesarios para lidiar con la pandemia de la COVID-19, y reforzar así los sistemas de salud, coordinar a todas las administraciones y limitar severamente la movilidad de las personas para frenar la expansión de los contagios. El anuncio se retrasó durante largas horas el sábado, todo en un Consejo de Ministros que parecía interminable y, según parece, tenso. Finalmente, no fue hasta la noche cuando el presidente del Gobierno compareció en televisión y anunció que las medidas adoptadas entrarían en vigor a las cero horas del día siguiente. España quedaba, oficialmente, confinada.

Todos los países del entorno ya habían iniciado esa senda o estaban en vías de hacerlo. Algunos estados, como Italia, ya tenían en vigor el estado de alarma, concretamente desde el 31 de enero y con una duración de seis meses. Era el primer lugar de Europa en el que la pandemia había golpeado con fuerza, muy especialmente en las regiones del norte del país. En Portugal las medidas de excepción entraron en vigor el lunes 16 de marzo, pese a que su número de contagios era bastante inferior al nuestro. En cualquier caso, en cuestión de días la situación se fue precipitando en toda Europa occidental, cuyos gobiernos recurrieron a poderes excepcionales para el confinamiento de la población. Prácticamente todas las naciones tuvieron que recurrir a instrumentos que no estaban pensados para lidiar con una pandemia de semejante alcance, con lo que pasaron a operar sin manual de instrucciones. Durante semanas, la improvisación fue la tónica dominante.

El escenario era totalmente incierto ante una nueva enfermedad de la que se sabía muy poco y que amenazaba con provocar un colapso sanitario en cascada. Esto hizo que el panorama cambiara por completo en cuestión de días. Virólogos, epidemiólogos, sanitarios e investigadores saltaron a la arena con una población cada vez más preocupada no solo por el avance del virus, sino también por las consecuencias económicas y sociales de una pandemia que no se había visto en generaciones. Todo, eso sí, hacía de esta crisis la primera gran experiencia compartida del siglo XXI, pues nunca en un mundo cada vez más desarrollado y próspero había existido un «tema de conversación» único. En todos los idiomas y latitudes la palabra era siempre la misma: «coronavirus».

A lo largo de nuestra historia como especie hemos convivido con calamidades de todo tipo, de guerras a hambrunas o enfermedades. Algunas de ellas fueron autoinfligidas, otras se debieron a la mala fortuna. Ahora bien, todas ellas han tenido siempre una vertiente política, ya fuera en su origen o en sus consecuencias. El propósito de este libro es explicitar parte de esos dilemas políticos en un contexto en el que ha estado y está en juego no solo la vida de las personas, sino también su propio futuro en años venideros.

Enfermar es humano

Uno de los médicos más famosos de la Antigüedad, Galeno, fue el encargado de describir una de las primeras pandemias de las que se tiene memoria en Occidente: la peste antonina. Esta plaga —por lo que se sabe, de viruela— azotó al Imperio romano del 165 al 180 y llegó a matar incluso al corregente de la época, Lucio Vero, lo que dejó solo en el trono al emperador Marco Aurelio.[1] El nombre de la

1. A. R. Birley, *Marco Aurelio*, Barcelona, RBA Libros, 2019.

enfermedad, antonina, se acuñó en recuerdo de la dinastía imperial bajo la que acaeció. Según cuentan los historiadores de la época, esta plaga tuvo su origen en Seleucia, en Mesopotamia, y se extendió a lo largo de la Galia, desde la cuenca del Rin, y luego a todo el imperio. Aunque no está del todo claro, parece ser que las legiones romanas, con sus viajes, habrían sido uno de los principales focos transmisores. No hay acuerdo sobre si los brotes que hubo posteriormente fueron de otra enfermedad (en concreto, sarampión) o de la misma, pero sí en que los muertos de la peste antonina fueron incontables. Además, esta plaga también podría haber tenido un enorme impacto en el imperio, pues habría debilitado su defensa y lo habría abocado a una inexorable decadencia.

Las enfermedades y las plagas son un fenómeno consustancial al ser humano, así como, por supuesto, el deseo de acabar con ellas.[2] Para la medicina griega y romana, se enfermaba porque una fuerza nociva era capaz de vencer a la *phýsis* (naturaleza) individual. Esto podía suceder por dos razones: porque era inevitable y fatal o por ser fruto del azar. Para la medicina clásica, solo en este último caso tenía sentido la intervención del médico, que debía buscar siempre favorecer (no perjudicar con sus cuidados), abstenerse de lo imposible (cuando la muerte era inevitable) y atajar el origen de la enfermedad. Esta visión de la enfermedad coincidió en el tiempo con otras pandemias, junto con la ya mencionada, que causaron una gran mortalidad. La más letal de todas ellas fue la plaga de Justiniano (siglo VI), probablemente un brote de peste bubónica, que se expandió en el periodo de transición a la Edad Media.

En el medievo, con el auge del cristianismo, la enfermedad pasó a concebirse como una evidencia de la falibilidad del hombre y, por tanto, como una prueba moral. Haber comido de la fruta prohibida en el jardín del Edén nos abocaba a tener que pagar por el pecado original. Solo poco a poco nacerá, con la influencia árabe y la revisión de las enseñanzas griegas, una visión premoderna que pondrá los pilares de la concepción racionalista de la medicina. Aun así, los avances todavía eran modestos. La paradoja es que se cree que el brote de la

---

2. J. Babini y P. L. Entralgo, *Historia de la medicina*, Barcelona, Gedisa, 1980.

plaga de Justiniano, que precipitó la llegada del medievo, está vinculado con la mortífera peste negra del siglo XIV, la cual impulsaría a su vez el final de este periodo histórico.[3] Esta última pandemia es la que más ha marcado el imaginario colectivo, ya que, aun con su lejanía temporal, se calcula que llegó a matar entre el 30 y el 60 por ciento de la población de Europa, quizá veinticinco millones de personas solo en el Viejo Continente. Su impronta fue enorme en todos los planos, del económico al artístico.

Las pandemias son enfermedades que atacan a la población en un área geográfica extensa. Por tanto, se trata de infecciones que viajan. Sin embargo, no fue hasta el Renacimiento cuando empezó a asumirse el hecho de que las enfermedades podían contagiarse. Aunque Hipócrates, el médico griego, o Ibn Jatima, el pensador andalusí, ya tenían escritos en los que se planteaba tal opción, este supuesto solo fue asumido siglos después. Coincidiendo con el final de la Edad Oscura se produce la que parece ser la primera pandemia que cruza el Atlántico, la de sífilis, ya que una de las hipótesis sobre su origen apunta a que quizá pudo proceder de América provocada por los primeros tránsitos entre continentes. Entretanto, el mundo sigue cambiando, al igual que los males que aquejan a la humanidad. La creciente urbanización de Europa abrió el camino a nuevas enfermedades como el paludismo (ante las aglomeraciones), la gota (entre los burgueses) y el raquitismo (entre los más menesterosos).

Con la llegada de la Ilustración también se fue abriendo paso de manera definitiva el racionalismo científico. Esto supuso romper amarras con parte del conocimiento anterior y comenzar a plantearse la idea de que el progreso técnico podría doblegar definitivamente a las enfermedades. Es en la época de la Revolución francesa cuando se empiezan a establecer profesiones médicas a nivel nacional organizadas como los «nuevos sacerdotes de la sanación».[4] Con todo, y pese a los continuos avances en la medicina y la tecnología de las décadas

---

3. J. Frith, «The history of plague-part 1. The three great pandemics», *Journal of Military and Veterans Health*, 20, 2 (2012), p. 11.

4. G. Rosen, «Hospitals, medical care and social policy in the French Revolution», *Bulletin of the History of Medicine*, 30, 2 (1956), pp. 124-149.

siguientes, varias pandemias asolarían a la humanidad, entre ellas, a finales del siglo XIX, las conocidas como fiebre amarilla y la gripe rusa. Sin embargo, quizá la plaga más mortífera desde la peste negra fue la gripe española de 1918. Se calcula que esta pandemia pudo matar en todo el mundo entre cuarenta y cincuenta millones de personas, un número de muertes que ligado a una sola enfermedad no se había visto en el mundo moderno. Diferente es que, en pleno contexto de la Gran Guerra, la información sobre este mal se camuflara o censurara.

Tras la Segunda Guerra Mundial la principal pandemia que ha azotado al ser humano ha sido el sida, con más de treinta y dos millones de muertes. Una cifra que, por cierto, sigue aumentando, sobre todo en los países en vías de desarrollo.[5] El virus de la inmunodeficiencia humana (VIH), del que se comienza a hablar a partir de 1981, debilita el sistema inmunitario y, aunque tras la infección inicial puede haber algún síntoma, lo normal es que durante un periodo determinado no se manifieste, si bien arrastra consigo a una severa inmunodepresión, el sida. Esto hace que el organismo no reaccione contra las enfermedades ordinarias y, a la postre, provoque la muerte. Ahora bien, no todos los seropositivos (VIH positivo) desarrollan el sida, por lo que muchas veces se produce cierta confusión. La fuente de transmisión de esta enfermedad está en las prácticas sexuales sin protección, así como las transfusiones de sangre contaminada, las agujas hipodérmicas o el paso de la sangre de la madre al niño durante el embarazo, el parto o la lactancia.

Esta forma de contagio ha acarreado, por desgracia, una fuerte estigmatización social hacia los enfermos de sida, en especial por su asociación con la homosexualidad en la década de 1980. Fue en esa década y en parte de la siguiente cuando se produjeron las mayores tasas de mortalidad en Occidente, en particular entre varones de edad mediana, algo que generalizó una preocupación social por ella.[6] Hoy

---

5. M. D. Grmek, *Historia del sida*, Madrid, Siglo XXI, 1992.

6. J. Castilla y L. de la Fuente, «Evolución del número de personas infectadas por el virus de la inmunodeficiencia humana y de los casos de sida en España: 1980-1998», *Medicina Clínica*, 115, 3 (2000), pp. 85-89.

día el VIH puede tratarse con antirretrovirales, lo que permite desarrollar una vida casi normal con una enfermedad crónica. Sin embargo, todavía no existe vacuna y, desgraciadamente, su incidencia fuera de Occidente sigue siendo tan alta como mortífera. Esta división entre naciones con mayor y menor nivel de desarrollo en cuanto a las enfermedades se manifiesta de forma cada vez más patente. Por ejemplo, entre los años 2014 y 2016 hubo un severo brote del virus del Ébola en países africanos como Liberia, Sierra Leona, Nigeria o Mali, pero, pese a su elevada mortalidad, ha recibido menos atención, ya que este virus apenas se ha extendido en los países más ricos.

Diferente fue, por su menor letalidad, tanto el SARS, que se expandió entre 2002 y 2004, como la gripe A (H1N1), que lo hizo en 2009. Estos brotes, uno en Asia oriental y otro a nivel global, fueron hasta cierto punto contenidos y, en el último mencionado, dejó de ser considerado como pandemia un año después de que surgiera. Estos casos ya estaban perfilando en el horizonte que, al margen del propio VIH, existía el riesgo cierto de propagación de nuevas pandemias. Además, al igual que ha pasado a lo largo de la historia, la relación del ser humano con la enfermedad no solo afecta a nuestra concepción del mundo, de la vida o de la salud, sino que también tiene importantes implicaciones de carácter social y político. Los auges y caídas de algunas civilizaciones o los cambios en determinados periodos históricos han estado muchas veces asociados a las enfermedades. Resulta indudable que, en un mundo en donde los desarrollos tecnológicos y médicos son muy superiores a tiempos pasados, la manera en la que la humanidad puede lidiar con la enfermedad también es distinta. Sin embargo, estas situaciones son las que de nuevo nos recuerdan la fragilidad de nuestra presencia en la Tierra.

Coronavirus en escena

La COVID-19 (la enfermedad) es producida por el virus SARS-CoV-2, de la familia de los coronavirus, que reciben este nombre porque los picos de su superficie tienen una forma parecida a una corona.[7] La secuencia genética de este virus se asemeja al SARS1, otro coronavirus, que apareció en 2002, y el brote inicial de este se ha localizado en China. Sobre su origen ha habido, en todo caso, innumerables especulaciones. Durante las fases iniciales de la pandemia se planteó el origen artificial del virus y se especuló con que hubiese sido creado en un laboratorio.[8] Sin embargo, la opinión más generalizada apunta a que su nacimiento se produjo en algunas de las colonias de murciélagos cercanas a Wuhan y que el salto al ser humano se habría dado en el mercado de animales salvajes de esa ciudad. Podría ser que el contacto entre animales y el paso de estos, a su vez, a personas haya favorecido la transmisibilidad del virus. Un posible camino hacia el ser humano podría haber sido del murciélago al pangolín o a alguna otra especie intermedia.

La vía de transmisión de este virus es, esencialmente, aérea, cuando la persona infectada tose o estornuda. Ahora bien, también se transmite cuando, tras entrar en contacto con superficies contaminadas, nos tocamos los ojos, la nariz o la boca. La persistencia de este coronavirus en determinados materiales es muy elevada, y puede resistir hasta varias horas sobre cobre o hasta algunos días sobre superficies de plástico o de acero. Sin embargo, el elemento más relevante es que la transmisión del virus se produce antes de que la persona afectada presente síntomas, o incluso sin ellos. Esto ha hecho que desde su aparición fuera mucho más complicado tomar medidas efectivas para contenerlo. De ahí que la tasa de contagio del SARS-CoV-2 sea especialmente alta, con rangos variables que pueden oscilar entre 1,4 y 3. Es decir, con unos efectos multiplicadores que hacen que la expansión de la enfermedad pueda ser masiva.

El SARS-CoV-2 se encuentra sobre todo en las vías respiratorias y su detección se puede realizar mediante diferentes pruebas, que pasaron a ser muy recurrentes durante el periodo de emergencia sa-

---

7. «Brote de enfermedad por coronavirus», página oficial de la OMS, <https://www.who.int/es/emergencies/diseases/novel-coronavirus-2019>.

8. «Coronavirus: Is there any evidence for lab release theory?», <https://www.bbc.com/news/amp/science-environment-52318539>.

nitaria. La primera consiste en la amplificación de la secuencia genética del virus por PCR (reacción en cadena de la polimerasa), la cual no distingue entre el virus viable y sus fragmentos, por lo que está muy condicionada por el momento o por la manera de tomar la muestra. En todo caso, se trata de la prueba más conocida y de mayor fiabilidad, pero necesita un laboratorio para realizarse y los resultados tardan hasta seis horas en estar disponibles. Por ello se habla de las otras dos pruebas como test rápidos. De un lado, las que realizan mediante muestras respiratorias que detecta las proteínas del virus y necesitan de un frotis con muestras extraídas de la nariz, de la garganta o de la faringe. Del otro, la que detecta anticuerpos contra el virus mediante una muestra de sangre. Estas pruebas dieron pie a estudios serológicos que se realizaron en diferentes países y ámbitos para estimar cuántos ciudadanos podrían haber quedado inmunes a la enfermedad, un hecho sobre el que se debatió ya al principio de la propagación del virus.

La información sobre la propia enfermedad también fue fluyendo poco a poco a medida que se iban conociendo mejor sus síntomas. Estos son esencialmente fiebre, tos y dificultades respiratorias. En algunos casos, aunque los menos, pueden aparecer diarreas, náuseas o dolor de cabeza, así como pérdida del gusto o del olfato. El periodo de incubación puede oscilar entre los dos y los catorce días, aunque la enfermedad se suele desarrollar entre el quinto y el séptimo. En cuanto a la letalidad del virus, había a su vez bastantes incógnitas. Esto se debía en última instancia a que no en todas las personas infectadas se detectan o se manifiestan síntomas, por lo que ni siquiera se sabe el denominador a la hora de calcular la tasa. Además, aquellos que manifiestan la enfermedad presentan niveles de gravedad muy variables: desde síntomas leves hasta neumonía y muerte, sin olvidar que entre los recuperados pueden quedar secuelas severas. Por tanto, los porcentajes variaron a medida que se fue sabiendo más sobre la enfermedad, pero se calcula que la letalidad podría ser menor que la del SARS, aunque diez veces superior a la de la gripe estacional. Ahora bien, la cuestión más importante es que la mayoría de las muertes tienden a concentrarse en las personas mayores de sesenta y cinco años o bien en aquellas con patologías previas o con enfermedades crónicas.

Conforme la enfermedad se fue extendiendo por el globo, los esfuerzos científicos se redirigieron a la crisis del coronavirus. De hecho, una prueba de ese interés es que desde 2004 se publicaban unos tres mil artículos sobre coronavirus al año, pero durante los meses más duros de la pandemia en Europa se llegaron a publicar hasta setecientos al día.[9] Durante la primera etapa, las investigaciones médicas estuvieron trabajando sobre antivirales que ya estaban disponibles en el mercado, pero los principales esfuerzos farmacéuticos se volcaron en la carrera por encontrar una vacuna que venciera a la enfermedad. Después de todo, cuanto más se tardase en crearla y comercializarla, más se alargaría la coexistencia de nuestra sociedad con los miedos al rebrote y a nuevos contagios. Mientras tanto, se buscaron estrategias para intentar evitar la propagación del virus y tratar los síntomas en caso de enfermedad.

Las vías más recomendadas para frenar las infecciones de forma individual son lavarse las manos con frecuencia y taparse la boca con el antebrazo al estornudar o toser (para evitar tocarse luego los ojos o la nariz con las manos). A nivel de grupo, se puso de moda una nueva expresión: «distancia social». Aunque la distancia era más bien física, lo cierto es que las autoridades tendieron a limitar eventos que congregasen a muchas personas, intentaron reducir los desplazamientos, fomentaron el teletrabajo y recomendaron que se guardase una distancia de más de un metro y medio entre personas. En todo caso, se deseaba evitar la expansión de los contagios para impedir que los sistemas de salud se desbordaran. Lo que más se temía era que, debido a la rapidez en la transmisión del virus, no hubiera suficientes medios para atender a todos los afectados y que, además, el sistema quedase saturado, lo que generaría problemas en cascada a la hora de atender otras enfermedades.

Resulta complicado trazar de manera precisa el recorrido de la enfermedad. Aunque el brote inicial estuviera en China en diciembre, antes de marzo no solo se había extendido ya a todo el Sudeste

9. «Sepultados bajo la mayor avalancha de estudios científicos», <https://el pais.com/ciencia/2020-05-04/sepultados-bajo-la-mayor-avalancha-de-estudios-cientificos.html>.

Asiático (sobre todo a Corea del Sur o Japón), sino también a Irán, a Rusia y, en Europa, a Italia y a España. Tanto Estados Unidos como India o Brasil comenzaron a tener brotes muy pronto, de hecho con enormes dificultades para su control. Así, en un periodo bastante corto, apenas un trimestre, la enfermedad se había extendido al conjunto del mundo, incluso a países para los cuales no había (ni hay) buena información, especialmente los del África subsahariana. Llegados a ese punto, tocó afrontar una pandemia global con un potencial de contagio como no se había visto desde principios del siglo xx.

El Gran Confinamiento

Por primera vez en sus mil cuatrocientos años de historia, los templos de La Medina y La Meca permanecieron cerrados durante la celebración del Ramadán. Arabia Saudí ordenó que se clausuraran por miedo a la expansión del coronavirus, de tal modo que la peregrinación a la Kaaba, mandato oficial en el credo del islam, debía esperar. Unas pocas semanas antes, en el rezo del ángelus, el Vaticano había mostrado una imagen igual de sorprendente: el papa Francisco celebraba una misa en la plaza de San Pedro en total soledad, mientras esta era retransmitida por los medios de comunicación. Por tanto, así en el Cielo como en la Tierra, y para tratar de frenar la expansión del virus, los gobiernos del mundo fueron clausurando todos los eventos multitudinarios o cualquier congregación de personas que pudiera ser un posible foco de transmisión. Las competiciones deportivas dejaron primero de celebrarse con asistencia de público y después se suspendieron definitivamente, al igual que la asistencia a los centros de enseñanza. Lo mismo pasó con las discotecas, con los bares y restaurantes y con los comercios.

Por primera vez en la historia, una parte de la humanidad tomó la decisión de detener sus actividades regulares por motivos sanitarios. Es importante incidir en este hecho inédito: nunca se había producido una cuarentena global para frenar una pandemia. Esto trajo consigo que la mayoría de las ciudades del mundo se vaciaran, aunque con una intensidad y severidad variables. Evidentemente, las implicaciones económicas y sociales del confinamiento serían de gran calado y afectarían al mundo entero en lo que se preveía el crac más importante desde 1929. El comercio internacional y el turismo se pararon en seco. La gente, bien por recomendación, bien por obligación, se quedó en su casa, mientras que la actividad y el consumo se desplomaban. Todos los gobiernos tuvieron que lidiar a la vez con una crisis sanitaria y una crisis económica que, incluso cuando la primera se controlara, la segunda seguiría teniendo efectos. Y todo esto, además, en un entorno de gran incertidumbre, en el que las decisiones se tenían que tomar de manera muy rápida y con los datos sobre el virus variando cada día.

Por entonces se popularizó la idea de la curva de contagio y, en particular, la necesidad de intentar aplanarla. La idea de la curva remite a la progresión de la cantidad de casos de contagio de un virus a medida que pasan los días y sirve para medir en qué grado continúa su incidencia o si ya está controlado. A medida que pasa el tiempo y se acumulan los contagios, se genera una curva que adopta una forma de campana, la cual puede llevar a una rápida sobrecarga en el sistema de salud. Sin embargo, el aislamiento y las medidas higiénicas individuales y colectivas buscan que la curva se aplane. Es decir, que la expansión del virus, que se considera en cierto grado inevitable, sea más gradual y que gracias a esto se logre que los sistemas sanitarios puedan tratar a los afectados a medida que ello sea necesario. Esta estrategia de contención se convirtió en la prioridad de muchos gobiernos a corto plazo, todo ello con un coste altísimo, no solo económico, sino también humano.

A partir de la pandemia empezó a generalizarse todo un glosario sobre tipos de test para detectar la enfermedad, los R_0 mayor o menor que uno, las ruedas de prensa de los expertos sanitarios, las críticas por una medida y por la contraria y, en suma, una situación en la que todos los países se miraban de reojo. Quizá la prueba más clara del carácter global que tenía la pandemia era cómo los diferentes países contrastaban entre sí la evolución de sus curvas epidémicas y las medidas que adoptaban. Desgraciadamente, la comparabilidad de los datos era muy difícil de establecer en tiempo real, pues casi siempre se hacían estimaciones a la baja, se utilizaban mecanismos diferentes de cómputo o, según el país del que hablemos, se ocultaba sin más la información. Nadie quería ser el primero en las listas. Probablemente hasta que no haya un poco más de perspectiva, no se podrán saber las pérdidas humanas reales causadas por el coronavirus.[10] Sin embargo, si algo se pudo certificar es que las medidas de confinamiento, aunque agresivas, funcionaron. Según los datos disponibles, desde el inicio del brote habrían podido salvar desde treinta y ocho mil vidas en Italia hasta dieciséis mil en España.[11] Al final del periodo, el dato de personas libradas de la muerte podría haber rondado las cuatrocientas cincuenta mil solo en España y hasta tres millones en toda Europa.[12]

Cuando en el conjunto del mundo la situación fue remitiendo, se tuvo que desandar el camino. De manera gradual, en la mayoría de los países, de modo asimétrico, y con la amenaza de una segunda ola de la pandemia sobrevolando en el horizonte, se fue restableciendo la normalidad. Ello no impidió que, a medida que aumentaron los contactos, el riesgo de rebrote creciera también. Singapur o Japón, dos de los primeros países en controlar la pandemia, debieron volver a aplicar medidas severas. Algo parecido a lo que pasó en territorios de Alemania o Portugal, lo que demostró lo prematuro que era poner a un país como ejemplo de gestión. Es más, la libertad de movimientos entre diferentes estados también generaba el riesgo de «importar casos» y de generar eventuales recaídas, lo que para naciones dependientes del turismo resultaba ser un escenario verosímil. Todo este proceso fue un reto importante. Confinar fue duro, pero la receta era

10. Si bien se sabe que serán cuantiosas. Si se toma como un indicador fiable la alteración en la esperanza de vida en la provincia de Bérgamo, se calcula una caída de ocho años para los hombres y de casi seis para las mujeres. Véase: COVID Has Slashed Life Expectancy in Lombardy, <https://www.knowledge.unibocconi.eu/notizia.php?idArt=21884>.

11. «Report 13: Estimating the number of infections and the impact of non-pharmaceutical interventions on COVID-19 in 11 European countries», <https://www.imperial.ac.uk/media/imperial college/medicine/sph/ide/gida-fellowships/Imperial-College-COVID19-Europe-estimates-and-NPI-impact-30-03-2020.pdf>.

12. S. Flaxman, S. Mishra, A. Gandy, *et al.*, «Estimating the effects of non-pharmaceutical interventions on COVID-19 in Europe», *Nature* (2020), <https://doi.org/10.1038/s41586-020-2405-7>.

sencilla de aplicar. Restablecer la normalidad de manera incremental era, sin embargo, un terreno totalmente desconocido que requería una enorme concertación entre diferentes niveles de Gobierno con intereses contrapuestos. Todo esto, además, en un contexto en el que la crisis económica ya estaba llamando a las puertas y había que acondicionar la nueva vida social para prevenir los contagios.

El mundo no podría estar totalmente a salvo hasta la aparición de una vacuna o tratamiento eficaz y, por ello, el riesgo de volver a tener que tomar medidas de confinamiento siempre planeaba en el horizonte. Desde luego, se esperaba que los rebrotes no tuvieran la severidad de los primeros casos; los sistemas de salud se habían reforzado, al igual que los mecanismos de trazabilidad de los contagios. Por tanto, se confiaba en que los confinamientos estuvieran mucho más localizados. Ahora bien, las secuelas tanto económicas como sociales ya eran visibles en todo el mundo, lo que hizo que las preguntas arreciaran. Se comenzaron a trazar paralelismos y diferencias con otros periodos históricos y con el precedente más inmediato, el de la Gran Recesión. Como las fichas de un dominó, se estableció que, tras la crisis sanitaria, llegaría una económica y, en última instancia, una crisis política. El principal propósito del texto que sigue será tratar de explicar en qué medida esto puede ser así, e intentar ver la conexión entre estas ruedas dentadas.

QUÉ ESPERAR DE ESTE LIBRO

Corona parte de tres premisas fundamentales. La primera es que asumo, como punto de arranque, la existencia de un genuino sentido de humanidad en todos los agentes implicados en la gestión de la crisis del coronavirus. Muchísima gente ha perdido la vida. Familiares y seres queridos han tenido que sufrir un daño irreparable. Y, con todo, muchas personas, desde personal sanitario hasta particulares, han dado lo mejor de sí para tratar de evitar los fallecimientos. Por tanto, también doy por hecho que, con independencia del color político o del nivel de responsabilidad, todos los decisores públicos fueron en la misma dirección, todos intentaron salvar el mayor número posible de vidas humanas y minimizar el coste social y económico de la pandemia. De este modo, al presuponer las intenciones, me puedo detener mejor en las acciones. Mi objetivo es ver cómo obraron los decisores públicos, por qué lo hicieron de aquel modo y qué efectos han tenido las decisiones tomadas.

La segunda premisa es que los cargos públicos que han tenido que gestionar la pandemia lo han hecho en un entorno de información limitada. Es decir, como la enfermedad es un elemento desconocido, del que se ha tenido que aprender a marchas forzadas, la incertidumbre ha sido la tónica general. Tal situación casi siempre ha abocado a tener que tomar decisiones de carácter trágico, esto es, ha obligado a escoger entre dos males de naturaleza diferente. Además, muchas de las medidas adoptadas tienen una gran complejidad en sus ramificaciones en un entorno cambiante. Ello no supone que los gobiernos no hayan cometido innumerables errores y negligencias, pero si la política ya está atrapada por las expectativas porque demandamos de ella cosas contrapuestas,[13] lo mismo ocurre con la gestión de esta crisis. Una gestión que esencialmente es política porque, aun asesorada por técnicos, obliga a elegir y ahí es donde los proyectos de sociedad marcan la diferencia.

Por último, mi tercera premisa es que esta crisis de la COVID-19 tiene dos caras, como el dios Jano. De un lado, puede servir de túnel del tiempo, acelerando las dinámicas que la antecedían. Del otro, puede servir como una ventana de oportunidad para nuevos equilibrios políticos y sociales. De ahí que a lo largo del libro haga un análisis multidimensional de sus efectos, desde los aspectos más generales, como las relaciones internacionales o la integración de la Unión Europea, hasta los más particulares, como los efectos psicológicos o laborales de la pandemia. Aunque es inevitable que haya asuntos que se queden en el tintero y que parte del conocimiento se matice a medida que tomemos más distancia temporal (y analítica), he intentado apuntar sus principales facetas. Al menos, desde una perspectiva estrictamente política. Como se verá, no en todos los campos se puede

13. S. K. Medvic, *In Defense of Politicians. The Expectations Trap and its Threat to Democracy*, Londres, Routledge, 2013.

esperar una transformación profunda, pero es poco probable que haya algún aspecto político, económico o social en el cual esta pandemia no haya tenido algún impacto.

Ante todos estos hechos, quizá solo pueda haber un deseo genuino para la lectura de este libro: el aprendizaje. Circunstancias nuevas obligan a cambiar determinados apriorismos sobre cómo nos comportamos o sobre el carácter que puede tener el mundo en el futuro. Asumir entornos de incertidumbre es casi tan saludable como aprender de ellos y, si sirve para todos los campos de la vida, para la gestión de lo público aún más. Siempre he considerado que la política es contingente. De ahí que, en un tiempo en el que debe lidiar con dilemas de vida o muerte, este principio tenga más validez que nunca. En una pandemia podrá cambiar la materia prima de las disyuntivas, pero en última instancia solo la política tiene la capacidad de canalizarlas. Por eso este libro. Ojalá que hacer explícitas estas cuestiones sirva para avanzar, con la debida humildad, en el mejor conocimiento de su propia importancia.

2

Mundo interconectado, riesgos compartidos

El día 24 de enero de 2020 se confirmaron los primeros tres casos de coronavirus en Europa, dos en París y uno en Burdeos. Aunque las informaciones del origen eran confusas, parecía que el contagio se ligaba a personas que viajaron a Wuhan por negocios. Los afectados fueron puestos en aislamiento de inmediato. La ministra francesa de Sanidad, Agnès Buzyn, declaró que era probable que ya hubiera otros casos en Europa y, efectivamente, así era. Como más adelante se descubrió, el virus no solo se encontraba ya en otros países, sino que incluso podría haber estado en Francia desde diciembre del año anterior. Por lo que tocaba a España, no parece que hubiera un único «paciente cero», sino que hubo numerosas entradas de personas infectadas de otros países durante todo el mes de febrero. Estas iban desde media docena de casos en Madrid provenientes de Shanghái (y emparentados con el foco francés) hasta los aficionados valencianos que fueron a un encuentro de fútbol en Milán.[1]

Cuando había pandemias en épocas pretéritas el número de muertes era muy superior al de la COVID-19. Sin embargo, todas tenían en común con la actual que su punto de entrada en diferentes países se daba mediante el intercambio de mercancías y de viajeros, casi siempre en los nodos urbanos. Si esto ya era frecuente antes, no es complicado imaginar que en un mundo totalmente interdependiente como el contemporáneo, donde productos y personas se mueven a un ritmo infinitas veces más rápido que en el pasado, la propa-

1. «Phylodynamics of SARS-CoV-2 transmission in Spain», <https://www.biorxiv.org/content/10.1101/2020.04.20.050039v1?ct=>.

gación de una pandemia podría ser vertiginosa. Si, además, a esto sumamos la difícil identificación de los infectados de coronavirus, la situación todavía es más compleja. La dificultad para localizar los brotes y aislar a los enfermos en fases tempranas de la pandemia era notable cuando ni siquiera se conocía su naturaleza.

Con todo, esta crisis habría de poner encima de la mesa algo ya conocido: muchos de los riesgos a los que nos enfrentamos son globales y compartidos. Lo son cuando se produce una pandemia, sí, pero también en la gestión de los flujos migratorios, el cambio climático, el terrorismo internacional o a la hora de fijar unos estándares comunes de fiscalidad o derechos sociales. Ninguno de estos desafíos puede gobernarse desde un solo país porque trascienden sus propias fronteras. Parecería que solo mediante una coordinación reforzada o unas instituciones supranacionales sería posible ordenarlos o hacerles frente, pero la realidad dista mucho de ser así. El Estado nación sigue siendo el eje fundamental de la acción política y el marco vertebrador de su discusión.

El batir de alas de un murciélago en Wuhan pudo desatar una crisis sanitaria, social y económica en todo el mundo, pero una pandemia de este tipo no es un «cisne negro», un suceso imprevisto que, una vez pasado, se racionaliza retrospectivamente para que parezca inevitable. Muchas voces ya habían alertado de que este era un escenario posible y que, por tanto, la crisis de la COVID-19 es más bien un «cisne blanco».[2] Sea como fuere, resulta indudable que este desafío interpela directamente al corazón de la globalización. Lo que está por comprobar es si el coronavirus alterará el nivel de interdependencia mundial o si, por el contrario, acelerará tendencias que ya estaban en curso.

SENDEROS DE GLOBALIZACIÓN

No resulta fácil datar a partir de qué momento comienzan las relaciones entre diferentes comunidades humanas a nivel mundial, lo que se

2. «Taleb Says 'White Swan' Coronavirus Was Preventable», <https://www. bloomberg.com/news/videos/2020-03-31/nassim-taleb-says-white-swan-coronavirus-pandemic-was-preventable-video>.

podría llamar una «versión primitiva» de la globalización. Es verdad que el fenómeno se puede rastrear en sus formas iniciales, lo que se suele denominar la «fase arcaica», desde prácticamente el Neolítico hasta más o menos el 1600.[3] Para las comunidades humanas más pequeñas el intercambio más allá de sus territorios colindantes era un reto, no solo por las dificultades que entrañaba el hecho de desplazarse, sino también por los múltiples peligros que suponía el intercambio. En todo caso, el comercio de tecnología, mercancías y hasta ideas estaba, sobre todo, acotado a determinados espacios regionales de Asia, África del Norte, Oriente Próximo y algunas partes de Europa. Es decir, en esta fase se trataba más bien de un intercambio entre áreas geográficas limitadas y, merece la pena recordarlo, en ese momento Occidente apenas tenía un papel periférico.

En este periodo son conocidos los intercambios en el llamado Creciente fértil o el Valle del Indo durante el tercer milenio a. C. y, de igual modo, aunque a una escala superior, la hegemonía política del Imperio helenístico de Alejandro Magno o del Imperio romano. Tras la caída de este último, resulta de enorme importancia la persistencia del cordón umbilical entre Oriente y Occidente: la Ruta de la Seda. Por esta vía se conectaba China, India, Persia, Arabia y Europa, y fluía un intercambio sincrético de ideas, de religiones, de mercancías, de personas y, cómo no, de enfermedades como la peste negra, que se diseminaría siguiendo esta ruta.

La segunda gran fase de la globalización es la que va desde el siglo XVII hasta la Revolución industrial, la conocida como protoglobalización, y que tiene como protagonistas la expansión de los imperios coloniales de Portugal y España al principio, de los Países Bajos y del Reino Unido después. Este periodo se caracteriza por el expansionismo militar, el comercio global y el intercambio de información de los nuevos estados europeos. Es la época del comercio triangular: Europa exporta manufacturas a África, esta última esclavos a América y del Nuevo Continente viajan a Europa bienes como el azúcar, el tabaco o el algodón. Ahora, junto con el establecimiento del comer-

---

3. L. Martell, *The Sociology of Globalization*, Nueva York, John Wiley & Sons, 2016.

cio entre el Nuevo y el Viejo Mundo, llegaron a su vez incontables enfermedades.[4]

Los nativos americanos no tenían inmunidad para muchas de las afecciones que les llegaron de Europa, como el sarampión o la viruela, y se estima que estas enfermedades pudieron provocar entre esta población unas tasas de mortalidad de entre el 80 y el 95 por ciento durante el siglo inmediatamente posterior al descubrimiento. También se considera que la fiebre amarilla pudo haber llegado a América a través de África, donde generó numerosos brotes, sobre todo en las islas del Caribe, justo el lugar en el que el comercio de esclavos era una actividad importante. Incluso se especula que la llegada de la sífilis a Europa pudo provenir de América, en especial por la trazabilidad de dicha enfermedad desde los primeros viajes de Colón hasta el sitio de Nápoles de las guerras italianas del año 1494. En esto último no hay un consenso claro porque se sospecha que esta enfermedad también podía haber estado desde mucho antes en Europa, solo que aún no se había diagnosticado. Ahora bien, puede comprobarse que ya hay antecedentes históricos en el asunto del viaje de enfermedades casi en paralelo con la intensidad de los intercambios globales.

Con todo, se considera que la globalización moderna comienza a partir de 1815 con un desarrollo fundamental hasta 1870.[5] El fin de las guerras napoleónicas trajo un periodo de relativa paz a Europa, lo que se sumó a innovaciones que redujeron el coste del transporte y las comunicaciones. Algo que consta cómo la globalización y el cambio tecnológico van de la mano, desde el ferrocarril hasta el vapor o el telégrafo. Este punto de partida es clave, ya que los avances científicos también son un componente que favorece el intercambio de personas, mercancías y servicios a lo largo de la historia. Mientras, los estados europeos desarrollaron una tecnología militar que les permitió construir sus imperios coloniales de manera simultánea a su

4. A. W. Crosby, *The Columbian Exchange. Biological and Cultural Consequences of 1492*, vol. 2, Westport (Connecticut), Greenwood Publishing Group, 2003.

5. K. H. O'Rourke, L. P. de la Escosura y G. Daudin, «Trade and Empire», *The Cambridge Economic History of Modern Europe*, Cambridge, Cambridge University Press, 2010, vol. 2, pp. 96-120.

mayor liberalización comercial y política. Por tanto, debe considerarse que la dimensión ideológica también importó en este desarrollo, que no se trata de un proceso estructural inexorable. El triunfo del imperialismo y del liberalismo en las potencias occidentales fue el acicate que trajo consigo el dominio directo de las potencias europeas, Estados Unidos y Japón sobre prácticamente la totalidad del planeta. Desde entonces se estableció una profunda brecha en términos de desarrollo y crecimiento entre Occidente y otras regiones del globo.

Tras la Segunda Guerra Mundial hubo otro salto cualitativo que fijó un nuevo modelo de gobernanza mundial mientras el planeta se dividía en dos bloques. Se establecieron los Acuerdos de Bretton Woods,[6] de los que nacerían el Banco Mundial (BM) y el Fondo Monetario Internacional (FMI), organismos especializados de la Organización de las Naciones Unidas (ONU), o la ahora particularmente activa Organización Mundial de la Salud (OMS). Los intercambios fueron aumentando durante las décadas siguientes a nivel global, mientras que la aviación civil se hacía más barata y las comunicaciones se volvían más rápidas. Se universalizó el consumo tras la posguerra y el turismo se convirtió en algo al alcance de cada vez más sectores sociales. Las migraciones del campo a la ciudad se aceleraron y surgieron nuevas clases medias. La radio y la televisión también achicaron las distancias mentales. Incluso con crisis como las de los setenta, el impulso dado a políticas de liberalización económica y el establecimiento de cadenas mundiales de valor que se tradujo en deslocalizaciones industriales se mantuvieron. Esto dio pie a que los flujos de servicios, de mercancías y de personas no cesaran de crecer. Tras la caída del Muro de Berlín, con la aceleración de esas tendencias y la muerte de la principal alternativa al capitalismo, se entró en una fase que algunos autores han llamado «hiperglobalización».[7]

Esta última fase tendría como peculiaridad la pretensión de eli-

6. A. van Dormael, *Bretton Woods, Birth of a Monetary System*, Londres, Macmillan, 1978.

7. D. Rodrik, *The Globalization Paradox. Democracy and the Future of the World Economy*, Nueva York y Londres, W. W. Norton & Company, 2011.

minar cualquier coste de transacción ligado al movimiento entre las fronteras de los estados nación para los bienes, los servicios, el capital o las finanzas. Pero lo importante es que, a diferencia de la etapa anterior, no solo se basa en la reducción de impuestos o aranceles, sino también en la homogeneización de las regulaciones domésticas, de propiedad intelectual o de carácter financiero. Este hecho, muy particularmente desde la Gran Recesión de 2008, llevó a severas críticas al modelo. La razón es que, en última instancia, las grandes multinacionales tendrían mecanismos para escapar de la fiscalidad de los estados nación, al generar una total movilidad del capital en el mundo y polarizar las diferencias económicas. Es más, incluso algunos autores han llegado a plantear que esta versión de la globalización es incompatible con el Estado nación y con la gobernanza democrática: la falta de un Gobierno mundial efectivo impediría, de acuerdo con esta tesis, mantener una economía política que hiciera sostenible el propio sistema globalizado.[8]

De hecho, la discusión de esta última tesis daría para un debate mucho más largo.[9] Hay quienes consideran que este modelo se resentirá necesariamente porque los perjudicados por él, sobre todo los sectores más desfavorecidos de los países occidentales, acabarán votando por partidos proteccionistas. Otros autores consideran que los tratados de libre comercio pueden ordenar el mundo con regulaciones compartidas e instituciones supranacionales que compensen la falta de ese ejecutivo mundial. Algunos simplemente consideran que es preferible que el libre mercado se regule solo a nivel planetario. Pero para lo que nos ocupa basta con decir que hay fuerzas motrices muy asociadas que empujan de manera crucial el despliegue de la hiperglobalización: el creciente peso de las cadenas de producción globales, el surgimiento de internet y el desarrollo de la Cuarta Revolución Industrial, en especial en cuanto a la robotización e inteli-

---

8. Es el famoso trilema de Rodrik: no se puede tener a la vez la hiperglobalización, políticas democráticas y soberanía nacional; habría que elegir una de las tres y vaya si los electorados están eligiendo...

9. P. Hirst, G. Thompson y S. Bromley, *Globalization in Question*, Nueva York, John Wiley & Sons, 2015.

gencia artificial. Ello haría que, como ha pasado en etapas históricas anteriores, el desarrollo tecnológico, pero también su administración política, empujara la interdependencia mundial a nuevas cotas.

Ahora bien, entre los rasgos distintivos de esta última etapa de la globalización está el advenimiento del comercio como el mayor contribuyente al crecimiento del producto interior bruto (PIB) mundial. Según los datos del Banco Mundial, en la década de los noventa el comercio suponía en torno al 40 por ciento del PIB del mundo, pero en el año 2018, justo antes de la pandemia, ya rozaba el 60 por ciento. El desarrollo de acuerdos comerciales como el Tratado de Libre Comercio de América del Norte (NAFTA; entre Canadá, México y Estados Unidos) o la Unión Europea ayudaron en este sentido. Pero, además, como ocurrió en el pasado, también ha supuesto cambios de equilibrios geopolíticos. En la fase de los imperios comerciales, el poder se fue radicando en Europa y se extendió a Occidente (con Estados Unidos y Japón) antes de las guerras mundiales. En el mundo de la Guerra Fría, se conformaron dos polos con Estados Unidos y la Unión Soviética delimitando sus áreas de influencia. En la era de la hiperglobalización, el poder ha pivotado hacia Asia. Tras la entrada de China en la Organización Mundial del Comercio (OMC) en 2001, este país se volvió el epicentro del comercio mundial.

En 2019 muchos ya daban por inevitable que Occidente seguiría sumiéndose en una lenta decadencia, mientras que China se convertiría en la nueva potencia hegemónica. Sin embargo, más allá de hacia dónde basculara el poder, cada vez era más evidente que la hiperglobalización, sostenible o no, colocaba al mundo ante unos desafíos comunes. Y el problema es que, incluso cuando se identificaban, no había un marco compartido desde el cual abordarlos.

AMENAZAS GLOBALES: ENTRE MAREJADAS Y CORRIENTES

El 17 de diciembre de 2010, un vendedor ambulante tunecino de apenas veintiséis años, Mohamed Bouazizi, se quemó a lo bonzo. Con el sacrificio de su propia vida quería protestar contra la acción de la policía, que le había privado de su mercancía y de sus ahorros. Inmediatamente, estallaron los disturbios en todo el país en señal de solidaridad, lo que se consideró el punto de arranque de la Primavera Árabe, una serie de protestas que se extendieron por todos los países del norte de África y Oriente Próximo durante los dos años siguientes.[10] En muchas de estas naciones el autoritarismo pasaba por ser de los más firmes y enraizados del mundo. Es más, muchas de ellas ni siquiera habían realizado antes tímidas liberalizaciones o intentos de democratización, como sí había pasado en otros estados africanos desde 1989. Sin embargo, estas protestas se expandieron como la pólvora, aunque corrieran suertes muy dispares. En Túnez el régimen de Ben Alí cayó y se estableció una frágil, pero aún resistente, democracia. En Egipto, Mubarak tuvo que abandonar del poder, pero se produjo un retroceso autoritario tras el golpe del general Al Sisi contra los Hermanos Musulmanes. En Marruecos, Argelia o Irán, las protestas fueron reprimidas, pero en países como Libia, Yemen o Siria se produjeron devastadoras guerras civiles.

Los efectos de aquellas revueltas aún perduran. Libia sigue siendo, en la práctica, un Estado fallido, mientras que Siria se convirtió en un terreno de pugna para potencias regionales (desde Arabia Saudí, Turquía e Irán hasta el Dáesh, la guerrilla de Estado Islámico) y globales, como Rusia o Estados Unidos. Ambos conflictos tuvieron importantes ramificaciones en países que no necesariamente eran limítrofes. Sin ir más lejos, la guerra siria supuso un importantísimo movimiento de refugiados que se agolparon en las fronteras de Europa y que la Unión Europea tuvo muchas dificultades para gestionar. Por tanto, del germen de unas protestas nacidas del gesto de desafío de un hombre se desencadenaron unas fuerzas que afectaron profundamente al tablero regional y mundial. Sin duda, había causas estructurales que ayudan a entender el surgimiento de unas revueltas que prendieron con la chispa en el polvorín, pero el hecho fue que cogieron por sorpresa a la mayoría de los analistas y expertos en el mundo árabe.

Este tipo de cambios, con importantes efectos geopolíticos, son

10. H. E. Hale, «Regime change cascades. What we have learned from the 1848 revolutions to the 2011 Arab uprisings», *Annual Review of Political Science*, 16 (2013), pp. 331-353.

complicados de adelantar. Al fin y al cabo, no siempre hay buena información de las causas latentes del descontento, y más en regímenes autoritarios.[11] Por tanto, es del todo excusable que no se pueda responder de forma inmediata ante esos cambios sobrevenidos. Sin embargo, hay otros elementos que no son tan contingentes, sino que están ligados a cambios estructurales y que permitirían cierta anticipación. Por ejemplo, sabemos que en muchos aspectos el mundo ha mejorado durante las últimas décadas y que la lista de asuntos no es baladí.[12] Se ha extendido el acceso al agua potable, ha aumentado en agregado la alfabetización o la esperanza de vida al nacer, ha crecido la renta per cápita (incluyendo la reducción de las personas que viven con menos de un dólar al día), ha mejorado la escolarización o hay una menor proliferación de armamento nuclear entre países. Sin embargo, en muchos otros temas el mundo ha empeorado notablemente.

La deuda y el desempleo se han incrementado a nivel global, como también lo ha hecho, aunque sea con matices, la desigualdad de ingresos.[13] La élite económica mundial, durante las últimas tres décadas, ha mejorado su renta un 60 por ciento. Se trata del 1 por ciento más rico e incluye a los oligarcas y millonarios. Por el contrario, en el proceso de cambio global, quienes menos habrían ganado son las clases medias de los países industrializados. Su renta apenas habría crecido. Esto ha hecho que las desigualdades hayan aumentado especialmente dentro de los países occidentales. Sin embargo, esto es compatible a su vez con la convergencia de países como India o China al nivel de desarrollo de los países más avanzados, aproximándose así sus sectores de rentas medias a los de Occidente. Por tanto, nos encontraríamos con la paradoja de que la desigualdad aumenta en Occidente, mientras que la «prima de ciudadanía», el nivel de renta disponible por nacer en un país y que explica dos tercios de la desi-

11. Como se suele argumentar sobre la descomposición del Imperio soviético, que cogió por sorpresa a la mayoría de los kremlinólogos.

12. J. G. Glenn, T. J. Gordon y E. Florescu, *2012 State of the Future*, The Millennium Project, 2012.

13. B. Milanovic, *Global Inequality. A New Approach for the Age of Globalization*, Cambridge (Massachusetts), Harvard University Press, 2016.

gualdad global, mejora esencialmente por el desarrollo de las potencias asiáticas.

Además, las migraciones a nivel mundial también han ido creciendo durante la última década.[14] En el año 2019 se contabilizaron 272 millones de inmigrantes a nivel internacional, lo que supone 51 millones más desde el año 2010. La migración es un fenómeno consustancial al ser humano y sus causas son diversas, desde económicas o laborales hasta políticas, algo que se liga con la condición de refugiado y que tiene una protección especial en el derecho internacional. Con todo, no existe un solo destino a nivel global, pues, aunque Estados Unidos fue el primer receptor durante este periodo, vino seguido por Alemania, Arabia Saudí, Rusia y el Reino Unido. Ahora bien, la mayoría de las veces, y contra las ideas más extendidas, las migraciones se realizan dentro de las mismas áreas regionales, siendo con frecuencia los hombres jóvenes y activos laboralmente los que más se mueven. Simplemente la gestión de estos flujos para hacer compatible el control migratorio con los derechos humanos representa todo un desafío, en especial porque las políticas de un país repercuten sobre el vecino. Y más aún cuando se piensa que el cambio climático podría reforzar todavía más esta dinámica.

Quizá este último, el cambio climático, sea el mejor ejemplo de reto compartido para la humanidad en su conjunto. El calentamiento global tiene su origen en la emisión de gases de efecto invernadero a la atmósfera, y en ello la mano del ser humano ha tenido una participación esencial, tanto por el incremento en la demanda como por la producción de energía mediante combustibles fósiles. El problema es que de no moderarse esta tendencia habrá consecuencias fatales que ya se anticipan. Entre esos efectos letales del cambio climático están el derretimiento de la masa de hielo en los polos, que a su vez provoca el aumento del nivel del mar, lo que causaría inundaciones y amenaza los litorales costeros, incluso corriendo riesgo de desaparición pequeños estados insulares.

El calentamiento global también supone la aparición de fenó-

---

14. La cifra de migrantes internacionales crece más rápido que la población mundial, <https://news.un.org/es/story/2019/09/1462242>.

menos meteorológicos más violentos, como sequías, incendios o el desbordamiento de ríos y lagos. Esto implicaría a su vez importantes cambios sociales, con la aparición de refugiados climáticos, dada la destrucción de los medios de subsistencia y de los recursos económicos de muchos países en vías desarrollo. Por tanto, el cambio climático es una amenaza para la supervivencia de la flora y la fauna de la Tierra, incluida nuestra especie. De ahí que cada vez más autores defiendan la idea de que el planeta ha entrado en una nueva era geológica, el Antropoceno, en la que el destino del hombre y la Tierra están ligados.[15]

Este desafío existencial, casi tanto como los anteriores, parece que invitaría a abordar políticas compartidas entre los diferentes países. Y, para ser justos, algo se ha avanzado en ese sentido, pero apenas para desatar el nudo gordiano que supone la diferencia entre el ámbito del reto (global) y el marco de decisión político (esencialmente estatal). Hacen falta medidas conjuntas, pero los gobiernos dependen de sus (electorados) nacionales para seguir en el poder, de ahí que los costes a corto plazo que pueden acarrear algunas de estas políticas no sean sencillos de asumir. Por ejemplo, si se debe hacer una transición hacia políticas más respetuosas con el medio ambiente, la compensación de aquellos trabajadores o sectores que deben reciclarse para abandonar energías fósiles ¿no sigue siendo una política esencialmente estatal? Algunos ámbitos supranacionales, como la Unión Europea,[16] pueden intentar avanzar en este frente, pero sin la cooperación de China o Estados Unidos el esfuerzo siempre será insuficiente.

Sin embargo, si se ha hablado de desafíos globales imprevistos

15. M. Arias Maldonado, *Antropoceno. La política en la era humana*, Barcelona, Taurus, 2018.

16. Véase, por ejemplo, la idea del Green New Deal, cuyo objetivo es lograr la transición ecológica de la economía europea y lograr alcanzar tanto el 50 por ciento de recorte de emisiones en 2030 como la neutralidad climática (cero emisiones) veinte años más tarde. Pese a plantearse como una política en la dirección correcta para frenar el cambio climático, no ha tardado en toparse con resistencias por parte de algunos estados miembros de la Unión Europea más dependientes de los combustibles fósiles (esencialmente el Este).

(como es la inestabilidad política) y de otros previsibles (que van desde las migraciones hasta el cambio climático), ¿cómo se podría calificar una pandemia? En un contexto global ordenado, la libertad de movimiento de capitales debería incentivar reglas comunes igual que la libertad de movimiento de mercancías incentiva estándares compartidos. Pero ¿y la movilidad de personas, no solo migratoria, sino también turística? Se podría argumentar que se tendrían que facilitar criterios compartidos también en el ámbito sanitario. Sin embargo, eso ni estaba prefigurado en el horizonte, ni de lejos se hallaba en la agenda de los países desarrollados cuando llegó la COVID-19. No en vano, antes de la pandemia, se hablaba de guerras comerciales y de inestabilidad política como los grandes retos del próximo lustro. Todo hasta que llegó el coronavirus y cambió radicalmente el tema de conversación mundial.

¿La pandemia que mató la hiperglobalización?

La llegada de la COVID-19 a los países más desarrollados desató una guerra sin cuartel por conseguir el limitado material sanitario que había a nivel global. La fabricación de productos y de equipos para el personal médico, escaso en Europa, no estaba disponible inmediatamente. Había que cambiar cadenas de producción industrial en diversos sectores y, en algunos casos, como Arnedo, hasta fábricas de calzado se dedicaron a producir material para compensar estas deficiencias.[17] Con todo, estos gestos no podían reemplazar la urgencia con la que se necesitaban esos *stocks*, así que todos los estados entraron en liza por conseguirlos durante la fase más cruda de la pandemia en Europa, entre marzo y abril. Se dieron casuísticas de todo tipo. Se requisaron respiradores comprados por España por parte de las autoridades turcas. Francia incautó mascarillas con destino a Suecia, al igual que hizo la República Checa con destino a Italia. Estados Unidos usó sus ingentes recursos económicos para pagar, hasta el doble de su valor, por cargamentos de material, la mayoría de origen chino, donde el caos logístico fue total durante aquellos meses.

17. Como otras tantas empresas y localidades, pero la cabra tira al monte.

Esta carrera también provocó que numerosas partidas llegaran defectuosas a todo el mundo, pero, incluso así, aunque solo fueran útiles la mitad de ellas, ya les bastaba a unos gobiernos que estaban en la lógica de disparar primero y preguntar después. Más de seiscientos mil test defectuosos llegaron a España comprados por el Gobierno y se tuvieron que retirar mascarillas inservibles de la Comunidad de Madrid o de Andalucía. Flandes recibió cien mil mascarillas contaminadas provenientes de Colombia, no de China (se mandaron con cereales y plátanos). A los Países Bajos le pasó algo parecido. El 80 por ciento de los ciento cincuenta mil *kits* de detección rápida que la República Checa había comprado era inservible. Algo similar les ocurrió a Turquía o a Ucrania. Además, no pocos cargamentos se retrasaron en una situación en la que los intermediarios consiguieron importantes beneficios, lo que desató un enorme desconcierto en unos gobiernos que temían por la sostenibilidad de sus sistemas de salud en plena pandemia.

Si se hubiera adoptado un enfoque racional y pragmático respecto a cómo atajar la aparición de la COVID-19 en el plano internacional, se habría confiado en que los actores realizaran acciones coordinadas bajo la supervisión de agencias internacionales. Si se detectaba rápido el brote en el origen de Wuhan, el interés de todos los países sería entonces compartir información sobre cómo tratar la enfermedad. Además, se prestaría asistencia inmediatamente para que no se expandiera, ya que, en última instancia, las externalidades de una enfermedad así atraviesan fronteras y son fatales. Obviamente ese no fue el caso, ni siquiera en áreas regionales que tienen dinámicas de integración, como la Unión Europea. Lo que ocurrió fue aquello que los economistas llaman, en teoría de juegos, un «dilema del prisionero»: cada actor opta por la no cooperación y, al final, se encuentran todos ellos en una situación subóptima. Eso es, a grandes rasgos, lo que se dio con la crisis sanitaria y la pelea por el material fue simplemente una muestra. Aunque, claro, no existe un Gobierno mundial y la OMS, al fin y al cabo, no tiene más infraestructura que la propia de un organismo de las Naciones Unidas.

Con la propagación de la pandemia, todos los países fueron cerrando las fronteras. Este hecho se generalizó, y no solo en aquellos países que ya habían tomado estas decisiones en el pasado en Europa, como Polonia o Hungría, sino también Austria con Italia, o países que no habían tenido aún ni una sola muerte, como Noruega, o unos pocos infectados, como las repúblicas bálticas. El turismo y el comercio frenaron en seco, como si se tratara de un corazón que dejara de bombear sangre al cuerpo. Sin embargo, esta idea de volver a la nación como área controlable y gestionable no era nueva. No solo porque cada vez más voces estuvieran cuestionando el marco de la hiperglobalización en el ámbito académico o de movimientos sociales, sino también porque cada vez había más gobiernos receptivos a esta idea. Las presiones proteccionistas habían crecido desde que Trump había llegado a la Casa Blanca y se había consumado la salida del Reino Unido de la Unión Europea, aunque sus detalles quedaran por perfilar. Los electorados nacionales habían apoyado a partidos y a candidatos en esa línea: se había votado «repliegue nacional» en muchos países.

Mientras tanto, las instituciones supranacionales habían constatado su incapacidad para gestionar el entorno de la emergencia sanitaria, primero, y la económica, después. Ni el G7 ni el G20, clubs que agrupan a las naciones más ricas del mundo, se significaron cuando la pandemia y la crisis económica subsiguiente se extendieron a nivel global. El Banco Mundial o el FMI apenas hicieron nada más allá de los pronunciamientos genéricos. Por el contrario, la OMS, cuyo papel sí tuvo más relevancia, recibió importantes críticas a lo largo de la emergencia sanitaria, especialmente por la gestión de la información sobre la COVID-19 y la tardanza en dar la señal de alarma. Esto llevó a que Donald Trump, en parte para buscar un chivo expiatorio, sacara a Estados Unidos de esta organización.[18] De este modo, la emergencia sanitaria del coronavirus hizo que las instituciones globales, que en teoría están diseñadas para gestionar el orden mundial de la globalización, fueran orilladas frente a las decisiones dirigidas desde los propios estados.

---

18. Y sin desinfectante ni nada. «Estados Unidos se retira de la OMS: Trump notifica oficialmente a Naciones Unidas de la salida de su país», <https://www.bbc.com/mundo/noticias-internacional-53329647>.

Por tanto, la pandemia no hizo sino acelerar algo que se apuntaba desde antes, a saber, que el Estado nación recuperase una centralidad que parecía haber perdido para ordenar el mundo. Igual que la COVID-19 ha impulsado dinámicas como el teletrabajo o ha acelerado el peso del cambio tecnológico, probablemente también favorezca un cierto «capitalismo de Estado». Desde muy pronto se vieron algunas señales en ese sentido. Ante la crisis económica y la caída del comercio global, los gobiernos, en función de su margen fiscal, fueron participando de forma más activa en determinados sectores considerados estratégicos o intentaron compensar sus pérdidas. Lejos de seguir la senda de la liberalización propia de la hiperglobalización, Europa, apenas estalló la crisis, salió al rescate de sus principales empresas recurriendo a acciones de endeudamiento inmediato. Los ejecutivos de Francia, Alemania, Italia o España entraron con capital público o extendieron ayudas a compañías aéreas o del sector del automóvil, fundamentales por su peso económico y los trabajadores que emplean.

Un aspecto de este soberanismo, tanto político como económico, es que se puede manifestar al margen del color de los gobiernos. Al fin y al cabo, la mayoría de las ideologías tienen un punto ciego en la comunidad política de referencia, la definición de quiénes son los propios y quiénes son los ajenos. O, dicho de otro modo, cuál es la unidad de solidaridad por la que preocuparse. Por tanto, la idea de «repliegue nacional» era anterior a la crisis y el coronavirus, si acaso, ha servido como precipitador. Si el proteccionismo ya era la tendencia, al entrar en una crisis económica que reduce la internacionalización de las empresas y aumenta la preocupación por la pérdida de control de sectores estratégicos (comprados por empresas extranjeras como, por ejemplo, el de fabricación de equipos sanitarios), tiene sentido pensar que esta dinámica podría cobrar fuerza. Ello hace que tampoco sea descartable relocalizaciones de la actividad de determinadas empresas. Así, la COVID-19 puede favorecer una «desglobalización» parcial que ya estaba, hasta cierto punto, en curso. Algo parecido a lo que puede darse desde la perspectiva geopolítica, donde a las guerras comerciales y tecnológicas ya se las veía venir.

Virus, poder y hegemonía

En el año 430 a. C. la peste se cebó en Atenas, justo en el segundo año de la contienda que libraba contra Esparta, la conocida guerra del Peloponeso.[19] Los lacedemonios y sus aliados tenían un ejército bien entrenado, de gran renombre, pero eran una potencia esencialmente terrestre. Por el contrario, los atenienses eran una nación de navegantes, así que su estrategia fue guarecerse tras sus murallas y mantener su vasto imperio con su poderosa flota. Los espartanos pusieron cerco a Atenas y se dedicaron a arrasar los campos de los alrededores, lo que hizo que una parte importante de la población se refugiara en la populosa capital. De ahí que, cuando se produjo el primer brote, se cree que de fiebres tifoideas, el contagio fuera muy rápido. Aproximadamente, un tercio de la población de la ciudad Estado pereció, incluido su líder, Pericles, que acabó sucumbiendo en el rebrote del año siguiente. Y, aunque no hay acuerdo sobre si este fue un factor decisivo para la derrota de Atenas en la guerra, sí parece claro que la peste aceleró el declive de la que había sido una potencia hegemónica del Mediterráneo oriental.

No es la primera vez que una plaga se asocia a cambios de poder entre potencias. Por ejemplo, «la fiebre romana», la malaria, que golpeó a la Ciudad Eterna y sus campos en el siglo v d.C.,[20] coincide con la época en la que el Imperio romano de Occidente se descompuso y cayó en manos de los bárbaros. De mayor poder mortífero fue la plaga de Justiniano un siglo después (la pandemia más letal antes de la aparición de la peste negra), que supuso el debilitamiento del Imperio bizantino contra los pueblos bárbaros. La muerte de muchos de sus ciudadanos provocó que su base impositiva se viera mermada y que sus guarniciones perdieran efectivos, lo que favoreció las invasiones de ávaros y eslavos, que ocuparon regiones enteras de la penínsu-

19. Tucídides, *Historia de la guerra del Peloponeso*, libro II, 47-54, Madrid, Gredos, 1990-1992, 4 vols., trad. de Juan José Torres Esbarranch; cfr. vol. 1, ed. cit., pp. 463-479.

20. R. Sallares, *Malaria and Rome. A History of Malaria in Ancient Italy*, Oxford, Oxford University Press, 2002.

la Balcánica. Además, la pandemia aumentó la fragilidad tanto de este imperio como del persa, lo que hizo más sencillo que durante el siglo VII los árabes pudieran arrebatarles sus territorios. Por tanto, no faltan ejemplos históricos de cómo plagas y enfermedades pueden marcar el destino de civilizaciones y naciones enteras.

Sin embargo, esta vez la COVID-19 no nació en una potencia en decadencia, sino que tuvo su epicentro en China y se extendió de allí al resto del mundo. El número de pérdidas humanas fue muy alto y, de hecho, fue la primera potencia en sentir el retroceso de un crecimiento económico sobre el que se había fundado la propia legitimidad del régimen. Por primera vez desde la muerte del fundador de la China comunista, Mao Zedong, el PIB del país se contrajo un 6,8 por ciento. Un hecho que terminaría teniendo réplicas inmediatas en el crecimiento económico del mundo y que arrastraría a una crisis global. Por tanto, otro elemento diferenciador de esta pandemia fue que la crisis sería una experiencia compartida, por más que el impacto fuera asimétrico. Sin duda, no todos los países son igual de vulnerables ante la caída del turismo o del sector servicios, por lo que el ritmo de su recuperación sí iría más por barrios. Pero, en todo caso, la pandemia no tiene visos de acabar con la preeminencia del gigante rojo en el mundo. Antes bien, quizá el descontrol de los contagios que hubo en Estados Unidos recuerde más a la plaga de Justiniano que la situación del país asiático.

Una variable crucial respecto del papel de China en el mundo son los equilibrios de poder internos del país tras las reformas recientes de Xi Jinping, su presidente.[21] Tras la muerte de Mao, Deng Xiaoping, el gran padre de la China moderna, quiso evitar que se repitiera un proceso de concentración de poder dentro del sistema político. Para ello estableció limitaciones de mandatos y edades fijas de jubilación a los miembros del partido (para evitar la gerontocracia propia de la Unión Soviética), delegó la autoridad del Partido Comunista en agencias gubernamentales e impuso la obligatoriedad de los congresos del partido. Con estas reformas intentaba establecer contrapoderes

21. S. L. Shirk, «China in Xi's "New Era". The Return to Personalistic Rule», *Journal of Democracy*, 29, 2 (2018), pp. 22-36.

que ayudaran a institucionalizar procesos sucesorios pacíficos. Construir, en suma, una autocracia más colegiada, para asegurar que tuviera continuidad. Su política dio resultado y logró descentralizar el poder interno, asegurando además las transiciones incruentas de Jiang Zemin o Hu Jintao al frente del país.

Sin embargo, Xi Jinping, al igual que otros líderes como Vladímir Putin en Rusia o Tayyip Erdoğan en Turquía, quiso reforzar su poder. En el congreso de 2016 deshizo muchas de las reformas de Deng, concentrando la autoridad en sí mismo, y abriendo las opciones a su reelección como líder del país. Por tanto, fue avanzando en la transición hacia un autoritarismo de corte más personalista el cual, tras duras campañas de procesamiento de sus rivales por casos de corrupción, le ha dado un poder total sobre la República Popular China, muy superior al de sus predecesores en el cargo.

Así, el primer gran reto del líder más poderoso desde Mao es recuperar la economía cuando gran parte de la legitimidad de su sistema descansa sobre ella. Al mismo tiempo, la propia China, desde el nuevo siglo, ha crecido en términos de poder económico, pero también de «poder blando» o de influencia cultural-simbólica-diplomática, con las Olimpiadas de Pekín como epítome.[22] El origen de la pandemia en China supuso un duro golpe en estos términos, lo cual hizo que desde fases tempranas buscase modificar el propio relato de la crisis. No solo a propósito de lo contundente que habían sido sus medidas de control y cómo era deseable imitarlas, sino también proveyendo de ayuda a países en los que la pandemia estaba azotando más fuerte para potenciar su imagen solidaria. El 13 de marzo, Italia recibió treinta toneladas de material médico y asesoría de especialistas procedentes del país asiático (llevaba más de quince mil infectados y mil muertos). Mientras que la Unión Europea aún estaba tomando conciencia del problema, las imágenes del apoyo chino a este país daban la vuelta al mundo.

Por su parte, Donald Trump, que en las primeras fases despreció el impacto del virus, nunca dejó de recordar la idea de que este podría

---

22. A. Hunter, «Soft power. China on the global stage», *Chinese Journal of International Politics*, 2, 3 (2009), pp. 373-398.

haber sido creado por China en un laboratorio. Su insistencia no era casual, sino que se sumaba a las rivalidades de Estados Unidos con el país asiático, cuyas tensiones y enfrentamientos arancelarios habían sido una constante desde que Trump llegó a la Casa Blanca. Un dato elocuente: antes de que el mandatario asumiera el cargo, el tipo medio de los aranceles de Estados Unidos aplicados a China era de tan solo el 3,1 por ciento. Sin embargo, la escalada puesta en marcha a partir del 2018 había disparado el tipo medio hasta el 27,8 por ciento. Pero la rivalidad entre las potencias no es el único elemento de la política estadounidense que puede destacarse en este contexto: la crisis (sanitaria y económica) provocada por la COVID-19 constituye la primera, desde la Segunda Guerra Mundial, en la que Estados Unidos está en una dinámica aislacionista y contraria a la gobernanza multilateral. En el pasado, esta potencia había ejercido un papel mucho más activo, pero el giro soberanista dado por Estados Unidos alteró esos parámetros. Que esta tendencia se mantenga o no dependerá mucho del resultado de las elecciones de Estados Unidos de noviembre de 2020, en las que Trump aspira a la reelección.[23]

Hay un principio clásico en relaciones internacionales llamado la «trampa de Tucídides». Según esta idea siempre se produce una tensión estructural entre la potencia internacional emergente y la potencia en declive, lo cual termina desencadenando, tarde o temprano, una guerra entre ellas. Atenas y Esparta, la casa de Habsburgo y Francia, esta última y el Reino Unido... ¿Es posible que se produzca a medio plazo un conflicto entre la nueva superpotencia China, y la que está en declive, Estados Unidos? Este riesgo, de un modo u otro, siempre asoma en el horizonte, pero no es una regla universal. Ni Portugal con España, ni el Reino Unido con Estados Unidos terminaron en conflicto directo. Algo que no se debe simplemente a que haya códi-

---

23. Lo habitual en Estados Unidos es que, salvo contadas excepciones, los presidentes repitan mandato (solo ha habido cuatro que no lo lograran desde 1900). Este precedente, junto con un país en casi pleno empleo, brindaba a Trump grandes expectativas frente al candidato demócrata (Joe Biden). Sin embargo, el hecho de que la crisis de la COVID-19, con su enorme impacto sanitario y económico, haya tenido lugar justo en año electoral, y que además acontecieran las manifestaciones antirracistas derivadas del asesinato de George Floyd al poco tiempo, dieron la vuelta a la tortilla.

gos culturales compartidos o arreglos diplomáticos, pues incluso durante la Guerra Fría, con sus momentos de alto riesgo, se evitó la conflagración. Actualmente las rivalidades pueden adoptar otro tipo de formas menos destructivas que la guerra abierta, mucho más sofisticadas, mediante la tecnología y la influencia comercial. Con todo, nada está escrito. [24] No sabemos si China reemplazará la hegemonía de Estados Unidos ni el plazo en el que lo podría hacer, pero lo que sí parece claro es que la crisis de la COVID-19, más que alterar la balanza de poder, puede servir como acelerador de un nuevo (des)orden mundial.

HACIA UN MUNDO MÁS HOBBESIANO

En octubre de 1962 el mundo entero contuvo la respiración. Un avión espía de Estados Unidos había descubierto la instalación en Cuba de misiles de alcance medio que ponían a tiro su territorio continental y que dejarían con poco margen de respuesta a las defensas estadounidenses en caso de ataque. Estados Unidos había promocionado una invasión fallida en bahía de Cochinos para deponer a Fidel Castro, así que esto puso las condiciones para que los soviéticos ofrecieran este mecanismo de defensa a la isla. De este modo, el presidente Kruschev esperaba equilibrar las fuerzas con Estados Unidos, que acaba de instalar misiles en Turquía y en la República Federal Alemana (RFA), poniendo a su alcance el territorio soviético. La instalación debía realizarse en secreto, pero los servicios de inteligencia de Kennedy los interceptaron antes de que estuvieran a punto. Inmediatamente Washington ordenó el bloqueo de la isla para evitar que los barcos de la Unión Soviética llegaran con el equipo para completar el despliegue de los misiles. Ello provocó un aumento de la tensión entre las potencias hasta el punto de que se temió un enfren-

---

24. Aunque hay que estar alerta con las profecías autocumplidas. Véase: J. Solana y O. Fernández, «Evitemos una nueva Guerra Fría», <https://www.project-syndicate.org/commentary/america-china-averting-cold-war-of-choice-by-javier-solana-and-oscar-fernandez-2020-06/spanish>.

tamiento nuclear entre ambas que podría cambiar a la humanidad para siempre.

Pese a esto último, pese a que se derribó un avión espía estadounidense (lo que elevó el nivel de alarma), pese a las presiones internas en cada sala de mandos por tomar la iniciativa bélica, finalmente se impuso una solución diplomática.[25] En negociaciones secretas se acordó que la Unión Soviética no desplegaría misiles en Cuba, aunque sí proporcionaría armamento convencional a la isla. A cambio, Estados Unidos aceptó no invadirla y desmantelar sus misiles en Turquía, aunque esto se llevó a cabo seis meses más tarde. Es verdad que los dos líderes en esta crisis no siguieron mucho más en su puesto; un año después Kennedy murió asesinado y, al siguiente, Kruschev fue apartado del poder. Sin embargo, desde entonces se creó el teléfono rojo: una línea directa entre el Kremlin y la Casa Blanca para permitir negociaciones directas en aquellos casos en que hubiera conflictos entre las dos superpotencias. Este era el equilibrio geopolítico de la Guerra Fría, un acuerdo implícito fruto de la capacidad nuclear que tenían ambas naciones para arrasarse mutuamente y acabar con la vida en el planeta.

Las situaciones de bipolaridad no son una novedad histórica y hay autores que consideran que tienden a generar estabilidad. Aunque puedan producirse cambios en las alianzas, los miedos siempre se proyectan en la actuación de la otra potencia y eso genera comportamientos previsibles.[26] Por el contrario, en los sistemas multipolares, se generan dinámicas más anárquicas, lo que arrastra a más conflictos y provoca que el equilibrio de poder internacional sea más complicado de sostener. Más allá del debate sobre esta cuestión, aún no cerrado, lo cierto es que tras la caída del Muro de Berlín se inauguró un mundo unipolar en el que Estados Unidos, al menos hasta la década del 2000, se convirtió en la principal potencia mundial. No había demasiadas dudas de su capacidad de influencia en el conjunto del globo ni de su capacidad para condicionarlo. Sin em-

---

25. J. Weldes, *Constructing National Interests. The United States and the Cuban Missile Crisis*, Mineápolis, University of Minnesota Press, 1999.

26. K. Waltz, «Neorealism. Confusions and criticisms», *Journal of Politics and Society*, 15, 1 (2004), pp. 2-6.

bargo, cómo ejercería su poder iba a depender de manera importante del inquilino de la Casa Blanca.

La llegada de George W. Bush al poder y, sobre todo, el ataque a las Torres Gemelas supuso que Estados Unidos se decidiera a emprender un nuevo proyecto internacional. El enfoque neoconservador de la política exterior estadounidense reinterpretó el principio de soberanía e incorporó como herramienta la utilización del poder militar para el cambio de regímenes no democráticos y con un interés geoestratégico. Además, se pasó a una nueva desconfianza respecto a la legitimidad y eficacia del derecho internacional y de las instituciones internacionales para proporcionar seguridad o justicia. Estados Unidos decidió defender el uso de la fuerza, incluso de forma preventiva, de manera unilateral[27] y, apoyándose en la idea de la «lucha contra el terrorismo», legitimó intervenciones militares en Irak o en Afganistán. La llegada de Barack Obama a la Casa Blanca centró su enfoque en un mayor pragmatismo y, sobre todo, en una clave más internacionalista e idealista. Pese a la lucha contra el Dáesh o la promoción de los intereses de Estados Unidos, en general siguió una línea menos intervencionista y también apostó por determinados valores como, por ejemplo, sus compromisos contra el cambio climático.[28]

Que Trump decidiera recuperar el tradicional aislacionismo de Estados Unidos con una defensa de los intereses de su país desde una perspectiva más mercantilista ha supuesto que las instituciones multilaterales hayan perdido preeminencia. Su salida de la Casa Blanca podría reenfocar su papel. Ahora bien, aun cuando el demócrata Joe Biden pueda tener algunos puntos en común con la política internacional de la época Obama, el mundo ya ha cambiado.[29] El retroceso autoritario es cada vez más acusado en infinidad de países, al igual que el descontento económico. Por esto, aunque Estados Unidos vuelva a

27. C. García Segura y Á. J. Rodrigo, *Los límites del proyecto imperial. Estados Unidos y el orden internacional en el siglo XXI*, Madrid, Catarata, 2008.

28. «The Obama Doctrine», <https://www.theatlantic.com/magazine/archive/2016/04/the-obama-doctrine/471525/>.

29. «The quiet reformation of Biden's foreign policy», <https://www.brookings.edu/blog/order-from-chaos/2020/03/20/the-quiet-reformation-of-bidens-foreign-policy/>.

tener más voz en los foros multilaterales con una presidencia demócrata, el interés nacional de este país no puede disociarse de la carrera
por la hegemonía comercial y, sobre todo, tecnológica. Sea de manera
más frontal u oblicua, hay fuerzas motoras profundas y estructurales
que condicionan el enfoque en política internacional de la superpotencia. Ante el poderío de China, que no ha dejado de crecer, ya es
incuestionable que nos encontraremos con dos naciones que marca-
ran de manera decisiva el ritmo del mundo.

Quizá la prueba más clara de ello sea la carrera entre ambas superpotencias por conseguir la vacuna contra el coronavirus. Al margen del esfuerzo mundial por obtenerla, el primer país que lo logre
dispondrá de un poderoso instrumento. No solo porque podría servir
para acelerar la recuperación económica del país, alejando el riesgo
de posibles confinamientos, sino también porque su fabricación y
distribución podría destinarse primero a socios preferentes. Por ejemplo, China se comprometió desde el primer momento a distribuirla a
países africanos con los que mantiene relaciones privilegiadas y con
los que su implicación para adquirir materias primas ha aumentado
durante la última década. Por tanto, las rivalidades de carácter comercial o tecnológico han tenido su traslación casi inmediata al ámbito
sanitario.

Con todo, este mundo de creciente bipolaridad no impide que algunas potencias regionales sigan siendo claves en la esfera internacional,
desde Irán hasta la India, Brasil o Rusia. Sin embargo, este nuevo escenario sí fuerza a la Unión Europea, una potencia «kantiana», basada en sus
valores y en el poder de su mercado, un conglomerado que sigue apoyándose en el multilateralismo, a mantener un delicado equilibrio entre
Pekín y Washington. De este modo, la crisis de la COVID-19 es muy
probable que sirva como un acelerador definitivo de dinámicas previas
y que termine de apuntalar un orden global escindido entre las dos superpotencias sazonado de tensiones comerciales y guerras por la hegemonía tecnológica. Un mundo en el que Occidente parece condenado
a tener menos protagonismo. Un mundo en el que las problemáticas no
serán menos globales, pero en el que los estados nación probablemente
asumirán mayor centralidad por más que no todos los leviatanes tengan
las mismas garras para defenderse.

3

¿Democracia o que cace ratones?

La crisis del coronavirus tuvo su epicentro en China y eso se tradujo en unas severísimas medidas de confinamiento durante casi ochenta días. Pese a las críticas iniciales por la descoordinación y por haber minimizado la amenaza, las medidas del Gobierno fueron expeditivas. Más de cuarenta millones de personas quedaron encerradas en la región de Wuhan, origen del brote. Las clases se suspendieron desde enero, se cancelaron grandes eventos (como la festividad por el Año Nuevo lunar) y se bloquearon los transportes de entrada y salida. En paralelo, China volcó todo su esfuerzo en la contención del brote con medidas que incluían la prohibición de salir a la calle a la población hasta para hacer la compra, el seguimiento pormenorizado de los afectados y hasta, en tiempo récord (una semana), la construcción de un hospital de veinticinco mil metros cuadrados.

Cuando la pandemia se fue expandiendo en el resto de los países, muchas miradas se volvieron con envidia hacia el gigante rojo. No solo por su experiencia en la gestión de la crisis sanitaria y por sus aportaciones de material a muchos países afectados, no solo porque, como ya se ha discutido, el poder económico y político se haya ido desplazando progresivamente hacia Asia; también por la energía y contundencia del régimen chino a la hora de afrontar la crisis. Sin el retraso de una política diletante o las restricciones de una opinión pública quejicosa ante las medidas severas que había que adoptar, muchas voces públicas consideraron que el gigante asiático era el modelo que había que seguir para controlar el coronavirus. Para ellos era obvio que el tipo de sistema político de ese país daba unas ventajas nada despreciables. Por ejemplo, China utilizó masivamente datos de sus propios ciudadanos para trazar los brotes, todo con unos estándares de intrusión que para una democracia occidental serían difícilmente asumibles.

Esto generó que en lo más crudo de la crisis se plantease si las democracias no son los sistemas más adecuados para tratar de gestionar este tipo de catástrofes. ¿Tiene un sistema autoritario hoy más capacidad de reacción para la defensa de la salud y la vida de los ciudadanos? El argumento que se planteó era relativamente sencillo: en una dictadura se pueden tomar medidas rápidas y contundentes para atajar una crisis sanitaria como la del coronavirus. No sería la primera vez, en todo caso, que esta idea se había escuchado. Ya hacía tiempo que algunos creadores de opinión miraban con indisimulada envidia a China, en especial en el tema económico. El capitalismo de Estado del país asiático, durante los quince años anteriores a la pandemia, había ganado en importancia y, de hecho, había favorecido que China terminara el año 2019 como la segunda potencia en PIB. Por tanto, la crisis sanitaria no hacía sino reforzar un viejo discurso en la misma dirección: lo democrático puede ser ineficiente.

La crisis sanitaria provocada por el coronavirus, además, ocurrió en un contexto de retroceso autoritario en cada vez más países, como Turquía, Rusia o Hungría. Por tanto, parecía que llovía sobre mojado y que se hacía inevitable una doble pregunta, a saber: si una emergencia sanitaria hace más probable un retroceso autoritario y, en la misma línea, si estos regímenes son más eficientes a la hora de gestionar una crisis. Ninguna de ellas era menor porque, en el fondo, trasmitían una preocupación capital: el hecho de que la «nueva normalidad» no tuviera los mismos derechos y libertades que la «vieja».

LOS CORTAFUEGOS DEL SISTEMA

La idea de que la democracia es la forma más deseable e incontestada de organizar nuestras sociedades es más reciente de lo que parece. Solo desde la caída de los regímenes soviéticos en 1989 parecía que iba a ser el único sistema de gobierno en el mundo. Un modelo basado en garantías de derechos individuales y colectivos, en elecciones libres y competidas, elementos que hacen que los gobiernos sean representativos de la ciudadanía y que esta les pueda hacer rendir cuentas en las urnas. Sin embargo, y muy en especial desde la crisis de 2008, el optimismo democrático ha estado más que disputado. La reelección indefinida de Putin en Rusia o de Erdoğan en Turquía, la crisis de la Venezuela de Maduro, las derivas autoritarias de Polonia y de Hungría... Incluso las victorias de Trump en Estados Unidos, de Johnson en el Reino Unido o de Bolsonaro en Brasil, hicieron que esta premisa de partida dejara de ser tan creíble.

Desde la Gran Recesión comenzaron a circular términos como «democracia iliberal» o, algo más ajustado a la literatura especializada, «autoritarismo electoral».[1] Este concepto subraya que en todas las democracias se celebran elecciones, pero no todos los sistemas que realizan elecciones son una democracia. Votar es una condición necesaria, pero no suficiente. De ahí la categoría de «autoritarismo electoral»; un sistema en el que el partido o el líder en el poder concurre a unos comicios, pero que nunca puede perderlos de manera efectiva y ser desalojado del ejecutivo. Muchas veces estos sistemas vienen de haber sido democracias plenas, pero fueron perdiendo dicha condición tras un progresivo deterioro de los contrapesos institucionales al poder del Gobierno, que van desde el vaciado de los poderes judiciales o restricciones constitucionales hasta la persecución de la oposición o cierre de medios de comunicación no afectos al poder. Así, lo importante para estar ante una democracia no es la alternancia en sí misma (un líder puede ser reelegido muchas veces), sino el hecho de que esta sea posible con unas reglas de juego que protejan el pluralismo político.

Por esto, cuando una democracia se va erosionando, no suele hacerlo súbitamente. Por ejemplo, Tayyip Erdoğan había sido once años primer ministro de Turquía con el AKP (un partido de carácter islamodemócrata) hasta su elección como presidente del país en 2014. Sin embargo, al año siguiente perdió la mayoría en el Parlamento, de tal modo que forzó una repetición electoral para imponerse. Fue al poco

1. A. Schedler, «Electoral authoritarianism», *The SAGE Handbook of Comparative Politics*, Tod Landman y William Crotty (eds.), Londres, Sage, 2009, pp. 381-394.

tiempo, con la excusa del intento fallido de golpe de Estado de 2016, cuando realizó una purga masiva de opositores entre funcionarios, profesores de universidad y periodistas. Diferentes organizaciones internacionales denunciaron esta situación e incluso Reporteros sin Fronteras llegó a calificar a Turquía como la mayor cárcel de periodistas del mundo. Se calcula que en 2017 unos tres mil reporteros perdieron su trabajo por el cierre de sus medios, justo el mismo año en el que Erdoğan impulsó una reforma presidencial que aumentó aún más sus poderes, la cual vino ratificada por un plebiscito que ganó por la mínima entre acusaciones de fraude electoral. Así, su poder en Turquía se fue volviendo incontestable en una creciente deriva autoritaria, pero siempre de modo gradual.

Saber por qué se dan estas dinámicas, por qué un sistema democrático puede sufrir un retroceso autoritario, ha recibido una enorme atención de la literatura especializada, si bien las explicaciones han tendido a agruparse en tres grandes baterías. La primera es la que se refiere a factores de tipo económico y social. Una de las clásicas en este sentido es la teoría de la modernización, la cual discute la conexión entre crecimiento económico y la llegada de la democracia.[2] La idea es relativamente sencilla: el desarrollo, el crecimiento, es un prerrequisito para que se establezca la democracia en un país. Se supone que a medida que llega la industrialización se despliegan los sectores económicos más productivos, se expande la alfabetización a capas sociales más amplias, aparece una cierta clase media y, en última instancia, esta acaba por demandar derechos y libertades. Por tanto, la conexión es directa entre las dos variables; la modernización trae la democracia como una fruta que cae ya madura.

Otros autores comentan que el desarrollo económico no opera por esa vía, sino que se convierte en una especie de colchón que impide el retroceso autoritario una vez alcanzado. La tesis señala que la democracia puede llegar por una razón o por otra, pero que es más fácil que se consolide en un país desarrollado porque su ciudadanía tiene mucho más que perder si se regresa a una dictadura. Incluso se

---

2. C. Boix, «Democracy, development, and the international system», *American Political Science Review*, 105, 4 (2011), pp. 809-828.

habla del umbral promedio de la estabilidad en los dos mil seiscientos dieciocho dólares per cápita.[3] Ahora bien, eso no impide que haya quien comente que no basta con el crecimiento, sino que, además, es importante que esté repartido entre múltiples segmentos sociales. Sin un mínimo de equidad es imposible que haya suficiente inclusión política, algo propio de cualquier democracia. Por tanto, también existen académicos que destacan que un exceso de desigualdad económica puede convertirse en un potencial desestabilizador del sistema político.[4]

Un segundo conjunto de explicaciones son las que ligan la supervivencia de la democracia a su diseño institucional. Entre estos, uno de los elementos más discutidos es si un régimen presidencial podría dificultar la consolidación democrática al darse un potencial choque de legitimidades cuando hay presidentes y legislativos de diferentes partidos.[5] Sin embargo, esta discusión se ha ido diluyendo con el paso del tiempo porque los casos más recientes de retroceso autoritario no se han dado necesariamente con más frecuencia en esos sistemas. De hecho, entre todos los casos comentados antes, más allá de que puedan ser democracias relativamente jóvenes, no se ve una tendencia por la que los sistemas parlamentarios o presidenciales sean inmunes al retroceso autoritario. De ahí que el foco se haya girado hacia los límites reales que tiene el poder de los gobiernos en cada uno de los países.

Para el mantenimiento del sistema democrático es importante la existencia de un sistema judicial independiente, partidos de la oposición fuertes y mecanismos formales e informales que restrinjan el uso

---

3. A. Przeworski y F. Limongi, «Modernization. Theories and facts», *World Politics*, 49, 2 (1997), pp. 155-183.

4. Al margen de lo económico, algunos estudiosos han indicado que la propia heterogeneidad social también puede desempeñar un papel. Se apunta con frecuencia que sociedades muy diversas étnica, lingüística o religiosamente —especialmente en países poco desarrollados— pueden tener más difícil estabilizarse como democracias por las tensiones entre los grupos.

5. Para una discusión pormenorizada de esta cuestión, véase *El príncipe moderno. Democracia, política y poder*, Barcelona, Debate, 2018, cap. 9, «Todos los hombres del presidente», pp. 205-225.

del poder. Por tanto, cuando el ejecutivo tiene limitaciones importantes (al margen de que sea presidencial o parlamentario), los retrocesos autoritarios suelen ser menos probables. Esto hace que la tradicional lógica del *checks and balances* siga vigente.[6] Cuando el diseño institucional de un país comparte el poder entre más grupos e instituciones, se dan más contrafuertes democráticos que impiden un abuso del ejecutivo. En este sentido, la descentralización política, tribunales de justicia y bancos centrales independientes, sistemas bicamerales o gobiernos de coalición pueden facilitar ese tipo de contrapeso.

Quizá esto ayude a entender por qué, con independencia de que Donald Trump pueda presidir Estados Unidos, era difícil que pudiera consigo un retroceso autoritario. Por supuesto, puede generar polarización en el debate público, puede forzar la retórica amigo-enemigo, pero esto no impide que su poder tenga cortapisas. Por ejemplo, en las *midterm elections* de 2018 se produjo el mayor cambio en favor de los demócratas desde la Segunda Guerra Mundial. Esto hizo que, aunque no ganasen la mayoría en el Senado, la Cámara de Representantes fuera controlada por la oposición demócrata. Desde esta perspectiva la Casa Blanca pasó a estar mucho más fiscalizada, hasta tal punto que los demócratas impulsaron un proceso de destitución (*impeachment*) contra el presidente Trump en 2019, por más que no tuviera éxito. La oposición política entre el poder legislativo y la presidencia está inspirada en esta idea de limitación del poder.

En un sentido similar funcionan administraciones públicas independientes, poco condicionadas por nombramientos políticos.[7] La razón es doble. De un lado, porque limitan la extensión de la corrupción, un elemento que suele asociarse con el empobrecimiento de la calidad democrática en los países. Del otro, porque ayudan a establecer contrapesos democráticos dentro del propio Estado, ya que hacen más difícil que el ejecutivo pueda tener prácticas arbitrarias, recurrir

6. E. B. Kapstein y N. Converse, *The Fate of Young Democracies*, Cambridge, Cambridge University Press, 2008.

7. C. Dahlström y V. Lapuente, *Organizing Leviathan. Politicians, Bureaucrats, and the Making of Good Government*, Cambridge, Cambridge University Press, 2017.

a nombramientos discrecionales o construir redes de patronazgo o clientelismo.

Finalmente, un último aspecto ligado a la estabilidad democrática es hasta qué punto los propios agentes políticos del sistema están institucionalizados, es decir, en qué grado hay pautas de competición estables y partidos previsibles dentro del sistema político. Cuando ante un *shock* (como una crisis económica o, si se me apura, sanitaria) los partidos tradicionales no tienen capacidad de reacción, ya sea porque son percibidos como equivalentes en sus propuestas políticas o porque no incorporan las nuevas demandas al sistema, pueden surgir más partidos. Es justamente en esas circunstancias en las que la crítica al *establishment* se lo puede poner fácil a partidos o líderes que cuestionen el *statu quo* democrático.[8] Por tanto, en síntesis, el desarrollo económico, niveles bajos de desigualdad, diseños institucionales que limiten el poder ejecutivo, burocracias profesionales y sistemas de partidos estables suelen asociarse con democracias más consolidadas, con más calidad y mejor gobernanza.

En todo caso, esta literatura suele caracterizarse por tener un enfoque estático. Ilumina sobre los facilitadores, pero no es de tanta ayuda cuando sabemos que el deterioro institucional y político en muchas democracias ha sido gradual, que rara vez se ha ligado con un cambio brusco o inmediato. Es cierto que en varios casos en América Latina se ha asociado con intentos de superar el límite de la no reelección (como Honduras) o acusaciones de elecciones falseadas (Bolivia), que han terminado en golpes de Estado. Sin embargo, las garantías económicas o institucionales no son en modo alguno una salvaguarda infalible para que la democracia sea estable. De ahí que haga falta girarse ahora hacia un elemento fundamental: qué es lo que la propia ciudadanía entiende por democracia y en qué medida la apoyaría de manera incondicional incluso en un contexto de crisis sanitaria.

---

8. J. Morgan, *Bankrupt Representation and Party System Collapse,* Pensilvania, Penn State University Press, 2011.

Democracia condicional, democracia convaleciente

Hasta después de la Segunda Guerra Mundial no se generalizó la buena prensa de la palabra «democracia». Antes de esto y de que se convirtiera en un término corriente, se hablaba más de «sistemas representativos» o de «repúblicas». Hasta el siglo xx, la palabra «democracia» había quedado circunscrita a aquellos pequeños regímenes de las *polis* griegas que combinaban la decisión asamblearia con el sorteo.[9] Sin embargo, desde la lucha contra el fascismo, estos conceptos pasaron a asimilarse, lo que produjo una notable confusión. Todos los regímenes se pusieron el nombre o apellido de «democracia», desde los sistemas autoritarios del llamado «socialismo real» (las democracias populares) hasta los modelos de corte liberal occidental. Del mismo modo, las elecciones se extendieron, aunque fueran falseadas, como manera fundamental de refrendar al régimen. Como a partir de ese momento lo democrático pasó a ser considerado «lo bueno», se generó una deseabilidad social que hizo complicado medir su apoyo en las encuestas. Hoy todo el mundo dice ser demócrata igual que dice estar en contra de la corrupción o a favor de la paz mundial. Sin embargo, ¿se trata siempre de un apoyo incondicional?

En 1964 el régimen dictatorial de Franco conmemoró el XXV aniversario de su victoria en la Guerra Civil española. Por aquel entonces el país estaba abriéndose al exterior, tanto en inversiones como en visitantes extranjeros, y fue un momento que coincidió con Manuel Fraga como ministro de Información y Turismo. Fraga insistió mucho en que, para conmemorar ese aniversario, en lugar de recurrir de nuevo al eslogan mencionando la Victoria, que se consideraba divisivo, había que buscar algún concepto diferente. El objetivo era recurrir a algo que pudiera ser identificado como un bien inapelable para los españoles. «XXV años de paz» fue el lema escogido y se rebautizaron carreteras, abrieron hospitales, se inauguraron viviendas de protección oficial y se sacó una colección de sellos con el nombre de «La Paz». La idea era relativamente sencilla: tratar de asociar el franquismo con rendimientos positivos. Las ideas de estabilidad, prosperidad y

---

9. B. Manin, *Los principios del Gobierno representativo*, Madrid, Alianza, 1998.

desarrollo del país como puntales para justificar la dictadura. Algo que no es extraño porque no ha sido ni la única ni la última que insiste en la base material para justificarse.

Cuando se habla de si la población considera legítimo un determinado régimen, es decir, si lo asume como aceptable y consentido, normalmente se distingue entre dos facetas diferentes.[10] De un lado, está la legitimidad difusa, que se suele asociar con un sentimiento de vinculación con el régimen *per se*, de manera generalizada, dado que sus reglas políticas son consideradas como las más justas. Del otro, está la legitimidad específica, la cual se refiere a un apoyo instrumental de la gente a un régimen, algo ligado a los rendimientos percibidos, la política y las acciones de un Gobierno determinado. De este modo, el apoyo difuso es más duradero, más vinculado con valores, mientras que la legitimidad específica tiende a ser más interesada, asociada con la evaluación o fruto de políticas concretas.

Tradicionalmente, se ha dicho que las democracias son más duraderas porque tienen más capacidad para generar legitimidad difusa, algo que proviene de la superioridad de sus reglas de funcionamiento. Elegir cargos públicos mediante elecciones libres parece algo intrínsecamente justo. Las dictaduras, sin embargo, no tendrían tal capacidad, ya que es más complicado justificar por qué una persona nos gobierna si nadie la ha elegido, si ha llegado al poder por razones dinásticas o mediante la violencia. Dada esta diferencia en términos de legitimidad difusa, en una democracia los ciudadanos podrían distinguir la satisfacción con el Gobierno de la legitimidad del sistema, mientras que en una dictadura se mezclarían los dos componentes. Por ejemplo, si existe una crisis económica o un escándalo de corrupción, los ciudadanos de una democracia se enfadan con su Gobierno. Esto hace que la popularidad del presidente caiga y, en última instancia, que los ciudadanos lo echen del poder, pero no que quieran acabar con el sistema democrático. Sin embargo, en una dictadura, echar al Gobierno es, en última instancia, acabar con el régimen. Por tanto, cuando hay fallos de funcionamiento en una autocracia (desde el es-

---

10. D. Easton, «A re-assessment of the concept of political support», *British Journal of Political Science*, 5, 4 (1975), pp. 435-457.

tallido de una central nuclear hasta una derrota militar o una crisis económica), el sistema en conjunto es más vulnerable. Resulta normal, por ello, que las autocracias insistan tanto en los beneficios que proveen.

Esto ha llevado a que la literatura convencional considerase que las democracias están más blindadas en su legitimidad frente a cambios de coyuntura. Una democracia puede tener una crisis, pero el que se quema es el fusible del Gobierno, no el del sistema. Así pues, sus valores superiores la protegen. Sin embargo, más recientemente, esta visión ha tendido a matizarse, dada su excesiva complacencia en, al menos, tres sentidos.[11] El primero es que inevitablemente la experiencia personal de los ciudadanos debe tener algún impacto en la legitimidad del sistema. Si uno mira, por ejemplo, el periodo de entreguerras, puede entenderse rápidamente que sería osado pensar en una desconexión total entre el bienestar de la población y el apoyo a un sistema político. La segunda cuestión se relaciona con la medición del apoyo a la propia democracia y si se estará realizando de manera correcta. Todos los ciudadanos dicen apoyarla de forma generalizada, cuando se les plantea sin más, pero, cuando se le pregunta a la ciudadanía si está dispuesta a mantenerla, *aunque* ello suponga asumir pérdidas en bienestar y orden, estos niveles de apoyo empiezan a reducirse.

Finalmente, las investigaciones más recientes apuntan a que la efectividad del sistema político, si se mide en su conjunto, en su capacidad para hacer políticas públicas y no solo en la marcha de la economía, sí presenta cierta conexión con la legitimidad de las democracias. Si estas últimas fracasan en su capacidad para proveer de bienestar, también se resiente su apoyo. Si bien es cierto que estos trabajos se han centrado especialmente en la crisis económica de 2008, están señalando algo fundamental: la legitimidad de las democracias es más condicional de lo que en un principio se había pensado. Algo que tiene su importancia porque significa que una parte de la población puede ser vulnerable al argumento de que la democracia no es el modelo óptimo para competir o gestionar amenazas globales. Por

11. P. C. Magalhães, «Government effectiveness and support for democracy», *European Journal of Political Research*, 53, 1 (2014), pp. 77-97.

tanto, un fallo continuado en los rendimientos del sistema democrático puede contribuir a su propia fragilidad. Esto hace que nos empecemos a acercar a la cuestión de la emergencia sanitaria de la COVID-19 y su impacto sobre nuestros sistemas políticos. ¿No terminará minándose el apoyo a la democracia si se ve que no puede reaccionar contra el virus con la contundencia necesaria?

Hay buenas razones para pensar que un *shock* exógeno o catástrofes humanas o naturales pueden tener importantes efectos sobre las percepciones políticas de la ciudadanía. Algo que, además, puede servir para desestabilizar regímenes que sean débiles. En ocasiones una crisis sirve directamente para mostrar un fallo de eficacia que señala que un régimen autoritario no puede mantenerse por más tiempo. Por ejemplo, con frecuencia se ha destacado que la gestión de la crisis de Chernóbil influyó de manera relevante en la aceleración del proceso de reformas y, a la postre, en el de la descomposición de la Unión Soviética.[12] Sin embargo, no debería pensarse que este efecto queda necesariamente acotado a los sistemas autoritarios, ya que como se ha explicado las democracias son también vulnerables. Hay ciertas investigaciones que señalan que en las nuevas democracias los desastres pueden terminar propiciando que se reduzca la legitimidad del sistema político y aumente el apoyo a partidos autoritarios.[13]

Esto ha llevado a que algunos académicos planteen que, al menos a corto plazo y en el contexto español, la crisis del coronavirus puede terminar erosionando las preferencias democráticas.[14] El argumento que plantean es que, en una circunstancia como la propagación de una pandemia, automáticamente se genera un dilema entre tecnocracia y política, pero, sobre todo, entre la libertad y la salud pública. Los gobiernos, como reacción a esta crisis, se ven obligados a establecer confinamientos ciudadanos que implican una restricción en las liber-

12. A. Brown, «Perestroika and the End of the Cold War», *Cold War History*, 7, 1 (2007), pp. 1-17.

13. R. Franck, «The political consequences of income shocks. Explaining the consolidation of democracy in France», *Review of Economics and Statistics*, 98, 1 (2016), pp. 57-82.

14. F. Amat, A. Arenas, A. Falcó-Gimeno y J. Muñoz, «Pandemics meet democracy. Experimental evidence from the COVID-19 crisis in Spain» (2020).

tades ciudadanas. Policías y militares pasan a patrullar las calles para asegurarse de su cumplimiento. Además, las miradas puestas en el modelo chino o en el de Corea del Sur han extendido el deseo de geolocalizar a posibles individuos afectados por el virus, todo mediante aplicaciones de móviles que obligan a renunciar a cierta privacidad. Si a todo esto se le suma el hecho de que la propia pandemia puede aumentar la ansiedad social, no solo por la salud, sino también ante la incertidumbre económica, tiene sentido esperar efectos en las actitudes políticas.

De este modo, la crisis de la COVID-19 podría fomentar la idea de que hay que proteger un bien supremo, la salud y la vida, y que para ello se deben asumir costes: se ha de dar más poderes a un líder competente y fuerte que sea capaz de manejar la situación de emergencia, incluso aunque eso suponga dejar en suspenso algunos procedimientos democráticos esenciales. Pues bien, lo cierto es que con los datos experimentales recogidos durante el confinamiento estos argumentos sí parecen cobrar fuerza. Al menos a corto plazo, se pudo ver que los ciudadanos estaban dispuestos a asumir ese peaje democrático y centralizar el poder en un dirigente político fuerte. Es verdad que es más complicado saber si esta dinámica puede ser sostenida en el tiempo y, en todo caso, siempre será algo que estará condicionado por la propia evolución de la pandemia. Ahora bien, la crisis del coronavirus abre sin duda una ventana de oportunidad para que un líder oportunista pueda concentrar el poder en su persona o, aunque no se produzca un retroceso autoritario abrupto, sí pueda llevar a un nuevo equilibrio social en el que las libertades ciudadanas queden más restringidas.

Autoritarismo viral

La semana del 23 de marzo de 2020 la situación de la pandemia global acababa de entrar en su punto más crudo. El Reino Unido había dado marcha atrás en su plan de «inmunidad de rebaño» y la India ya había decretado el confinamiento. Los muertos no dejaban de aumentar en Italia y en España. También durante aquellos días se debatían dentro de la Eurozona las medidas económicas que había que adoptar, si finalmente se abrirían paso mecanismos como «coronabonos» o algún tipo de sistema de riesgo compartido que diera la impresión de que la Unión Europea respondía a la amenaza (una entidad supranacional que, además, tampoco estaba en su mejor momento).

Las consecuencias de la Gran Recesión en 2008, con el enfrentamiento entre países deudores y acreedores dentro de la Unión Europea, se tradujeron en una importante pérdida de popularidad de esta. Sus duros efectos se prolongaron durante años, pero apenas el Viejo Continente empezó a recuperarse tuvo que hacer frente a dos nuevos golpes: la crisis de los refugiados de Siria en 2015, que gestionó de manera incficaz, y, al año siguiente, la salida del Reino Unido de la Unión Europea. Esto coincidió también en el tiempo con un creciente desafío de los países miembros de Europa central a las reglas comunitarias. Por aquel entonces se formó el bloque dc Visegrado, al que pertenecen Hungría, Polonia, República Checa y Eslovaquia. Estos países establecieron una alianza estratégica que se hizo fuerte a la hora de reivindicar un nuevo polo soberanista dentro de la Unión Europea y demandar más poder para los estados en la toma de decisiones. Ello ocurrió en paralelo con su profundización en reformas institucionales y políticas de corte cada vez más autoritario.

Viktor Orbán, el primer ministro de Hungría, no desaprovechó la crisis del coronavirus. Entre febrero y marzo de 2020 casi todos los países europeos fueron declarando estados de excepción o de alarma, el tipo de medidas constitucionales que se aplican en las democracias ante situaciones de emergencia. Sin embargo, Orbán se sirvió de la ocasión para ir más allá. El Parlamento de Hungría, en el que tenía una amplia mayoría, no solo votó a favor del estado de alarma en el país, sino que lo extendió sin fecha límite, de tal modo que el primer ministro pudiera decidir, de manera arbitraria, cuándo terminaría. Junto con esta propuesta Orbán también quedó autorizado para gobernar por decreto sin apenas restricciones legales y permitiéndosele anular cualquier legislación previa, lo que *de facto* era vaciar de competencias al propio Parlamento. Además, el decreto también creó dos nuevos delitos permanentes: hasta cinco años de prisión para periodistas que extendieran «noticias que fueran contra la salud pública» y hasta ocho años para cualquier resistencia a las órdenes dadas por el Gobierno para combatir el virus.[15]

La amenaza de la pandemia en Hungría no era menor. Su sistema de salud estaba muy poco preparado en comparación con sus homólogos europeos y, de hecho, incluso antes de la emergencia sanitaria, estaba en una situación cercana al colapso. Sin embargo, las potestades que se atribuyó Viktor Orbán poco tuvieron que ver con la necesidad de lidiar con esta amenaza. Por el contrario, lo que hizo fue aprovecharla para fortalecer al máximo sus propios poderes de manera permanente, incluso cuando esta emergencia sanitaria hubiera terminado. Después de todo, con un Parlamento desarmado, un Tribunal Constitucional controlado y una prensa con cada vez menos espacio para fiscalizarle, la expansión de la COVID-19 fue la excusa necesaria para que Orbán pudiera darle una nueva vuelta de tuerca a la deriva autoritaria del país.

Todos los sistemas democráticos disponen de instrumentos para tratar de lidiar con una situación de emergencia como es una pandemia. Sin embargo, en democracia, la excepcionalidad no deviene en arbitrariedad. Es decir, sigue habiendo garantías y mecanismos para que el Estado de derecho siga funcionando. La tutela judicial no desaparece y las decisiones de la administración continúan siendo recurribles. Por ejemplo, en el caso de España, los estados de alarma, excepción y sitio están recogidos en el artículo 116 de la Constitución.[16] Sin embargo, y esto es relevante, no se establece una gradación entre ellos en función de la severidad de la crisis, sino en función de su tipología.

En España el estado de alarma, que corresponde al punto 116.2, se puede declarar en los siguientes supuestos: a) Catástrofes, calamidades o desgracias públicas, tales como terremotos, inundaciones, in-

---

15. Para más más información, véase Kim Lane Scheppele, «Orban's Emergency», <https://hungarianspectrum.org/2020/03/21/kim-lane-scheppele-orbans-emergency/>.
16. Y, a su vez, se concretan en su aplicación en la Ley Orgánica 4/1981 de 1 de junio.

cendios urbanos y forestales o accidentes de gran magnitud; b) Crisis sanitarias, tales como epidemias y situaciones de contaminación graves; c) Paralización de servicios públicos esenciales para la comunidad y d) Situaciones de desabastecimiento de productos de primera necesidad. Para su declaración, por el plazo máximo de quince días, basta con que el Consejo de Ministros lo apruebe, lo notifique al Congreso y se publique en el Boletín Oficial del Estado (BOE). Ahora bien, si se va a prorrogar más tiempo, como efectivamente pasó, se hace necesaria la autorización por mayoría simple de la Cámara Baja, lo que permite un debate incluso de las propias medidas que se van a adoptar.

Por tanto, la declaración del estado de alarma se ajustaba al tipo de crisis a la que se enfrentaba España.[17] Las otras categorías, el estado de excepción o de sitio, podían implicar restricciones de libertades más severas, con medidas como intervenir comunicaciones, restringir la libertad de información o expresión, suspender el derecho de huelga o afectar a la inviolabilidad del domicilio. Sin embargo, estas no llegaron a desplegarse en la crisis de la COVID-19. El estado de alarma se aplica a emergencias naturales o sociales; el de excepción, a problemas de orden público; y el de sitio, a amenazas al orden constitucional. Es cierto que hubo juristas que consideraron que se debería haber recurrido a los otros estados, no tanto por la causa inicial como por las medidas emprendidas. También hubo discrepancias con las comunidades autónomas por el propio alcance del decreto e incluso se planteó si no se podía recurrir a legislación ordinaria.

Ahora bien, no es menos cierto que la oposición en el Congreso, en las prórrogas sucesivas cada quince días, tuvo la opción tanto de tumbar como de enmendar el propio decreto del estado de alarma. El Gobierno de España carecía de la mayoría para aprobarlo en solitario y, de hecho, sus apoyos se fueron reduciendo cada vez más, a diferencia de en otros países, como Italia o Francia, donde se habían aproba-

---

17. P. C. Villalón, «El nuevo derecho de excepción (Ley Orgánica 4/1981, de 1 de junio)», *Revista Española de Derecho Constitucional*, 2 (1981), pp. 93-128.

do por más tiempo.[18] A medida que la crisis sanitaria fue remitiendo, el ejecutivo insistió en que solo mediante el estado de alarma se podía restringir la movilidad entre territorios y centralizar la toma de decisiones mientras se producía el desconfinamiento. Con todo, las medidas políticas que adoptó en adelante, como un acelerado retorno de las competencias plenas a las comunidades autónomas, sí vinieron condicionadas en parte por el miedo a una derrota parlamentaria al solicitar una nueva prórroga, algo que parece bastante impropio de un sistema autoritario.

Por tanto, y pese a la excepcionalidad de las medidas aplicadas, hay un fuerte contraste entre la situación de Hungría y la de España, sobre todo en cuanto al sistema político que quedó después de la crisis. La diferencia entre ambos países hace pensar que esta concentración excepcional de poderes es más fácil de devenir permanente en unos lugares que en otros. Para saber por qué, los académicos han puesto el foco en la calidad institucional del país y en la preferencia por políticas redistributivas por parte de la población.[19] El argumento es relativamente intuitivo. Un líder político autoritario puede postularse para llegar al poder proponiendo políticas que causen perjuicio a las élites más ricas y defendiendo programas redistributivos, al margen de que después los lleve a efecto o no. Sin embargo, que tenga éxito para llegar al ejecutivo se conecta con una condición necesaria: una baja calidad institucional del país. En contextos en los que los mecanismos democráticos están poco desarrollados o existe una captura del poder político por parte del económico, puede haber razones para que los votantes consideren que los políticos del *establishment* tienen una agenda oculta o son corruptos y sobornables por *lobbies*. Desde esta perspectiva, es racional para el votante optar por partidos contrarios a las élites tradicionales.

18. Aunque no tenía por qué hacerlo en la primera prórroga, al Gobierno no le quedó más remedio que tramitar su renovación de manera quincenal. Cuando en un momento dado planteó hacer una de más de un mes, su falta de apoyos le obligó a rectificar. Además, en las seis prórrogas que se solicitaron, se fueron descolgando cada vez más partidos. Al principio Vox y los independentistas catalanes, luego también el primer partido de la oposición, el PP.

19. D. Acemoglu, G. Egorov y K. Sonin, «A political theory of populism», *The Quarterly Journal of Economics*, 128, 2 (2013), pp. 771-805.

Además, estos líderes lo tienen fácil para justificar sus políticas de supresión de cualquier cortapisa a su poder. En el momento en que las instituciones son percibidas como corruptas o deficientes, no se las valora como un contrapeso democrático, sino como un impedimento al mandato popular del nuevo gobernante. Un hecho que, en un contexto en el que hay mucha polarización política de los votantes solapada con fallos de eficacia del sistema, hace que haya menos resistencia entre la opinión pública para su desmantelamiento. Si dirigentes del PiS (Ley y Justicia) en Polonia o Fidesz (Unión Cívica Húngara) en Hungría han empezado a aplicar políticas sociales que los anteriores gobiernos descuidaron, si las instituciones y partidos del sistema son inoperantes y están salpicados por la corrupción, ¿no lo tienen más fácil los dirigentes para justificar la concentración de poderes en su persona? ¿No es más sencillo reformar los tribunales de justicia que les limitan? ¿No es más fácil utilizar una retórica nacionalista contra la amenaza exterior que legitime sus poderes excepcionales?

Esto hace necesario, por tanto, hablar de los propios partidos y líderes políticos, así como de los consensos informales que establecen.[20] Para que el sistema democrático pueda operar de manera saludable se requieren al menos dos consensos compartidos. De un lado, el reconocimiento del pluralismo social como un elemento constitutivo del sistema democrático; del otro, la autocontención desde el poder, es decir, el compromiso de que no se revertirá desde este el funcionamiento básico de las reglas de juego. Sin embargo, cada vez hay más actores y candidatos proclamados que niegan la legitimidad de sus oponentes, cuestionan el funcionamiento democrático, indicando su voluntad de restringir derechos o libertades (especialmente los medios de comunicación) y hasta toleran o alimentan la violencia contra sus rivales.

De tal forma, la crisis del coronavirus se puede convertir en el pretexto ideal para que algunos líderes reafirmen la concentración de poderes en su persona. No es que las democracias no puedan recurrir a

20. S. Levitsky y D. Ziblatt, *How Democracies Die*, Nueva York, Broadway Books, 2018.

mecanismos tasados para hacer frente a emergencias, pues la mayoría de ellas lo hicieron durante la crisis sanitaria y, algunas, también con posterioridad. Lo que nos encontramos es, más bien, que estas medidas de excepción fueron pervertidas en algunos países para acrecentar dinámicas autoritarias. Algo que necesariamente obliga a estar vigilantes respecto al uso de estos poderes de emergencia, ya que en aquellos lugares en los que la institucionalidad es más débil pueden terminar haciendo que lo que se convierta en viral sea el autoritarismo.

Tras la pista falsa: hablemos de *state capacity*

Durante la crisis del coronavirus, una de las principales obsesiones era la comparativa de la curva de infectados y mortalidad entre países. En este contexto, China se convirtió en el referente. La severidad de las medidas y, sobre todo, la ayuda que brindó después provocó que algunos señalaran que su modelo había sido el más eficiente en la gestión de la crisis. Solo más adelante se irían cuestionando las cifras que el propio Gobierno facilitó y que apuntaron a una mortalidad bastante superior a la admitida, algo también común a otros muchos países.[21] En todo caso, las curvas no eran tan sencillas de comparar si nos basamos simplemente en la información de los gobiernos. A medida que se desarrollaba la pandemia y se comenzó a indagar un poco más sobre qué naciones consiguieron salir mejor paradas en la gestión de la crisis, surgió un dibujo bastante más matizado que el que sacralizaba a Pekín como el paradigma. Un dibujo que, además, empezaba a erosionar esa idea inicial de que los sistemas de corte autoritario eran más competentes conteniendo la pandemia.

En ese sentido, por ejemplo, si uno considera la tipología clásica sobre el estatus democrático o no de un país,[22] es cierto que China es una autocracia, al igual que Singapur o Vietnam, ambos también gol-

21. «Global coronavirus death toll could be 60 % higher than reported», <https://www.ft.com/content/6bd88b7d-3386-4543-b2e9-0d5c6fac846c>.

22. M. G. Marshall, T. R. Gurr, C. Davenport y K. Jaggers, «Polity IV, 1800-1999. Comments on Munck and Verkuilen», *Comparative Political Studies*, 35, 1 (2002), pp. 40-45.

peados duramente por la crisis sanitaria. Pero Taiwán, Hong Kong, Corea del Sur o Japón consiguieron gestionarla con ciertas garantías; lo que no evitó, en cualquier caso, que casi todos estos países sufrieran rebrotes después y tuvieran que volver a confinar a su población. Ahora bien, en cuanto al debate sobre el tipo de régimen, todos estos países son democráticos, lo que hace complicado sostener que un régimen autoritario funciona necesariamente mejor en la gestión de una pandemia de estas características. No podemos establecer por tanto que, *a priori,* haya una asociación directa entre las dos variables. Desde una perspectiva económica tampoco parece haber una pauta que señale que tuvieron ventaja solo aquellos que estaban en buena posición; explorando el caso de Asia, hay tanto países desarrollados e igualitarios (Japón o Corea del Sur) como potencias desiguales (China) o directamente mucho más pobres (Vietnam).

Mucho más se ha incidido en la diferencia en términos de reacción entre Asia y el resto de los países del globo, muy especialmente Europa y América Latina. En este sentido, es posible que la razón de fondo tenga más que ver con dinámicas de aprendizaje. Entre 2002 y 2003 tuvo lugar en la región la pandemia del SARS (síndrome respiratorio agudo grave), una neumonía atípica producida por un tipo de coronavirus anterior a la expansión del SARS-CoV-2 que produce la COVID-19. La tasa media de mortalidad fue de un 13 por ciento, si bien con importantes variaciones entre países. Como la que nos ocupa, esta pandemia también se originó en China, en la provincia de Guangdong, y no tardó en extenderse por la zona.[23] Esto tiene ciertos paralelismos con lo que ocurrió con la propia crisis de la COVID-19, si bien en este caso la enfermedad apenas salió del continente asiático (al margen de Canadá, donde tuvo algo más de presencia). Por tanto, en muchos de estos países el haber atravesado una pandemia anterior les dotó de los mecanismos de reacción rápida para identificar los casos y, en la medida de lo posible, minimizar el impacto.

23. A diferencia de la gripe A, cuya pandemia entre 2009 y 2010 tuvo una mortalidad relativamente más baja durante los catorce meses que duró, dejando tras de sí entre el 11 y 21 por ciento de la población mundial infectada y hasta quinientas setenta y cinco mil víctimas.

Así que no podemos hablar solo del esfuerzo de China. En Corea del Sur se recurrió a sistemas masivos de pruebas rápidas para detectar la infección. En Taiwán, que tiene una conexión directa con la China continental, se recurrió a mecanismos de detección precoz en los nudos de comunicación con el país vecino (sobre todo los puertos y aeropuertos). Además, todos los países de la región modificaron de manera rapidísima el comportamiento de su población. Apenas se localizaron unos pocos contagios, se cerraron los colegios, se preparó al personal sanitario, se generalizó el teletrabajo y hubo reclusión domiciliaria. En algunos casos, hasta con centros de pruebas móviles o con entrega domiciliaria de medicamentos o alimentos. Todo ello, además, con un uso intensivo de Big Data y de nuevas tecnologías para detectar y aislar los focos de la infección.[24] Como se ve, un panorama bastante distinto en comparación con otras regiones del planeta, muy particularmente la mitad occidental.

Por tanto, parece que realmente la reacción a la crisis de la COVID-19 dependió mucho de en qué medida los países habían aprendido de experiencias previas, algo que, como se destacará, también tendrá relación con la capacidad de los gobiernos para anticiparse. Eso sí, es importante tener presente que es fundamental un requisito previo: que haya un mínimo de capacidad estatal (*state capacity*). De entrada, se puede definir al Estado como aquella organización con ventaja comparativa en el uso de la violencia, que se extiende por un área geográfica determinada y cuyos límites están determinados por su capacidad para gravar con impuestos a sus integrantes.[25] Ahora bien, medir en qué grado un país tiene más o menos capacidad no es algo que tenga consenso inequívoco. Al igual que la definición apuntada tiene distintos elementos constitutivos, también hay diferentes formas de analizarla.[26]

24. «COVID-19 in Asia. A Country-By-Country Guide», <https://thediplomat.com/2020/04/covid-19-in-asia-a-country-by-country-guide/>.

25. D. C. North, *Structure and Change in Economic History*, Nueva York y Londres, W. W. Norton & Company, 1981.

26. C. S. Hendrix, «Measuring state capacity. Theoretical and empirical implications for the study of civil conflict», *Journal of Peace Research*, 47, 3 (2010), pp. 273-285.

Un enfoque tradicional es el que se centra en la capacidad del Estado para el uso monopolístico de la fuerza, muy ligado con la teoría clásica de Max Weber.[27] Es decir, cuanta más capacidad tenga para desplegar ejército y policía, más fortaleza tiene. Dado que esta ha sido la aproximación más común, con frecuencia se ha comentado que los conflictos armados son un mecanismo que favorece la construcción del Estado. Sin embargo, el argumento se vincula con el hecho de que los conflictos obligan a los países a desarrollar una burocracia que les permita financiar mediante impuestos el pago de las contiendas. Por tanto, se ha abierto paso una segunda manera de medir la capacidad del Estado mediante el estudio de su capacidad administrativa, de su poder para gobernar efectivamente un territorio. Estos aspectos son fundamentales no solo en cuanto a la capacidad de los países para recaudar y mantener su aparataje, sino también en cuestiones tan básicas como controlar de hecho a la población o los recursos del país.[28]

Por desgracia, los estudios sobre por qué unos países tienen más capacidad estatal que otros han tendido a ser muy eurocéntricos. El Viejo Continente ha sido un lugar conformado por pequeñas naciones en continua competencia bélica, intentando mejorar tecnológicamente para someter a sus vecinos en una especie de espiral virtuosa por «crear Estado», desarrollando burocracia y administración para recaudar mejor y desarrollar un aparato coercitivo. Pero ¿acaso África u Oriente Próximo no podían haber seguido un camino similar? Pues bien, los autores consideran que la ventaja de Europa fue que esta fragmentación se combinó con una importante unidad cultural e intelectual. El marco común de la cristiandad, el latín como lengua franca, la movilidad de las ideas y de los intelectuales en los siglos xv y xvi haría que no hubiera audiencias pequeñas y restringidas a las innovaciones. Incluso cuando la Iglesia prohibía determinadas obras, se reeditaban en el mundo protestante, una libertad cultural que no existía en el Imperio otomano o en China.

---

27. Que define al Estado como aquella comunidad humana que reclama con éxito el monopolio del uso legítimo de la violencia en un determinado territorio.

28. C. T. Call, «Beyond the "failed state": Toward conceptual alternatives», *European Journal of International Relations*, 17, 2 (2011), pp. 303-326.

Un hecho cierto es que, con posterioridad a los imperios coloniales europeos levantados en el siglo XIX, hubo una importante división a nivel global en términos de estatalidad. Los países africanos tuvieron enormes dificultades para desarrollar estados funcionales. Pese a que los países de la costa del Mediterráneo sí fueron capaces de hacerlo (aunque la Primavera Árabe cambió algo esto), cruzado el desierto del Sáhara la situación es muy diferente. Aunque no hay tantos conflictos interestatales, las guerras civiles, las fracturas étnicas y la lucha por los recursos naturales es la tónica dominante en el centro y casi todo el sur de África. Esta ausencia de estatalidad tendría un efecto indudable en países como Nigeria, Tanzania o Somalia, en cuanto a la gestión de la pandemia. La carencia de recursos sanitarios o incluso de pruebas diagnósticas disparó la mortalidad por la COVID-19, algo similar a lo que ya se ha comentado sobre el sida. En sus masificadas ciudades el riesgo de que los brotes se extendieran por todo el país se dio por descontado, aun cuando ni siquiera había fuentes de información fiables.[29]

Sin embargo, la situación de Asia oriental es bastante diferente a la de estos países africanos. Tanto Japón como China, Taiwán, Singapur o Corea del Sur fueron capaces de construir países con economías desarrolladas y estados viables. Esto demuestra que no existe un determinismo histórico por el que el desarrollo deba quedar confinado a lo que tradicionalmente se conoce como «Occidente». Para comprender este hecho se ha recurrido a distintas explicaciones.

Algunos autores hablan de la base cultural asiática, propensa a aceptar la disciplina social y la concepción del Estado como una familia en la que no hay contestación directa al poder. Otras consideraciones, mucho menos nativistas, consideran que la reacción contra el expansionismo japonés, que desde su revolución Meiji entró en el concierto de naciones «desarrolladas», ayudó a que se formaran sentimientos de cohesión nacional como base para los estados independientes del Sudeste Asiático. En todo caso, el hecho es que el contexto histórico y político en esta área regional permitió el surgimiento

---

29. «Covid-19 Outbreak in Nigeria Is Just One of Africa's Alarming Hot Spots», <https://www.nytimes.com/2020/05/17/world/africa/coronavirus-kano-nigeria-hotspot.html?smid=tw-share>.

de un Estado que, limitado en su capacidad rentista, impulsó la industrialización y permitió un desarrollo de aquellas naciones.[30] Los conocidos como «dragones asiáticos» (Corea del Sur, Hong Kong, Singapur y Taiwán), orientados a la exportación, con mano de obra cualificada y una importante industrialización e investigación tecnológica, sufrieron un rápido proceso de crecimiento desde los años sesenta. Incluso, aunque fue más tardío, desde el núcleo japonés y chino, y antes de la crisis de los noventa, se fueron incorporando países como Indonesia, Tailandia o Filipinas.

Una vez más, estos países se fueron desarrollando económicamente tanto con sistemas dictatoriales como democráticos. Por ejemplo, el mayor periodo de crecimiento de Corea del Sur ocurrió durante el mandato del general Park Chung-hee, lo que no fue óbice para que se produjera una brutal represión durante su régimen. Hasta 1987 este país no llegó a ser una democracia plena. Pero Japón, por contraste, sí se consideraba como totalmente democrático durante todo el periodo de hegemonía del Partido Liberal Democrático (PLD). Así pues, tampoco parece haber una correlación fuerte en este sentido en cuanto al desarrollo.

De este modo, a la pregunta sobre si el tipo de régimen fue algo que facilitó la eficiencia en la gestión de la COVID-19, las pruebas no son nada concluyentes. Lo único que se sabe seguro es que este argumento puede ser una excusa para justificar un intento de retroceso autoritario, no solo por el cambio temporal en las actitudes de la población, sino también por la ventana de oportunidad que el uso de poderes excepcionales abre a los cirujanos de hierro. Ahora bien, lo que también parece evidente es que sin un mínimo de *state capacity* la crisis de la COVID-19 no puede afrontarse con medidas de confinamiento severas. Así pues, por más que en Europa no se hubiera tenido una experiencia previa, y así pueda justificarse su lenta reacción,[31] a muchos países fuera del Viejo Continente les faltaba este requisito. Algo que, por desgracia, habría de tener consecuencias tan invisibles por la ausencia de datos como fatales para su población.

---

30. M. H. Khan y K. S. Jomo (eds.), *Rents, Rent-seeking and Economic Development. Theory and Evidence in Asia*, Cambridge, Cambridge University Press, 2000.
31. Sumada a una pizca de arrogancia.

4

Decidir en tiempos de pandemia

Durante el pleno del Senado y en respuesta a una pregunta parlamentaria, el ministro de Sanidad español, Salvador Illa, respondió que «nadie estaba preparado para la COVID-19, ninguna administración española, europea o internacional. Ante la mayor tragedia sanitaria en cien años [...], no hay manual de instrucciones». Sea esto cierto o no, lo indudable es que los gobiernos tuvieron que confrontar en muy poco tiempo una situación sin precedentes en la mayoría de sus países. Que una pandemia fuera una amenaza no era algo del todo imprevisible; el SARS1 o el virus del Ébola habían sido señalados como potenciales peligros. Lo que ya era más complicado de imaginar fue tanto la rapidez con la que se extendió como que, en la mayoría de los casos, llevara a medidas radicales de confinamiento de la población para frenarla. Prácticamente todos los gobiernos europeos tuvieron que encarar la gestión de la crisis sanitaria en un contexto de enorme incertidumbre, incluso los mejor preparados.

Por la naturaleza y la escala, la crisis del coronavirus tenía varios componentes inéditos. No solo el hecho de que el conocimiento sobre el virus fuese muy reducido —con lo que la información fuera cambiando en tiempo real—, sino también su carácter de experiencia compartida a nivel global. Los precedentes históricos no servían de mucho. La peste negra tenía una distancia temporal de más de quinientos años, y la gripe española de 1918, más cercana en el tiempo, pasó inadvertida en muchos países. La crisis del coronavirus era el primer contexto reciente en el que se era consciente de manera simultánea del impacto de una enfermedad. Con un coste en términos de pérdidas de vidas humanas que, por fortuna, era menor a los otros ejemplos históricos, pero que sí era común a casi todos los países. Ante esto, todos los gobiernos debieron gestionar la emergencia sanitaria sin demasiadas pautas previas, aunque tuvieran un grado de incidencia dispar y se mirasen entre ellos.

Las crisis, sean exógenas o endógenas, ocurren con frecuencia. Atentados terroristas, conflictos internacionales o catástrofes naturales, tarde o temprano, se cruzan en la gestión de cualquier Gobierno. Esto les hace tener que recurrir a medidas excepcionales, a coordinar distintos niveles de administración. Y, más aún, se traduce en que los gobernantes puedan marcar la diferencia en función de sus decisiones, en especial cuando tienen en sus manos la vida de personas. Pero, cuando esta emergencia además es sanitaria, como la del coronavirus, los expertos pasan a ocupar un papel destacado. Esto encierra cierta paradoja, pues muchos de los que llegaron al poder antes de la pandemia lo hicieron a lomos de la reacción contra los tecnócratas tras la Gran Recesión, a lomos de aquel famoso eslogan: «Basta de expertos».[1] Ahora bien, esto no exime del hecho de que, en última instancia, la toma de decisiones fue esencialmente política y con estos parámetros debe estudiarse.

En el contexto de la emergencia sanitaria del coronavirus, ¿por qué algunos gobiernos respondieron antes que otros? ¿Por qué algunos lo hicieron con mayor eficacia? Evaluar estas cuestiones no es sencillo, pero es bastante sabido que las dinámicas de gestión de las crisis son cruciales. Por eso es importante ser capaz de entender el marco en el que operaban los decisores públicos, para ser capaz de hacerles responsables por aquello que hicieron mal y no por aquello que nadie podía hacer bien.

El gobierno de los expertos

Una de las consignas más repetidas por el Gobierno de España fue que las decisiones se tomaban de acuerdo con el criterio científico de

---

1. La frase es del entonces ministro británico de Justicia, el conservador Michael Gove, y se consideraba el réquiem de los expertos como asesores políticos. En el año 2016, en el que se consideró que nadie anticipó ni el Brexit ni la llegada de Trump al poder, el ciudadano corriente se había rebelado contra los especialistas.

los expertos, con la mejor evidencia disponible en cada momento. Sin embargo, la naturaleza cambiante de la pandemia distaba con mucho de permitir un criterio firme. El comité técnico que comparecía desde el primer caso de coronavirus, cuyo rostro visible era Fernando Simón, fue el mismo que pasó de indicar que no había mucho que temer del brote («si la hay, será una transmisión muy limitada y muy controlada»)[2] a dar cuenta en ruedas de prensa diarias de los cientos de fallecidos e infectados. La ciencia se basa en el contraste y, ante un virus del que se sabía tan poco, los criterios fueron adaptándose, como lo hicieron las propias decisiones políticas. Por tanto, si los mismos científicos que asesoraban al Gobierno iban por detrás de la pandemia, esto anulaba la política. Los gobiernos hacían lo que les mandaban los expertos en tiempo real y no habría mucho más que añadir.

Sin embargo, lo cierto es que las decisiones que se adoptaron no fueron homogéneas entre países, y no vinieron (solo) llevadas por el nivel de exposición a la pandemia. En una primera fase, todas las naciones buscaron la contención y el aislamiento de los primeros casos para frenar la transmisión comunitaria. Sin embargo, a partir de ahí, comenzaron las diferencias. España y, antes, Italia recurrieron a medidas severas de confinamiento para evitar los contagios y la saturación de sus sistemas de salud. En el primer caso, de hecho, se hizo con uno de los mayores niveles de restricción en la movilidad de personas: ni niños ni paseos estarían autorizados hasta que comenzase el proceso de desconfinamiento. El Reino Unido, por el contrario, decidió seguir una estrategia radicalmente diferente. Estableció protección para los ancianos y enfermos crónicos, pero dejó que el coronavirus se expandiera entre el resto de la población. La tesis que defendía el equipo del primer ministro Boris Johnson era que se podría generar una inmunidad de rebaño.

La estrategia británica consistía en hacer que la población se infectara poco a poco y que, gracias a alcanzar cotas muy altas de afec-

---

2. Día 31 de enero de 2020: «CORONAVIRUS: España "no tiene razones para alarmarse"», <https://es.euronews.com/2020/01/31/coronavirus-espana-no-tiene-razones-para-alarmarse>.

tados (tanto clínicos como asintomáticos), se cortara su transmisión al quedar inmunizados. De este modo se confiaba en que el sistema de salud podría ir absorbiendo la carga de los infectados gradualmente y sin saturarse. Ahora bien, las críticas no tardaron en arreciar entre la comunidad científica por el riesgo de esa estrategia, que podría generar hasta doscientos cincuenta mil fallecidos, asumiendo que para lograr esa inmunidad haría falta que se contagiara el 60 por ciento de la población, unos cuarenta y siete millones de personas. Finalmente, el plan fue matizado con un modelo de confinamiento laxo. Se fijó que toda reunión de más de dos personas en espacios públicos fuese prohibida, así como la clausura de bibliotecas, parques infantiles, comercios no esenciales o espacios de ejercicio físico al aire libre. Una jugada arriesgada que se cambió sobre la marcha, tan arriesgada que hasta el propio primer ministro Boris Johnson acabó en la unidad de cuidados intensivos y se llegó a temer por su vida.

Otro país que también optó por una variante de este modelo fue Suecia, muy diferente, además, al de los confinamientos fijados por sus vecinos escandinavos. El Gobierno decidió no limitar la movilidad de sus ciudadanos y dejó prácticamente todo abierto, salvo el sector educativo, aunque con la recomendación de mantener la distancia social entre particulares. Eso generó algunas críticas enseguida por el rápido aumento de fallecidos, pero la apuesta era a medio plazo. La idea es que la «teoría de la curva» no dice que vayas a tener menos casos de coronavirus, sino que los repartes más en el tiempo para no tener un colapso del sistema sanitario. Lo que argumentaba el Gobierno sueco era que al final se iban a producir los mismos contagios, pero que dejando al coronavirus circular entre la población la curva sube antes, pero también baja antes. Por tanto, dando por hecha la solidez del sistema de salud sueco, también se podría minimizar el impacto económico que tendría el confinamiento aplicado en otros países.[3] Se dejó, por tanto, que fueran los propios ciudadanos los que se responsabilizaran de sus comportamientos.

3. Con todo, el propio Gobierno abriría una comisión de investigación sobre su gestión, la cual consideró «claramente mejorable». Véase: <https://elpais.com/sociedad/2020-06-03/suecia-admite-fallos-en-su-estrategia-contra-la-pandemia.html>.

¿Por qué estos países siguieron estrategias diferentes cuando en aquel momento se sabía lo mismo del virus? Obviamente, en función de las capacidades sanitarias de tu país, se puede tener más o menos margen de maniobra, pero ¿por qué al final no hay una política única teniendo en cuenta este y otros parámetros objetivables? ¿Es que hay diferentes epidemiólogos asesorando a los gobiernos, con distintos criterios? ¿O es más bien que la ciencia no «ordena» nada, sino que, en el fondo, más allá de las apelaciones a los expertos, subyacen decisiones políticas?

La desafección y la desconfianza hacia la política no es una novedad, como el descrédito de los partidos. Ante este hecho, fieramente manifestado tras la Gran Recesión, han surgido dos formas alternativas de rechazo a la política representativa tradicional. De un lado, la pulsión para que sea la participación directa de los ciudadanos la que les permita recuperar influencia. Se propone el referéndum como método de resolución de conflictos y que las decisiones sean tomadas entre todos, al margen de los políticos, algo con mucho predicamento con el auge de los partidos populistas o *antiestablishment*. Pero, del otro, también cobra fuerza una tesis elitista, escéptica con la implicación directa de los ciudadanos. Es el enfoque conocido como *stealth democracy* o, si se prefiere, la «democracia sigilosa».[4] Esta tesis parte de la idea de que los procedimientos de toma de decisiones tradicionales son más que suficientes para gestionar nuestros sistemas y que tener a la gente corriente demasiado implicada en ellos puede ser hasta contraproducente. Más que recurrir a la participación directa o a la deliberación ciudadana, lo que se debería priorizar es la eficiencia. Por tanto, lo que hace falta es un Gobierno de los mejores y más preparados, un Gobierno de expertos que no tengan que rendir cuentas, sino que lleven a cabo las mejores políticas para todos. Sería algo sintetizable en la idea de la «tentación tecnocrática».

Ya se ha comentado cómo la pandemia de la COVID-19 podía generar cambios en actitudes ciudadanas, por ejemplo, respecto al apoyo a la democracia. Y, efectivamente, al menos de manera tempo-

---

4. J. R. Hibbing y E. Theiss-Morse, *Stealth Democracy. Americans' Beliefs about How Government Should Work*, Cambridge, Cambridge University Press, 2002.

ral, parece que esta crisis habría reforzado a su vez las preferencias ciudadanas hacia la tecnocracia. Tradicionalmente en España esas querencias solían estar más focalizadas en electores situados más a la derecha,[5] pero el impacto del virus habría sido más transversal: se vio un incremento en los ciudadanos que prefieren ser gobernados por expertos en lugar de por políticos. Sin embargo, ello no es óbice para que el punto de partida del dilema sea una falacia: se asume que existe una solución óptima y sin implicaciones ideológicas a cualquier problema, también en una emergencia sanitaria.

Los expertos y especialistas son un soporte fundamental para los gobiernos cuando estos toman decisiones. Cuando en una crisis hay que tomar medidas contrarreloj, resulta clave que los representantes públicos dispongan de una buena información, de la mejor evidencia científica disponible, para fundamentar las decisiones que se adoptan. Además, los especialistas son cruciales a la hora de evaluar esas medidas y poder contrastar su eficacia. Con la pandemia todos los gobiernos tomaron medidas asesorados por epidemiólogos, pero también por virólogos, médicos, gestores de políticas públicas, economistas o sociólogos. Todos ellos trabajaron en un entorno cambiante en el que lo mejor que se podía hacer, que no era poco, era delimitar el perímetro de la incertidumbre. Con todo, se constató de nuevo que lo que distingue a la ciencia es el método, no su capacidad para dar respuestas infalibles e incuestionables. De ahí que la participación de los expertos no evitara que en última instancia se tuvieran que adoptar decisiones políticas que intentaban adecuar los medios y los fines, muchas de las cuales se basan asimismo en ensayo y error, como demuestran los avances y retrocesos que hubo en el confinamiento de muchos países.

Como planteé al inicio, se puede asumir que todos los gestores públicos querían minimizar el daño económico, social y en vidas humanas. Sin embargo, los políticos tuvieron que hacer esto inten-

5. Y, de los nuevos partidos que surgieron en 2015, en el votante de Ciudadanos especialmente. S. Lavezzolo y L. Ramiro, «Stealth democracy and the support for new and challenger parties», *European Political Science Review*, 10, 2 (2018), pp. 267-289.

tando ponderar intereses en conflicto que difícilmente podían simplificarse como el dilema entre «la salud o la economía». Hasta haciendo esfuerzos inequívocamente por la primera, ¿qué medida de confinamiento era la óptima? ¿Habría estado bien que, en España, al igual que en China, no se dejase salir a la calle y que los alimentos y los medicamentos los llevase a casa el ejército?[6] ¿Habría que haber postergado la salida de los niños más allá de la segunda prórroga del estado de alarma, aunque les hubiera supuesto secuelas psicológicas? ¿Tal vez habría que haber mantenido por más tiempo sin ninguna actividad a los sectores económicos no esenciales? ¿Hasta cuándo? ¿Y cómo habría que haber llevado a cabo el desconfinamiento para luchar contra el virus sin perjudicar irreparablemente la economía? ¿Habría que haber esperado a los cero casos? Si no era necesario, ¿con qué ritmo y bajo qué parámetros deberíamos haber restablecido nuestros usos económicos y sociales? ¿Por qué actividades empezamos? Y si aparecen nuevos brotes, ¿a partir de qué momento y por dónde volvemos a confinar?

En resumen, detrás de cada pregunta se plantean dilemas de carácter político que, en última instancia, no tienen una única solución. Después de todo, un experto no precisa de la visión de conjunto de un representante público, quien, con mayor o menor aversión al riesgo, debe mediar entre diferentes grupos sobre los cuales el impacto de la pandemia y el confinamiento tiene efectos diferentes, incluso en términos de tolerancia social.[7] Un político ha de optar entre principios, entre libertad y seguridad, entre equidad y eficiencia. De ahí que carezca de sentido pensar que un Gobierno simplemente hace lo que le dicen los expertos. Por más que sirva para intentar dar certidumbres a una ciudadanía descreída, en última instancia los especialistas asesoraron y los políticos decidieron. Algo que no supone nin-

---

6. Según el barómetro de abril de 2020 del Centro de Investigaciones Sociológicas (CIS), el 57,7 por ciento de los encuestados estaban de acuerdo con esta idea.

7. Algo condicionado también por el momento histórico. Véase, por ejemplo, que en la década de 1990 era habitual que murieran unas cuatro mil personas en las carreteras españolas cada año, si no más, algo que hoy nos parece difícilmente tolerable. La pregunta incómoda siempre fue: ¿Qué número de afectados por la COVID-19 resulta «socialmente asumible»?

gún problema, pues incluso un Gobierno de técnicos habría tenido que tomar, de un modo u otro, decisiones políticas. No hay cosa pública sin política y, en tiempos de pandemia, aún menos.

RONDAR CIEN AÑOS

La gran polémica inmediatamente posterior a la proclamación del estado de alarma en España fue la manifestación del 8-M, el Día Internacional de la Mujer. Hasta el día siguiente el Gobierno de España no dio a entender la magnitud de la propagación de la pandemia y la oposición criticó que, como el feminismo era uno de los ejes centrales del nuevo ejecutivo de coalición, no se quiso desaconsejar su participación por razones políticas. Durante esa semana y la siguiente, en todo caso, las señales que llegaban del Gobierno eran contradictorias: igual que se recomendaba no exponerse públicamente si había síntomas o jugar determinados partidos de fútbol con equipos provenientes de Italia a puerta cerrada, no se prohibieron actos masivos. Incluso partidos como Vox celebraron su asamblea en Vistalegre, por lo que su grupo parlamentario en el Congreso se convirtió en un potencial foco de contagio y varios de sus líderes acabaron infectados. Lo mismo ocurriría con destacados miembros del ejecutivo de coalición, incluidas dos ministras y la vicepresidenta primera.

La mayor percepción de descontrol se produjo la semana del 9 de marzo, cuando hubo comunidades autónomas y ayuntamientos que tomaron medidas de forma independiente. Ese mismo día se ordenó el cierre de los centros educativos de la Comunidad de Madrid, lo que hizo que los universitarios volvieran a sus hogares y potencialmente expandieran la infección. El resto de las comunidades autónomas lo fueron anunciando a continuación, pero la mayoría no llegarían a hacerlo efectivo hasta el viernes. Mientras tanto, las críticas fueron arreciando por la parálisis del Gobierno central e incluso se solicitó que se «cerrase» la Comunidad de Madrid para prevenir la expansión de los contagios. El jueves 12 de marzo el Gobierno aprobó medidas económicas en un Consejo de Ministros, pero no fue hasta el día siguiente cuando anunció que aplicaría el estado de alarma. Tras unas tortuosas deliberaciones y filtración de borradores del Consejo de Ministros, finalmente se aprobó el decreto, que entró en vigor el domingo 15 de marzo.

Lo más probable es que el Gobierno español reaccionara tarde, al minusvalorar el riesgo de contagio, pero el giro fue brusco y el confinamiento, uno de los más estrictos de Europa. Ahora bien, nuestro Gobierno no fue el único que pudo retrasarse en su reacción. El 16 de marzo tuvo lugar la primera vuelta de las elecciones municipales francesas. Quizá por miedo a ser tildado de autoritario, Emmanuel Macron la mantuvo, con un récord de abstención (56 por ciento) y viéndose obligado a aplazar la segunda vuelta.[8] Esa misma tarde, el presidente francés declararía el confinamiento, con lo que acababa reconociendo que había expuesto a los franceses a un contagio masivo en los comicios. Gran Bretaña o Alemania, en versiones más suaves, no lo harían hasta una semana más tarde, el 24 de marzo. La escasa comparabilidad de los datos entre países hace complicado saber quién fue más rápido, pero no deja de ser un pobre consuelo: casi todos los gobiernos europeos que tuvieron que hacer frente a brotes de coronavirus en primer lugar llegaron demasiado tarde.

Cada Gobierno cometió sus errores y sus aciertos, hecho que deberá estudiarse caso a caso. Sin embargo, hay dos componentes de fondo que pueden explicar la tardanza generalizada con la que se enfrentaron a la crisis sanitaria de la COVID-19. Un primer problema, común a los países europeos, es el sesgo del optimismo,[9] algo también extendido a la población. Este aspecto parte de asumir la falsa premisa de que «algo como eso no puede ocurrir aquí», la cual viene acentuada por no haber tenido que afrontar una emergencia

---

8. Muchas elecciones y plebiscitos fueron suspendidos ante la emergencia sanitaria. Las autonómicas vascas y gallegas, los plebiscitos en Rusia o en Chile, las presidenciales polacas, el voto federal suizo o las generales serbias son solo algunos ejemplos. En algunos casos, sin embargo, sirvió para deshacer situaciones de bloqueo y que se pudiera formar Gobierno en plenitud de funciones, como en Israel, o, al menos, con poderes especiales, como en Bélgica.

9. J. J. van Bavel, P. S. Boggio, V. Capraro, A. Cichocka, M. Cikara, M. J. Crockett, N. Ellemers, *et al.*, «Using social and behavioural science to support COVID-19 pandemic response», *Nature Human Behaviour,* 4 (2020), pp. 460-471.

similar anteriormente. Dado que ningún país europeo había pasado por una situación parecida en el pasado reciente, a diferencia de los países asiáticos con el SARS, esto pesó en gran medida en las percepciones sobre el coronavirus.[10] Este sesgo no afectó solo a los gobiernos, sino también a la opinión pública en contextos de amenazas inéditas. En Italia, durante la última semana de febrero, el 80 por ciento de la población creía que los medios estaban exagerando la importancia de la epidemia.[11] En España, el 5 y 6 de marzo, el 43 por ciento opinaba que los medios habían fomentado el alarmismo sobre la COVID-19, el 39 por ciento que habían informado bien y solo el 5 por ciento que habían dado poca información.[12] Incluso casi la mitad de los españoles, el 45 por ciento, pensaba que ya se habían tomado medidas suficientes o hasta excesivas para luchar contra el coronavirus. El viraje de la opinión pública se realizó en toda su magnitud a partir de los estados de alarma, pero no antes.

Además, las referencias en determinados medios de comunicación a la equivalencia del coronavirus con «una gripe» instalaron la imagen de menor importancia en las fases tempranas de la pandemia. La mayoría de los ciudadanos tenemos dificultad para comprender los grandes números, de tal modo que una progresión exponencial de los contagios no alarmó a parte de una opinión pública que tiene dificultades para dimensionar cantidades tan elevadas.[13] De este modo,

10. Esto no impide que tener organizaciones independientes con buenos medios pueda dar mejor información a los decisores públicos para poder anticiparse. Con todo, la inexperiencia puede hacer que estén menos dotadas y los planes, menos estudiados. Véase: Pedro Duque, ministro de Ciencia, «No teníamos un plan de qué hacer en una pandemia», <https://elpais.com/ciencia/2020-04-23/no-te niamos-un-plan-de-que-hacer-en-una-pandemia.html>.

11. Véase IPSO MORI, <https://twitter.com/benatipsosmori/status/12403 46026487267329>.

12 Sondeo de YouGov para *El HuffPost*: «el 43 % de los españoles considera "insuficientes" las medidas para frenar el coronavirus», <https://www.huffing tonpost.es/entry/sondeo-de-yougov-para-el-huffpost-el-43-de-los-espanoles-considera-insuficientes-las-medidas-para-frenar-el-coronavirus_es_5e629747c5b 68d616454056e>.

13. T. Fetzer, L. Hensel, J. Hermle y C. Roth, «Coronavirus perceptions and economic anxiety» (2020), <arxiv.org/pdf/2003.03848.pdf>.

la combinación de unos gobernantes en países occidentales que pensaban que estaban menos expuestos y una opinión pública relativamente confiada (y vulnerable a los mensajes de medios y cargos públicos) ayudó a que se tardara en asimilar la amenaza de la COVID-19 y, en última instancia, a que la respuesta no siempre fuera tan rápida como hubiera sido necesario.

Un segundo problema es el propio coste de las medidas de confinamiento y su aceptabilidad social. Cuando se quiere imponer una medida muy dura para atajar un problema, esta solo es asumible para la población cuando la percepción de riesgo es muy alta. Sin embargo, solo se asume esto último en toda su dimensión cuando las sociedades ya están sufriendo el daño de la amenaza. Así pues, se produce una paradoja: aunque, de darse antes, la medida hubiera servido para paliar la crisis, casi siempre llega tarde y solo se adopta interiorizando cierto perjuicio por parte de quienes la deben aceptar. Esto ayuda a entender, por ejemplo, por qué frenar una burbuja inmobiliaria es complicado: supone costes presentes para ganancias futuras sin que se vislumbre necesariamente el mal por los afectados. Solo cuando la crisis económica ya se ha desatado, se pueden hacer reformas. Algo parecido pasa con las políticas medioambientales: hasta que no se constata una parte de los perjuicios de la contaminación o de los fenómenos meteorológicos adversos, la gente no es consciente del mal que supone y se vuelve más sensible sobre el asunto. Es ahí cuando es más sencillo que los gobiernos sumen apoyos a medidas como restringir vehículos contaminantes, aunque ya sea inevitable que suba la temperatura global.

Esto no supone que los gobiernos se inhiban siempre de tomar esas decisiones impopulares, pero sí incrementa los costes de impulsarlas, especialmente en las democracias. Solo cuando los gobiernos consiguen persuadir a la opinión pública de que las políticas que proponen son necesarias para sus intereses individuales, cuando logran construir el clima social de emergencia, es más probable que sean adoptadas. No obstante, cierta preparación sí se puede hacer. Así pasó, por ejemplo, cuando en agosto de 2009 el Gobierno de España compró unos siete millones de vacunas contra la gripe A ante el riesgo de su propagación. Ahora bien, difícilmente se puede comparar el coste político que tiene equiparse mejor para una potencial pandemia que ordenar el confinamiento de toda la población de un país como medida de prevención. Imaginemos que se hubiera ordenado un confinamiento masivo de Madrid por un caso del virus del Ébola en España[14] y que luego no se hubiera extendido más (como efectivamente ocurrió). ¿No se habría generado de manera innecesaria un enorme impacto económico y social?

Por ello, el factor tiempo fue clave, ya que permitió disolver ambos componentes, tanto el optimismo como los costes asociados con la severidad del confinamiento. La dureza con la que la pandemia golpeó a Italia y a España hizo que los otros gobiernos europeos pudieran dimensionar la gravedad de la COVID-19 con más celeridad. Sin embargo, incluso así, el aprendizaje no fue algo inmediato: igual que España tardó en mirar a Italia,[15] Francia o el Reino Unido también retrasaron sus medidas y perdieron un tiempo muy valioso en decretar sus confinamientos. Medidas que podrían haber frenado los contagios de un virus, pero que suelen resultar más fáciles de argumentar *a posteriori*. De ahí que no se pueda exonerar a los gobiernos por la demora en sus reacciones, pero tampoco se puede comprar fácilmente toda crítica, en especial cuando los medios de comunicación o los partidos de la oposición estaban asimismo en aquellas fechas a otras cosas. Lo relevante no fue el número de contagios que había en cada país cuando se decretaron los confinamientos, sino que todos ellos lo hicieron en el intervalo de los mismos días.[16] Sin duda, mucho pudo hacerse antes, pero no todos los países debieron afrontar el dilema en el mismo momento.

Con todo, el elemento temporal también sería clave cuando se debió dar marcha atrás en los procesos de confinamiento. A medida

14. *Memento Excalibur.*

15. De hecho: «El análisis genético sugiere que el coronavirus ya circulaba por España a mediados de febrero», <https://elpais.com/ciencia/2020-04-22/el-analisis-genetico-sugiere-que-el-coronavirus-ya-circulaba-por-espana-a-mediados-de-febrero.html>.

16. En lo que los especialistas califican como un mecanismo de difusión en políticas públicas basado en la imitación entre gobiernos, pero a una velocidad vertiginosa.

que se instaló la percepción de que la emergencia sanitaria estaba más controlada y de que se habían tomado las debidas precauciones, la contestación social a los encierros aumentó. Desde el mes de mayo se comenzaron a suceder protestas en Estados Unidos, Alemania o España, países de polarización política y cultura diferente, para pedir su final.[17] Por tanto, igual que haber tenido algo más de tiempo para escarmentar en cabeza ajena pudo acelerar en el margen la reacción de los gobiernos, cuanto más se alargaran las medidas de cierre severas, más difícil sería que la población las aceptara, todo en paralelo con la reducción de la percepción del riesgo. El clima de emergencia sanitaria cambió al de preocupación por la situación económica y las críticas pasaron de decir que se confinó demasiado tarde a que se estaba desconfinando demasiado lentamente. Por tanto, si una lección dejó la pandemia es que resultaba imposible entender el calendario en la toma de decisiones de cada país sin ver los apoyos sociales que las respaldan, todo para fortuna o desgracia de sus poblaciones.[18]

CAPITÁN EN EL PUENTE

Vivir en sociedades complejas hace que sea inevitable confrontar crisis y emergencias. De hecho, hay autores que argumentan que las crisis, al fin y al cabo, no dejan de ser subproductos indeseados, pero inevitables, de vivir en sociedades avanzadas tecnológicamente e in-

---

17. Las cuales, por cierto, podrían haber contribuido a la expansión del virus. Véase: «US lockdown protests may have spread virus widely, cellphone data suggests», <https://www.theguardian.com/us-news/2020/may/18/lockdown-protests-spread-coronavirus-cellphone-data?CMP=share_btn_tw>.

18. Ya que se ha hablado de sesgos sociales, la pandemia de la COVID-19 generó una expansión sin precedentes del conocido como efecto Dunning-Kruger, el cual se da cuando una persona con escasos conocimientos se considera más inteligente que otras personas más preparadas. No pocos opinadores subestimaban con frecuencia la incertidumbre a la que se enfrentan los gestores públicos o los costes y complejidad de las decisiones, lo que ayudó a que saliera el epidemiólogo que muchos llevaban dentro.

terdependientes.[19] Detectar esas amenazas no siempre es sencillo, por más que puedan introducirse canarios en las minas y que el nivel de preparación de un Gobierno pueda variar. Ahora bien, cuando un liderazgo político debe gestionar una crisis se enfrenta, por su naturaleza, a una amenaza que puede verse alterada esencialmente en tres rasgos.

El primero es la amenaza inmediata que supone. No es lo mismo una crisis que implica pérdidas humanas irreparables, como sucede con el coronavirus, que otra más difusa, como el cambio climático. El segundo aspecto y, hasta cierto punto, derivado del anterior, es la propia urgencia de enfrentarse a ella. Cuando hay un contexto bélico, por ejemplo, la respuesta tiene que ser casi inmediata, pero en una crisis internacional menos agresiva puede haber espacio para rondas sucesivas de diplomacia. Aun así, toda emergencia siempre se caracteriza por aquilatar los tiempos de reacción. Si uno piensa en el caso del coronavirus, la crisis no solo introducía urgencia en términos organizativos de los sistemas de salud, sino también en aplicar el confinamiento de la población. Además, esta crisis incorporaba de serie el desfase en medir los efectos de este último. Hasta que pasaran dos semanas, el periodo de incubación de la enfermedad, no se podía contrastar la eficacia de las decisiones tomadas en tiempo presente.

Por último, todas las crisis tienen grados variables de incertidumbre; no se sabe si habrá réplicas de un terremoto o de un desastre natural, tampoco cómo reaccionarán ante la emergencia otros actores o la propia opinión pública. En cuanto a la COVID-19 es complicado pensar en otra enfermedad de contagio masivo para la que se dispusiera, en primera instancia, de menos información. Que la investigación sobre el virus se estuviera desarrollando en tiempo real ocasionó que, con frecuencia, se tuvieran que rectificar criterios. Un ejemplo puede ser la política del «pasaporte inmunitario». Al principio de la alerta sanitaria se planteó la posibilidad de crear algún tipo de identificación que certificara que una persona había pasado la enfermedad y, por tanto, que ya era inmune. Sin embargo, el 25 de abril la OMS

---

19. C. Perrow, *Normal Accidents. Living with High Risk Technologies-Updated Edition*, Princeton (Nueva Jersey), Princeton University Press, 2011.

declaró que este último extremo no quedaba del todo claro, por lo que, por el momento, esa propuesta fue descartada.[20] Quizá otro tipo de crisis hubiera permitido paralelismos o comparativas pasadas. Sobre ataques terroristas o desastres naturales, tristemente, sí había cierta experiencia. Pero sobre una pandemia de naturaleza tan desconocida y efectos tan devastadores, no.

Algo que tienen en común todas las crisis es que ponen a los líderes a prueba. Es más, en estas situaciones sus contribuciones son decisivas para construir un sentido de la propia crisis (por qué nos ocurre esto), tomar decisiones para lidiar con ella (ponderando los costes y los beneficios, mediando entre grupos), generar certidumbre (comunicar lo que se hace para dar confianza y credibilidad), la terminación de esta (el restablecimiento de la normalidad) y extraer lecciones para las instituciones (tomar medidas que prevengan que se repitan en el futuro).[21] Cuando se desata la emergencia, todos estos elementos pasan a estar en manos de unos pocos dirigentes cuyo margen de maniobra no es irrestricto. Es más, el hecho de que tengan capacidad para resolverlo de manera efectiva no es una cuestión tan sencilla como ver por qué camino opta el líder, sino que también depende de cómo se entrelaza con la propia gestión de la implementación y la coordinación de esas decisiones.

A lo largo de la gestión de la crisis sanitaria los dirigentes tuvieron que resolver incontables dilemas con importantes implicaciones para la vida de mucha personas, siendo casi siempre disyuntivas trágicas (obligaban a elegir entre dos males) y debiendo adoptarse con relativa celeridad. Aquí es inevitable pensar que la personalidad de quienes estaban al frente influyera de algún modo, ya que todos ellos pasaron a estar sometidos a un enorme estrés. Esto no tiene por qué implicar de forma automática que tomaran malas decisiones, es más, los psicológicos apuntan que el estrés tiene una relación con la eficacia

20. «La OMS rechaza el pasaporte inmunitario por falta de evidencia sobre el riesgo de segundas infecciones», <https://elpais.com/sociedad/2020-04-25/la-oms-rechaza-el-pasaporte-inmunitario-por-falta-de-evidencia-sobre-el-riesgo-de-segundas-infecciones.html>.

21. A. Boin, E. Stern y B. Sundelius, *The Politics of Crisis Management. Public Leadership under Pressure*, Cambridge, Cambridge University Press, 2016.

con forma de U invertida. No tener ninguno lleva a situaciones de baja motivación, pero el exceso es igualmente contraproducente, pues puede arrastrar a fijarse demasiado en el corto plazo, reducir la atención a las cuestiones centrales, aumentar la irritabilidad al tratar con colaboradores o basarse en estereotipos para tomar decisiones. Por ejemplo, se sabe que en crisis de carácter internacional padecer demasiado estrés es uno de los mayores peligros para no adoptar decisiones sensatas.[22]

En todo caso, las decisiones no las toman los líderes en soledad.[23] Para asesorar y compartir la carga existen los grupos de trabajo, los gabinetes de crisis, que suelen incorporar grupos de diferentes tamaños y procedencias. Esto, de entrada, es algo positivo, pero también puede provocar dinámicas de grupo perjudiciales para la resolución de la propia crisis. Con frecuencia los miembros pertenecen a equipos o culturas organizativas diferentes. Esto, si no comparten la información, puede terminar siendo un lastre más que una ayuda. De hecho, dos modelos extremos pueden terminar generando equilibrios perversos. En un lado, que haya un enfrentamiento abierto de los integrantes del grupo, lo que puede hacer que el liderazgo se paralice al adoptar las decisiones. Del otro, que haya demasiada conformidad dentro del grupo, lo que puede llevar a que no sean capaces de frenar las malas decisiones del líder o privarles de tener puntos de vista más innovadores.

Sin embargo, este núcleo decisor es crucial, y hay maneras de intentar que sea lo más eficaz posible.[24] Suelen funcionar mejor cuando los agentes decisores claves han trabajado en el pasado juntos para la resolución de crisis y existen relaciones interpersonales previas. Además, también son más eficaces cuando dentro del grupo

22. J. M. Post, «The impact of crisis-induced stress on policy makers», *Avoiding War. Problems of Crisis Management*, A. George (ed.), Boulder (Colorado), Westview Press, 1991, pp. 471-494.

23. Aunque ya se sabe que las victorias tienen muchos padres y madres, pero las derrotas son huérfanas.

24. T. J. Scanlon, «The role of EOCs in emergency management. A comparison of Canadian and American experience», *International Journal of Mass Emergencies and Disasters*, 12, 1 (1994), pp. 51-75.

hay un «consenso dominante», al menos, en cuanto al propósito del equipo de trabajo.[25] De igual forma, ayuda que se acepten de manera general los diferentes papeles dentro del grupo, con jerarquías claras y canales de contacto establecidos. Y, en suma, es muy importante la propia institucionalización del equipo de trabajo, dado que la informalidad abre más la puerta a que haya otros canales de comunicación que terminen por pervertir flujos de información o de asesoría al líder.

Para el caso de España, el Centro de Coordinación de Alertas y Emergencias Sanitarias (CCAES), creado en el año 2004, fue el órgano de asesoría técnica fundamental. Este centro es el responsable de coordinar la gestión de la información y de apoyar en la respuesta ante situaciones de alerta o emergencia sanitaria nacional o internacional que supongan una amenaza para la salud de la población. Dicho organismo depende de la Dirección General de Salud Pública, Calidad e Innovación (DGSPCI) del Ministerio de Sanidad y estuvo dirigido durante la crisis por Fernando Simón. Una figura, por cierto, que ha tenido su equivalente en otros países como Francia, con Jérôme Salomon; Estados Unidos, con Anthony Fauci; o Alemania, con Christian Drosten. Sin embargo, por lo que toca a España, por encima del CCAES, y para la gestión operativa de la crisis del coronavirus, se constituyó un Comité de Gestión Técnica. Este incorporó, además de a los miembros del centro, a integrantes de los ministerios implicados en el confinamiento: Sanidad, Interior, Defensa y Transportes.[26]

¿Significa esto que fue en estos foros donde se adoptaron las principales decisiones? ¿Significa que estos eran los únicos grupos que asesoraban al presidente del Gobierno? Es poco probable, pero la toma de decisiones en un Gobierno no es algo transparente. Encontrar la pistola humeante es complicado tanto en España como en el resto de los países. Ni que decir tiene que aún más en las dictaduras,

25. Como si a nadie le hubieran citado a una reunión en la que no se sabe muy bien qué hace allí (o peor, en la que se cree que hace algo).

26. A partir del día 28 de abril fue reformado como Comité Técnico para la Desescalada para diseñar y aplicar las políticas de desconfinamiento. A él se incorporó también más personal del gabinete de Presidencia, además de los titulares de Trabajo o Hacienda.

en las cuales la opacidad es la regla. En todo caso, no hay duda de que salieron muchas canas durante aquellos días y eso que tomar decisiones, en sí, no era más que una de las patas de gestionar la crisis, porque una cosa es decidir y otra muy diferente es aplicar.

LOS COSTES DE VIRAR LA NAVE

Guerra y paz, de Tolstói, es probablemente una de las mejores novelas de la historia. Entre sus muchos pasajes reseñables, uno de los centrales es la batalla de Borodino, que enfrentó a las tropas francesas y las rusas en 1812. Si uno pudiera contemplar un cuadro de dicha contienda, todo parecería coherente. En el dibujo se vería a los bandos en liza enfrentándose con las líneas del frente bien dispuestas, de tal modo que se reafirmaría la idea de que aquella victoria parcial de las tropas francesas contra el Imperio ruso fue fruto de la brillante resolución de Napoleón. Uno podría pensar que, como en un videojuego, el corso inmortal daba las órdenes a vista de pájaro para lograr la victoria en la contienda. Sin embargo, el relato de Tolstói es bien diferente. En su novela se describe al emperador en retaguardia, recibiendo información fragmentaria e incluso sorprendido por los acontecimientos de su propio plan. La batalla se relata como algo improvisado, consecuencia de las decisiones de oficiales y soldados que, al pie del terreno, libraban cada cual su escaramuza. Es lo que Von Clausewitz llamaba «niebla de guerra», la confusión reinante durante la batalla que hacía difícil coordinar y planificar operaciones. Solo cuando se observaba el resultado final, cuando se había disipado la humareda, todo adquiría un sentido.

Esta imagen es útil cuando se trata de analizar las decisiones que se toman durante una crisis. No porque todo sea improvisado, sino porque no siempre prestamos la debida atención a la diferencia entre la decisión y la ejecución de un plan. Y es justamente en este escalón en el que se cruzan un sinnúmero de contingencias, porque hay que recordar que los líderes, incluso bien informados, incluso teniendo claro un curso de acción, deben apoyarse en organizaciones. Sea bajo su jurisdicción o no, son las que se encuentran sobre el terreno y pueden desplegarse. Por ejemplo, España puede tratar de reaccionar a la emergencia sanitaria del coronavirus estableciendo un mando único bajo la dirección del Ministerio de Sanidad, pero en última instancia quien está en primera línea es el personal sanitario que depende de unas cadenas de mando dentro de cada centro, que a su vez dependen de sus respectivas consejerías autonómicas. Por tanto, el gran reto es el salto de la decisión a la coordinación a la hora de poner en práctica la medida.

Con frecuencia las organizaciones que han de hacer frente a cualquier tipo de crisis se ven sobrepasadas.[27] Es más, habitualmente esas mismas organizaciones pueden ser las primeras en ser victimizadas. Así pasa cuando en un terremoto o en una inundación son destruidas infraestructuras básicas para el rescate o la atención de los heridos; o cuando afecta al propio personal encargado de ello. Sin ir más lejos, durante la crisis del coronavirus, uno de los colectivos más afectados fue el sanitario. De hecho, en España, en pleno epicentro de la pandemia, se llegó hasta casi un 26 por ciento de los contagiados, mucho más que en otros países, lo que a su vez restaba recursos humanos importantísimos en un momento crítico provocado por la saturación de los centros médicos.[28] Además, con frecuencia los cuadros dirigentes suelen sobrevalorar la capacidad de movilización y la rapidez con la que el personal puede desplegarse sobre el terreno. Así, es bastante común que haya un desajuste entre los tiempos de decisión y su aplicación efectiva.

La coordinación horizontal siempre es un reto, ya que se debe poner de acuerdo a diferentes ministerios del Gobierno, pues resulta extraño que una crisis quede acotada a un solo departamento. Y, si esto es complejo en cualquier circunstancia, aún puede serlo más en los gobiernos de coalición. Cuando hay un solo partido en el ejecutivo, el presidente, que también es líder del partido, tiene mecanismos

27. I. Sarason, «Communities in disaster. A sociological analysis of collective stress situations», *PsycCritiques*, 15, 11 (1970).

28. «España es el país con más contagios entre el personal sanitario», <https://elpais.com/sociedad/2020-04-24/espana-es-el-pais-con-mas-contagios-entre-el-personal-sanitario.html>.

para disciplinar a los ministros. No se trata solo de que los pueda cesar, sino que puede truncar su carrera política y acabar con su promoción interna. Además, habiendo un solo partido y viniendo el ministro y el presidente de la misma organización, comparten cierta cultura política, lo que puede hacerlos más afines a la hora de solucionar discrepancias.

Por el contrario, en los gobiernos de coalición, los ministros de cada partido deben su carrera política a liderazgos diferentes dentro del gabinete. En consecuencia, hay más riesgo de que los miembros de cada socio hagan la guerra por su cuenta, centrados más en los intereses de su partido que en los del Gobierno del que forman parte. Además, el hecho de que el presidente los pueda cesar sin acuerdo implicaría una crisis que puede llevarse por delante al ejecutivo, así que no es tan fácil que aquel pueda recurrir a un golpe sobre la mesa. Incluso en algunas ocasiones los partidos de la coalición pueden tener comportamientos oportunistas, intentando visibilizar su contribución en medidas positivas y mostrar sus discrepancias con las arriesgadas o negativas, algo que no solo puede lastrar la gestión, sino asimismo la comunicación del propio Gobierno. Ahora, una crisis lleva muchas veces a una cierta presidencialización en la toma de decisiones, como pasó en Italia, pero no es óbice para que el problema siga estando presente.

Por otro lado, la coordinación también debe ser vertical: las organizaciones han de ser reordenadas y su jurisdicción, con frecuencia, alterada. Pensemos solo en la aplicación del confinamiento en cualquier país: centros de salud, cuerpos de policía, militares, autoridades locales, transporte urbano e interurbano..., y eso solo es el principio. Todas tienen que alterar sus rutinas y funcionamiento habitual durante un periodo más o menos prolongado, sin que el personal sepa muy bien a qué procedimientos atenerse, lo que afecta al corazón de su sesgo conservador, partidario de la previsibilidad. Además, es inevitable que haya tensiones entre los diferentes niveles de Gobierno. El principio más conocido y aplicado en estas circunstancias es el de subsidiariedad: es bueno que las crisis las gestionen las autoridades más cercanas al problema, ya que disponen de mejor información y de un mayor conocimiento del terreno. Solo cuando fracasan o la crisis atraviesa diferentes territorios tiene sentido que intervengan niveles superiores.

Ahora bien, ¿es esto siempre algo tan claro? La crisis de la CO-VID-19 es una pandemia global, pero al tiempo los brotes son localizados. Es cierto que su expansión atraviesa diferentes territorios, pero ¿es necesariamente la respuesta central la más eficaz? En algunos modelos esto ni siquiera fue posible. Por ejemplo, en Alemania, según el artículo 32 de su Carta Magna, son los *länder* los que tienen que adoptar medidas para combatir la infección. Por tanto, el Gobierno federal recomienda y coordina, pero cada estado decide cuándo y cómo ejecuta las medidas; y así fue, entre otros, en Baviera, epicentro del coronavirus alemán. Diferente es el caso de Francia, donde la presidencia disponía de los poderes necesarios para adoptar las principales decisiones.

Debe tenerse presente que «escalar» en quien toma la decisión tiene el riesgo de aumentar la distancia entre el nivel operativo y el decisor, además de generar tensiones con los niveles locales afectados. En el caso de España, la tensión por la tarea de coordinación asumida por el Gobierno central generó críticas de los gobiernos del País Vasco y, muy especialmente, del Gobierno independentista de Cataluña. También ocurriría lo mismo en el proceso de desconfinamiento, no solo por la unidad territorial escogida inicialmente, la provincia (finalmente el Gobierno fue flexible), sino también por lo que tocaba a los ritmos en los cambios de fase, lo que generó críticas de la Comunitat Valenciana o de Madrid. Por tanto, en última instancia, los procesos de coordinación para tomar una decisión también dependen de las culturas organizativas de las administraciones (que no siempre son amistosas) o de si han cooperado en el pasado.

Así pues, la gestión de una crisis pasa por ser capaz de coordinar organizaciones para la aplicación de un plan. Y, si ya resulta complicado ser capaz de dirigir una hacia un objetivo determinado, todavía resulta más complicado dirigir varias.[29] Sin embargo, la coordinación

---

29. Ni que decir tiene que si un gobierno está recién constituido o las administraciones están poco modernizadas esta tarea aún es más difícil. Más en B. D. Wood y R. W. Waterman, «The dynamics of political control of the bureaucracy», *American Political Science Review*, 85, 3 (1991), pp. 801-828.

es algo que difícilmente puede imponerse, pues surge como un subproducto gracias a la combinación de reglas claras, buena información y capacidad ejecutiva en el terreno. Este hecho ya da a entender que el liderazgo importa, pero que no es el factor único para entender la respuesta a la crisis. Los líderes siempre serán claves, pero quizá menos como decisores todopoderosos que como encargados de diseñar, facilitar y organizar arreglos institucionales que permitan ejecutar políticas y coordinar a las administraciones.

SEÑALES DE HUMO

Desde el día 26 de abril se pudo sacar a los niños a pasear a la calle en España. Esta medida había sido reclamada de manera insistente por padres y colectivos de pediatras para minimizar el impacto psicológico del confinamiento en los menores. Aunque el presidente anunció esa posibilidad el sábado anterior, añadió que los detalles concretos se darían a conocer tras la rueda de prensa del martes, el día previo a que el Gobierno solicitase una nueva prórroga del estado de alarma. Sin embargo, tras la reunión del Consejo de Ministros, la portavoz del Gobierno declaró que los menores solo podrían salir para acompañar a los padres a realizar las funciones que estaban permitidas, como comprar en los supermercados, las farmacias o los estancos. Esto generó un aluvión de críticas por lo arriesgado de semejante idea, ya que se acababa llevando a los menores a sitios en los que había más probabilidad de infectarse. En apenas unas horas el Gobierno se desdijo y el ministro de Sanidad declaró que especificaría en una orden ministerial las condiciones de los paseos de los menores. «Este es un Gobierno que escucha», declaró.[30]

Hay quien piensa que Sanidad se asustó en el último momento y que quiso limitar las salidas de los niños. Sin embargo, la mayoría de los periodistas señalan que ni siquiera fue eso, sino que hubo un error de coordinación y lo que pasó fue que se retrasó la medida porque no

---

30. Finalmente se fijó: un adulto acompañante, un kilómetro de distancia, una vez al día y una hora como máximo.

estaba ultimada cuando había que haberla cerrado. En el Consejo de Ministros había veintitrés personas, y nadie vio las implicaciones de un decreto como el que estaban aprobando. Al final, la presentación de esta iniciativa terminó siendo un tiro en el pie en la comunicación del Gobierno, porque una buena medida fue leída como un episodio de descoordinación. No era la primera vez que le pasaba algo así al Gobierno español. Ya había habido controversia por el retraso en la publicación de la lista de los sectores no esenciales de la economía, cuya versión definitiva se conoció el lunes 30 de marzo, dos horas antes de aplicarse su paralización. Además, en diferentes ocasiones, el vicepresidente segundo del Gobierno y líder de Podemos, Pablo Iglesias, había expresado su voluntad de cambiar plazos o medidas económicas que estaba proponiendo el ejecutivo,[31] lo que había generado especulaciones sobre la relación entre los socios de Gobierno.

Si la comunicación ya es algo importante en cualquier situación ordinaria en una democracia, en un contexto de crisis se convierte en algo fundamental. En este proceso lo habitual es que se establezca una suerte de relación triangular entre los actores políticos, los medios de comunicación y la propia opinión pública.[32]

Desde la perspectiva gubernamental es crucial que el ejecutivo pueda trasmitir a la vez preparación, profesionalidad y fluidez en la comunicación. Esto hace que, más allá del desarrollo logístico de las primeras etapas, sea fundamental indicar competencia técnica. Para ello hubo un proceso congruente en todos los sistemas democráticos durante la crisis de la COVID-19: el reemplazo en las ruedas de prensa de políticos por personal científico. De hecho, en ocasiones eran los cargos electos los que podían generar más confusión, así que voluntariamente fueron ocupando menos espacio. Véase, sin ir más lejos, la ocurrencia del presidente de Estados Unidos sobre por qué no in-

31. Por ejemplo, la ausencia de medidas compensatorias para el alquiler, la voluntad de adelantar el ingreso mínimo vital en sus plazos o la derogación de la reforma laboral.

32. D. Graber, D. McQuail y P. Norris (eds.), «Introduction. Political communication in a democracy», *The Politics of News. The News of Politics*, Washington, D. C., CQ Press, 1998, pp. 1-16.

yectar desinfectante a la gente para combatir la infección del virus. En este tipo de crisis, lo ideal es que los gobiernos busquen los mecanismos para llegar al mayor número de personas con mensajes comprensibles y con información creíble, de ahí que los medios públicos funcionen como una correa de transmisión clave. Ahora bien, no solo es común que los gobiernos organicen ruedas de prensa, sino también reuniones informativas frecuentes con los periodistas para unificar mensajes y aclarar dudas.

La segunda arista decisiva del triángulo son los medios de comunicación. Su importancia reside en que transmiten información vital para el público (algo crucial en una pandemia), vigilan al poder, tienen margen para criticar sus decisiones (lo que resulta fundamental cuando hay problemas operativos) y construyen el clima social mediante historias humanas que cambian la percepción de la opinión pública de la emergencia.[33] Sin embargo, no debería dejarse de lado que, más allá de su ideología o de su línea editorial, los medios de comunicación tienen diferentes estilos y tradiciones, lo que de por sí puede modificar el enfoque que ejercen, sea este más profesional o más amarillista. Aun así, algo común a todos ellos es que la crisis económica los ha dejado en una situación más insegura a la hora de movilizarse, lo que no siempre facilita el desempeño de su papel tal y como les gustaría. Ahora bien, el tiempo es fundamental para el cambio en su comportamiento. Cuando aparece una crisis «inesperada» los creadores de opinión están temporalmente desarmados frente al flujo de información gubernamental. Así sucedió en el caso de la COVID-19, una crisis tan técnica como imprevista: los prescriptores quedaron a merced de las consignas de los gobiernos sobre la materia,[34] y solo más adelante se adaptaron.

Por último, está el propio receptor de la información, la opinión pública. Hay que tener presente que, por más que un ciudadano no

33. T. Capelos, A. Exadaktylos, S. Chrona y M. Poulopoulou, «The Emotional Economy of the European Financial Crisis in the UK Press», *International Journal of Communication*, 12 (2018), pp. 2088-2113 (especial News Media and the Emotional Public Sphere).

34. Sobre este aspecto profundizo un poco más en el apartado «Entre bulos y *fake news*» del capítulo 9, pp. 216-221.

pueda tener detalles técnicos, tampoco los necesita para hacerse una idea sobre la gestión de la crisis. Pero, como en el caso anterior, la variable tiempo importa. Cuando se produce algún tipo de crisis, los ciudadanos suelen tener un nivel de conocimiento bajo del tema. Esto hace que en las fases iniciales los ciudadanos seamos más receptivos a los datos que proviene del Gobierno, ya que demandan tener información sobre la crisis, pero aún no pueden evaluar la calidad de esta. Es algo parecido a lo que pasaba con los prescriptores públicos. Ahora bien, justamente porque crece el interés de la ciudadanía, esta se vuelve de manera gradual más sensible a discrepancias o inconsistencias en las versiones oficiales y, por tanto, también puede ser más crítica.[35] Dicho de otro modo: la opinión pública dista mucho de ser maleable, en especial cuando una crisis se alarga en el tiempo, tal como pasó con la del coronavirus.

Al igual que sucede con la presentación de cualquier noticia, hay una pelea fundamental por establecer el marco (*framing*) del tipo de crisis que se afronta. Aun así, el Gobierno, que suele ser el primero en moverse en una situación de crisis, suele tener ventaja. Un ejemplo sencillo de cómo se pueden hacer, ante la misma crisis, dos aproximaciones en sentidos contrapuestos sería este: de un lado, el discurso de Emmanuel Macron, en el que dijo que Francia estaba en guerra contra el coronavirus, lo que pondría a prueba nuestra resistencia, y, del otro, el presidente alemán, Frank-Walter Steinmeier, que señaló justamente lo contrario, que no era una guerra, sino una emergencia sanitaria que pondrá a prueba nuestra humanidad. Aunque las medidas adoptadas en ambos países pudieran ser similares, ambos dirigentes recurrieron a diferentes valores como un atajo cognitivo y moral ante la opinión pública.

Con todo, las situaciones de crisis siempre se prestan al recurso de analogías y metáforas. Muchas veces se plantean con ánimo de generar despolitización, de enmarcar la crisis de tal modo que se pueda llevar a cabo con un enfoque que trascienda las divisiones partidistas y que pueda tener su traslación en los niveles de apoyo al Gobier-

---

35. T. Halper, *Foreign Policy Crises. Appearance and Reality in Decision Making*, Columbus (Ohio), C. E. Merrill Publishing Company, 1971.

no. El lema «Salimos más fuertes», por ejemplo. En otras ocasiones, además, mediante la comunicación institucional se puede generar climas de opinión favorables a comportamientos sociales que reduzcan los costes de aplicación de determinadas medidas: «Si te quedas en casa, salvas vidas» es apelar a la responsabilidad individual para no tener que poner un policía en cada esquina. Por tanto, el relato de las crisis es importante porque ayuda a generar legitimidad en torno a las medidas adoptadas.

También los rituales importan, tal y como ocurrió en la crisis del coronavirus. A la misma hora de cada día se sucedía una rueda de prensa de los científicos que aportaban los datos de contagiados y de fallecidos por el virus. Los presidentes y los primeros ministros, los miembros de los gabinetes, fueron compareciendo con frecuencia en televisión para hacer nuevos anuncios. Todo ello en un contexto en el que la opinión pública de cada país estaba tan atenta como preocupada. De cómo fueran capaces de construir una percepción de gestión eficaz en la crisis sanitaria dependería su crédito para gestionar la posterior e inevitable crisis económica.

5

¿Quién pagará por la plaga?

Durante la crisis de la COVID-19, una de las retóricas que más fácilmente se impuso en España fue la bélica. Casi desde su estallido más crudo se empezó a hablar de «derrotar al virus» y de «salir juntos de la crisis». Como llegó a decir el general Miguel Ángel Villaroya, jefe del Estado Mayor de la Defensa: «En esta guerra irregular y rara que nos ha tocado vivir o luchar, todos somos soldados».[1] Es más que evidente que la crisis sanitaria del coronavirus no puede compararse en su nivel de destrucción y de pérdidas humanas con una conflagración bélica. Sin embargo, la imagen y retórica «churchilliana», la idea de superar este trance con sudor y lágrimas, buscaba evocar la idea de sacrificio. Se apuntaba a un adversario identificable, pese a ser microscópico, y, sobre todo, se incidía en cómo se trataba de un golpe venido desde fuera, igual que un atacante. «El enemigo ha traspasado las murallas», llegó a decir el presidente del Gobierno de España.

Cuando impacta una crisis, un *shock*, los gobiernos deben hacer frente a situaciones imprevistas. Ni que decir tiene que una dura crisis económica, como la de 2008, o una pandemia global, como la del coronavirus, son eventos que afectan a cualquier lógica ordinaria de la representación política. Es muy probable que los partidos tengan que cambiar todo el programa de gobierno que tenían previsto cuando llegaron al poder. Puede ser que un partido prometa bajadas de impuestos o más gasto público y que el cambio en las condiciones

---

1. O aquella frase tan recordada: «Hoy es viernes en el calendario, pero en estos tiempos de guerra o crisis, todos los días son lunes». Ehm... No.

de la crisis le obligue a girar ciento ochenta grados, lo cual provocará el enojo de su electorado y el castigo en las urnas. O tal vez suscite lo contrario y la ciudadanía, comprensiva ante una situación delicada, sea indulgente y esté dispuesta a darle un voto de confianza. Bien podría ser que, ante la situación de emergencia, toda la energía nacional se centre en respaldar al timonel del país.

Anticipar cómo se comportará la opinión pública ante la crisis del coronavirus es complicado, porque las situaciones sin precedentes obligan a basarnos en analogías. Esto no deja de tener un recorrido ciertamente limitado. ¿De verdad se puede comparar una pandemia global con una crisis económica, con una guerra, con un terremoto, con una inundación? Dado que esta se trata de la primera gran crisis sanitaria ligada a la globalización, cualquier conclusión tiene que ser por fuerza muy provisional. Además, aunque se quisiera intentar presentar alguna similitud con pandemias de tiempos remotos, resulta muy complicado hacer viajar a nuestros sistemas políticos y de bienestar hacia atrás. Más allá de lo llamativo de las cifras, no podemos pensar que la Europa de hoy es la de la peste negra; ni siquiera cuando nos referimos a la gripe española de 1918 hablamos de circunstancias homologables a las presentes.

Sin embargo, desde bien pronto se plantearon hipótesis a partir de comparaciones con otros fenómenos y catástrofes. Era posible que los electores, ante esta situación, apoyaran a los gobiernos nacionales, al menos a corto plazo. Si se había producido un incremento en las actitudes favorables a los líderes fuertes y la tecnocracia, ¿no deberían los ejecutivos poder beneficiarse de ello? Además, si los estados nación podían ejercer un papel más destacado en economía a partir de la pandemia, ¿no era también posible que sus políticas de compensación recibieran el premio de los votantes? ¿O más bien terminarían castigando al Gobierno por la inevitable crisis económica unida a la sanitaria? Desde luego, lo que ocurriera en cada país dependería de su política nacional, pero era inevitable que el cálculo electoral, de una forma u otra, también entrara en la ecuación.

CAÑONES DE AGOSTO

«Soy el comandante en jefe de una zona de guerra. Hemos sido atacados por un enemigo en el corazón de nuestra capital.» Con estas palabras se dirigió George W. Bush, presidente de Estados Unidos, a su país tras los ataques del 11 de septiembre de 2001. Ese mismo día, terroristas suicidas de Al Qaeda habían secuestrado aviones comerciales llenos de pasajeros y los habían estrellado contra diversos objetivos en suelo estadounidense como las Torres Gemelas, arrasando todo el World Trade Center, y el complejo del Pentágono. En conjunto estos atentados, además de provocar la muerte de los diecinueve terroristas suicidas, dejaron unas tres mil víctimas y unos seis mil heridos. Aquellos sucesos fueron considerados como un punto de inflexión en la política internacional. Fue entonces cuando la administración de Estados Unidos adoptó la doctrina de la guerra preventiva y el unilateralismo. El 11-S sirvió como *casus belli* para justificar su invasión de Afganistán contra el régimen de los talibanes, además de como cobertura para intervenir militarmente en el Irak de Sadam Hussein.

Bush Jr. había llegado a la presidencia de Estados Unidos en un contexto relativamente disputado. Las denuncias de fraude electoral en Florida, estado clave que decantó la balanza presidencial de su lado y no del candidato rival, el demócrata Al Gore, había hecho que Bush no empezara su mandato con el mejor pie. Sin embargo, tras el 11-S la popularidad del presidente se disparó de inmediato. Según datos de Gallup, el apoyo a Bush estaba en torno al 51 por ciento, pero tras los ataques contra las Torres Gemelas se incrementó hasta el 86 por ciento. Poco a poco los niveles de popularidad del presidente fueron cayendo, si bien tras la invasión de Irak en 2003 volvieron a aumentar. No importaba a qué estudio demoscópico se recurriera, ya que todos apuntaban en la misma dirección: tanto los ataques como las invasiones generaron una subida en la popularidad del presidente.

Este efecto, relativamente estudiado, es conocido como *rally around the flag*[2] o lo que se podría traducir como «agruparse detrás de

---

2. J. R. Lee, «Rallying around the flag. Foreign policy events and presidential popularity», *Presidential Studies Quarterly*, 7, 4 (1977), pp. 252-256.

la bandera». La idea es que, cuando existe una situación que es percibida como una amenaza para la supervivencia de la comunidad política, todos los ciudadanos apoyan temporalmente a sus gobernantes para superarla. En las relaciones internacionales esta idea se ha tratado en diferentes casos y buscar un enemigo exterior al que enfrentarse a fin de generar cohesión interna es algo relativamente común en distintos regímenes, sobre todo en los de corte autoritario. Algo que, obviamente, no siempre sale bien. Por ejemplo, la derrota de la junta militar de Argentina en la guerra de las Malvinas el año 1982 terminó por apuntillar aquella dictadura y abrir el camino a la transición democrática. Sin embargo, ocurrió exactamente lo contrario con la primera ministra del Reino Unido, Margaret Thatcher, cuya popularidad se disparó durante la contienda y encarriló su reelección en 1983.

Este tipo de efecto, de operar, implica que el apoyo al gobernante no se da solo entre aquellos que son sus partidarios, sino que se debería extender a diferentes grupos sociales. Sin embargo, el mecanismo causal con el que opera el *rally* puede ser de dos naturalezas.[3] El primero es el conocido como reflejo patriótico. La idea es muy sencilla: las crisis internas tienden a dividir más, pero, ante una emergencia sobrevenida, la gente se une con el ánimo de superar esta dificultad con más opciones. Después de todo, estar internamente enfrentados es darle una ventaja al adversario, luego la ciudadanía interpretaría que no hay que proporcionarle esa baza al rival. Este argumento, en todo caso, no distingue entre élites y ciudadanos: todos van a una. Sin embargo, la literatura especializada apunta a que su intensidad se iría matizando según el rendimiento en la gestión de la crisis. Por ejemplo, si el curso de la guerra no es ventajoso y se incrementa el número de bajas, sí podrían arreciar las críticas.

El segundo gran argumento sobre el *rally* se asocia a la opinión sobre el liderazgo. Esta idea no surge porque se produzca un apoyo masivo al líder por parte de la ciudadanía, sino porque los agentes que

3. T. Groeling y M. A. Baum, «Crossing the water's edge. Elite rhetoric, media coverage, and the rally-round-the-flag phenomenon», *The Journal of Politics*, 70, 4 (2008), pp. 1065-1085.

lo fiscalizan cambian de actitud. Es decir, el mecanismo opera de arriba abajo. En un contexto de guerra o de emergencia, la información pasa a ser centralizada por el Gobierno, que controla totalmente la agenda. Por su lado, las élites de la oposición tienden a refrenar sus críticas para no ser vistas como ventajistas. Lo que hacen es, como mucho, declaraciones cautas de apoyo. Además, los medios de comunicación no siguen con sus rutinas tradicionales, sino que dejan todo el espacio al Gobierno y muy poco a la oposición. Ante este hecho, la ausencia de crítica, tanto de partidos rivales como de medios, la opinión pública tendería a pensar que el Gobierno lo está haciendo bien, algo que, en última instancia, haría que la población terminara por reagruparse detrás de él.[4]

Este efecto, en todo caso, se ha extendido más allá de los casos de conflictos bélicos. En particular, a los ataques terroristas. A diferencia de la guerra, un atentado tiene una duración más corta, pero los mecanismos que operan pueden ser parecidos: el Gobierno centraliza la información, es un golpe rápido que da pie a una crisis y, según la naturaleza de la emergencia, puede tener ramificaciones internacionales. De hecho, aunque ha habido muchísimos casos de «terrorismo doméstico», el auge del terrorismo islamista que han sufrido diferentes países occidentales ha terminado por reforzar este último aspecto. Al igual que en el caso que se planteaba sobre los ataques del 11-S o, más recientemente, los golpes del Estado Islámico en Francia o en el Reino Unido, el terrorismo internacional se puede traducir también en estados de emergencia e intervenciones militares en otros países.

Cuando se estudia la evidencia empírica comparada para casos de terrorismo, lo cierto es que la cuestión va por barrios.[5] En este sentido, es bastante más común el *rally around the flag* en países como Alemania, el Reino Unido y Estados Unidos que en Francia o España. En cualquier caso, el efecto es más fuerte en esos países cuando se

4. Aunque otros autores creen que el mecanismo es el inverso, que realmente la oposición no critica al Gobierno porque entiende que la opinión pública le apoya, lo que genera una especie de profecía autocumplida.

5. C. Chowanietz, «Rallying around the flag? Political parties' reactions to terrorist acts», *Party Politics,* 17, 5 (2010), pp. 273-298.

trata de un ataque con muchas víctimas. Esto tiene sentido, porque resulta ser un impacto mucho más contundente ante la opinión pública y los actores políticos. Del mismo modo, también es más frecuente en aquellos contextos en los que el atentado parte de un grupo extranjero o bien hay un pacto antiterrorista entre los partidos. Por el contrario, este efecto se debilita cuando los ataques se producen de manera muy consecutiva. Ahí las críticas de la oposición sí aumentan, en cierta manera como pasa cuando se incrementan las bajas en una guerra. Por tanto, el terrorismo también podría inducir este efecto de cohesión con los gobiernos, aun con matices, incluso favoreciendo que el propio ejecutivo recurra a medidas más contundentes para reprimirlo.[6]

En términos electorales se podría pensar que el *rally around the flag* de un ataque terrorista ayudaría a que el partido en el Gobierno saliera beneficiado en una contienda electoral. Sin embargo, no todos los estudios han ido en la misma dirección. Por ejemplo, algunos autores han planteado que en democracia los ataques podrían terminar llevando a un castigo electoral.[7] Más aún, incluso podrían implicar que la opinión pública pidiera que se hiciesen cesiones políticas para acabar con los ataques (que se supone que es la voluntad de los propios terroristas). Tratando de identificar bien este efecto causal hay algunos estudios sobre las dinámicas de terrorismo doméstico, por ejemplo, en el caso de ETA en España.[8] Lo que se ha podido apreciar es que los ataques terroristas tienden a incrementar la tendencia a la participación electoral, si bien no conllevan ni castigo al partido en el Gobierno, ni cambio en las intenciones de voto a corto plazo.

De nuevo, el problema es salir de los casos concretos y ver la validez externa de estos estudios. Por ejemplo, en Israel se ha contrasta-

6. Resulta inevitable recordar la Patriot Act de Estados Unidos, que daba poderes especiales al Gobierno para combatir el terrorismo.

7. M. Gassebner, R. Jong-A-Pin y J. O. Mierau, «Terrorism and electoral accountability. One strike, you're out!», *Economics Letters*, 100, 1 (2008), pp. 126-129.

8. L. Balcells y G. Torrats-Espinosa, «Using a natural experiment to estimate the electoral consequences of terrorist attacks», *Proceedings of the National Academy of Sciences*, 115, 42 (2018), pp. 10624-10629.

do que hay un efecto de los cohetes lanzados al sur del país desde la franja de Gaza; en los municipios atacados por proyectiles, el voto a los partidos de derecha aumentó entre 2 y 6 puntos.[9] Por ejemplo, en el caso de los atentados del 11-M en Madrid, hay pruebas en ambos sentidos. Algunos autores, por su parte, se apoyan en datos obtenidos mediante encuestas para señalar que sin los atentados el resultado electoral podría haber sido el mismo. Otros, basándose en el voto en el exterior, apuntan a que la mala gestión del Gobierno popular le hizo perder un respaldo sustancial en los comicios.[10] De nuevo, resulta complicado ser concluyente y ver un efecto inequívoco.

En cualquier caso, con respecto a la opinión pública, una guerra o un ataque terrorista, por diferentes mecanismos, sí da una posición de prevalencia al Gobierno en el debate. Aunque no esté tan claro en términos electorales, uno podría pensar que, al poner todo su esfuerzo en una situación de emergencia al servicio del país, el liderazgo del dirigente debe tender a consolidarse. Sin embargo, aunque el lenguaje bélico se haya abierto paso en la crisis sanitaria de la COVID-19, no resulta fácil que esta analogía pueda sostenerse para un caso de pandemia. Una guerra es una lucha armada más o menos prolongada entre dos o más países o naciones. El terrorismo es el uso de la violencia con fines políticos. Sin embargo, una pandemia se aleja de estas casuísticas, por lo pronto, en dos cuestiones fundamentales.

La primera es que una guerra o un ataque terrorista, en general, es perpetrado por un grupo externo. Es decir, implica que hay un «endogrupo», un grupo de los propios, que es atacado por un «exogrupo», un grupo ajeno. Esto es importante para la construcción de los imaginarios colectivos. El nacionalismo, por ejemplo, se basa en esta reacción al invasor exterior para fortalecer sus lazos comunitarios. Con frecuencia se ha discutido que, por ejemplo, el surgimiento del nacionalismo europeo en el siglo XIX tiene mucho de reacción

9. A. Getmansky y T. Zeitzoff, «Terrorism and voting. The effect of rocket threat on voting in Israeli elections», *American Political Science Review*, 108, 3 (2014), pp. 588-604.

10. J. G. Montalvo, «Voting after the bombings. A natural experiment on the effect of terrorist attacks on democratic elections», *Review of Economics and Statistics*, 93, 4 (2011), pp. 1146-1154.

frente al expansionismo francés. Sin embargo, una pandemia carece de tal requisito, ya que no hay dos grupos humanos implicados. En este sentido, se parece más a una catástrofe; es un golpe que viene dado por un componente natural o, al menos, no humano. El enemigo es microscópico.

El segundo elemento diferencial es el papel de la política en un ataque de carácter terrorista o en una guerra. Un *shock* como los que se han planteado antes difícilmente puede pensarse como del todo exógeno o ajeno a la voluntad de los gobernantes. Es decir, una guerra puede considerarse, como decía Von Clausewitz, la continuación de la política por otros medios. Por tanto, es inevitable que se haga un análisis tamizado por ese componente. Y, por supuesto, la gestión de una catástrofe natural tiene derivadas ligadas a lo público, tanto en su contención como en la compensación a los perjudicados por aquella. Sin embargo, salvo la invasión de un país neutral, algo que muy rara vez ocurre en los países más desarrollados, lo político tiene una centralidad clave en las guerras. La política (o su ausencia) es con frecuencia lo que lleva al conflicto armado.

Por tanto, el *rally*, de darse, sería por el mecanismo de centralidad del ejecutivo ante una amenaza existencial, no porque esta última provenga de un adversario exterior al que no haya que darle ventaja. Es más, como luego se mostrará, sí se dio dicho efecto durante las crisis de la COVID-19, pero sería más bien a pesar de y no gracias a la comparativa con conflictos armados. Por más que el lenguaje bélico pueda servir para mantener alta la moral de la población, para intentar imbuir de una cierta idea de disciplina personal, hablamos de *shocks* bastante diferentes en sus propiedades. En este sentido, quizá sea más útil estudiar el caso de los desastres naturales.

Cuando se desatan los elementos

La sexta dinastía del Reino Antiguo de Egipto, fundada por Teti, se fue debilitando con el paso del tiempo. Los nomarcas, gobernadores territoriales, se hicieron poco a poco más poderosos en sus regiones, erosionando el poder central del faraón. Los desórdenes sociales fueron en aumento. Sin embargo, lo que terminó por precipitar la situación fue que, en torno al 2200 a. C., se produjo un fenómeno de aridificación que trajo consigo una serie de malas crecidas del Nilo. El Reino Antiguo dependía mucho de la agricultura en torno al gran río, ya que, gracias a sus inundaciones, podía irrigar los cultivos adyacentes. Se cree que el hecho de que las crecidas fueran particularmente malas por aquellos años pudo acarrear a su vez hambrunas, menos ingresos al tesoro real, desórdenes políticos, conflictos civiles e invasiones vecinas que, a la postre, terminaron provocando la caída de la dinastía.[11]

Con todo, no sería la única civilización en sufrir las consecuencias de este abrupto cambio en el clima. El Imperio acadio,[12] uno de los primeros del Creciente fértil, edificado entre el Tigris y el Éufrates, colapsó por el mismo fenómeno, la sequía. Incluso en la lejana China, el pueblo Liagzhu, en las orillas del Yangtsé, terminó extinguido por idénticas razones. El impacto de la aridificación provocó desórdenes, hizo vulnerables a estos pueblos a la agresión externa y trajo un importante retroceso demográfico ante la falta de alimento. No se trató, por tanto, de una destrucción directa como la del reino minoico, barrido por uno o varios terremotos en Creta, además de la erupción del volcán Tera. En estos reinos se sucedió la sequía y la caída fue una de las consecuencias.

Es posible establecer un cierto paralelismo entre un desastre natural y una pandemia. De nuevo, se trata de un fenómeno que no es directamente controlable por un régimen o por un Gobierno. Se trata de algo súbito que plantea un desafío. Sin embargo, es cierto que los desastres naturales tienen al menos dos propiedades que los alejan de una crisis como la COVID-19. La primera es que, a diferencia de una pandemia, uno puede pensar que un desastre natural tiende a ser más territorializable. Por ejemplo, un terremoto como el de L'Aquila

11. F. A. Hassan, «Nile floods and political disorder in early Egypt», *Third Millennium BC Climate Change and Old World Collapse*, Berlín, Heidelberg, Springer, 1997, pp. 1-23.

12. A. Gibbons, «How the Akkadian Empire was hung out to dry», *Science*, 261 (5124) (1993), pp. 985-986.

en Italia, en 2009, puede ser devastador (de hecho, se perdieron más de trescientas vidas y miles de hogares), pero es difícil que afecte a un país en conjunto. Una emergencia sanitaria también podría tener este alcance más acotado. Por ejemplo, el brote de listeriosis que afectó a varios productos alimenticios en 2018 estuvo concentrado en algunas empresas concretas y las regiones más meridionales de España. Diferente es cuando ya hablamos de una pandemia global como la del coronavirus.

La segunda es la propia duración temporal de la crisis, que también es diferente. Un desastre natural es un golpe más puntual, ya que, en principio, tiene de por sí una ventana de duración corta. Otro asunto es lo que deja después: un coste humano, económico y social que hay que gestionar. De nuevo, es cierto que esta temporalidad puede matizarse. Por ejemplo, es evidente que la aridificación ya mencionada supuso un cambio climático cuyos efectos fueron más allá de unas malas cosechas, duró más de un año concreto. Sin embargo, en principio, el suceso no tiende, por su propia naturaleza, a alargarse en el tiempo. Las riadas que arrasaron el este de Alemania en 2002 tienen, por su carácter, un principio y un final. Sin embargo, en el caso de una pandemia, su contención o finalización depende mucho más de la acción humana, aunque sea cierto que, a medio o a largo plazo, la propia inmunización de la población pueda mitigarla.

Aun con estas cautelas, la ciudadanía reacciona políticamente ante estos hechos. En el caso del antiguo Egipto, una mala crecida ponía en aprietos al faraón, Horus redivivo, y podía acabar con su reinado. Un ciclo de malas cosechas precedió al estallido de la Revolución francesa, las cuales trajeron consigo la subida de los precios y la aparición de un descontento larvado por causas más profundas. La desertificación de Nigeria ha llevado a enfrentamientos étnicos entre los granjeros locales cristianos y los pastores musulmanes fulani. Por tanto, estas catástrofes generan cambios en las actitudes y los comportamientos, pero también desatan fuerzas ya presentes. La pregunta es en qué sentido pueden evolucionar sabiendo que, a diferencia de una guerra, tienen una naturaleza menos política. Si somos benévolos, uno podría esperar que no provocaran una sanción a los gobiernos. Después de todo, ¿podemos culpar al rey de una mala cosecha? ¿Es responsable el Gobierno de una plaga de langostas? ¿Tiene la culpa el sistema político de que se produzca un terremoto en la capital?

Algunos autores plantean de manera descarnada que los ciudadanos simplemente son ciegos a ese razonamiento. Al fin y al cabo, parece claro que el Gobierno no tiene la culpa de todas estas calamidades, pero los ciudadanos lo castigan igualmente por ellas solo porque penalizan cualquier pérdida de bienestar.[13] Esto es así hasta el punto de que, por ejemplo, un alcalde puede perder votos nada más porque se producen ataques de tiburones en su costa. Por tanto, cualquier *shock* negativo acarrearía la erosión electoral del gobernante. Los ciudadanos votan según se encuentren bien o mal, no en función de si la causa de su desgracia tiene, siquiera remotamente, algo que ver con quien rige sus destinos. En este sentido, la mayoría de los estudios señalan que los desastres naturales presentan un efecto negativo para los partidos en el Gobierno, al menos desde que disponemos de instrumentos de medida. No hemos podido saber mucho sobre si un eclipse trajo disturbios en la cultura maya, pero sí que la catástrofe del Katrina en 2005 mermó en gran medida la confianza en el Gobierno federal, como pasó, por ejemplo, con las inundaciones de Pakistán en el año 2010 o con los terremotos y maremotos de 2011 en Japón.

Desde esta perspectiva, parecería inevitable que cualquier crisis de este calado empeore la valoración del Gobierno entre los ciudadanos.[14] Sin embargo, cuando se incorpora una visión más amplia y comparada, apenas se encuentran efectos, al menos por lo que toca a Europa. Tanto la confianza política como la satisfacción con el Gobierno parecen ser relativamente estables a lo largo del tiempo a pesar de estos *shocks*. Esto, de hecho, se da incluso en desastres como las sequías de Austria en 2003, que provocaron trescientas cincuenta muertes en aquel país y casi treinta mil en todo el continente. Por tanto, no habría una regla general y la variación concreta entre los

13. C. H. Achen y L. M. Bartels, «Blind retrospection. Why shark attacks are bad for democracy», Center for the Study of Democratic Institutions, Nashville (Tennessee), Vanderbilt University, Working Paper, 2012.

14. F. Albrecht, «Government accountability and natural disasters. The impact of natural hazard events on political trust and satisfaction with governments in Europe», *Risk, Hazards & Crisis in Public Policy*, 8, 4 (2017), pp. 381-410.

casos vendría explicada por factores contextuales, como la gestión del desastre o, por ejemplo, la cobertura mediática que se genere en torno a este (si se produce una percepción de éxito o de fracaso al lidiar con él). Así pues, no sería el hecho nocivo *per se*, sino su gestión la reacción política lo que marcarían la diferencia.

Estos resultados permiten matizar una lectura tan poco considerada con el elector como la inicial. Es indudable que estas catástrofes afectan negativamente a la población. Ahora bien, la respuesta y la recuperación sí son tareas que podemos asociar con la acción política. Por ello, sí que existe una cierta racionalidad del votante si pensamos que la ciudadanía puede evaluar estos parámetros para decidir su apoyo o no a los gobiernos. Y, qué duda cabe, quizá no puedas culpar al alcalde de que un tiburón te coma una pierna, pero sí de que se haya resistido a cerrar la playa al baño al pensar que esto generaría mala publicidad a la ciudad y espantaría al turismo de temporada.[15] De este modo, lo que importa es cómo se afronta la crisis y no el propio hecho. Esto podría hacer entender, por ejemplo, por qué las ya citadas inundaciones de 2002 en Alemania se tradujeron en un aumento de la popularidad del canciller Schröder.

Sin embargo, aquí terminarían las buenas noticias, pues, por más que los ciudadanos sí evalúen la gestión del propio desastre, serían bastante más miopes a la hora de saber si el Gobierno estaba lo bastante preparado para afrontarla.[16] La razón es que resulta muy complicado que la ciudadanía tenga una buena información sobre las políticas preventivas de un desastre. Resulta indudable que, como todo en la vida, es preferible prevenir antes que curar, pero es complicado saber si se está invirtiendo lo suficiente en los tratamientos médicos. Sin duda, se pudieron construir mejores diques en Nueva Orleans, del mismo modo que se pudo tener una política urbanística menos invasiva del litoral mediterráneo en Murcia o en Alicante, acumular más provisiones de grano a finales del siglo XVIII, equipar mejor la central

---

15. Sí, me refiero al alcalde de *Tiburón* (la película de Spielberg), que todos esperamos que no fuera reelegido. *Spoiler*: es el mismo alcalde en *Tiburón 2*.

16. A. Healy y N. Malhotra, «Myopic voters and natural disaster policy», *American Political Science Review*, 103, 3 (2009), pp. 387-406.

de Fukushima o tener un sistema de salud con más medios y personal antes de una pandemia. Sin embargo, el votante es menos propenso a premiar o a castigar al político por ello, incluso aunque el desastre haya ocurrido.

Esto no significa, por supuesto, que las catástrofes no provoquen un interés en prevenir que se repitan, como confiemos que pase con la crisis de la COVID-19. Pero lo importante es que el suceso debe ocurrir para que a partir de ese momento se pase a la acción. De nuevo, hasta que no se sufre algo de daño, no se ponen en marcha las políticas para impedirlo (en el futuro). Ahora bien, los votantes sí premian que se pongan en marcha políticas compensatorias que palíen las consecuencias indeseables derivadas de la catástrofe. Es decir, hay una prima electoral por recurrir a medidas que inviertan recursos en las zonas golpeadas por ese *shock*. Estos resultados son bastante consistentes para Estados Unidos, pero también se han podido contrastar en el contexto europeo. Además, esta «gratitud» del votante puede tener un efecto sostenido en el tiempo, más allá de las elecciones inmediatas, lo que tiene cierto sentido.[17] Cuando alguien lo pierde todo en una catástrofe de esta naturaleza, todas las miradas se vuelven hacia la respuesta pública.

Aunque también se puede hacer una lectura algo más pesimista de este enfoque. De acuerdo, la gestión del desastre y las políticas de compensación son importantes para el comportamiento político de los ciudadanos; es importante hacerse cargo de los daños provocados por una desgracia. Sin embargo, anticiparse parece irrelevante. Es decir, los ciudadanos no premian de manera particular al político que se adelanta, sino al que llega con el remedio adecuado en el momento en que aparece su mal, en la línea con los mencionados sesgos de optimismo y de aceptabilidad social. Por tanto, en una catástrofe como una sequía, un tornado, un huracán o una inundación, incluso con su impacto más acotado en el tiempo y en el espacio, un Gobierno no se juega el tipo por el hecho en sí, por si supo o no anticiparse al he-

17. M. M. Bechtel y J. Hainmueller, «How lasting is voter gratitude? An analysis of the short-and long-term electoral returns to beneficial policy», *American Journal of Political Science*, 55, 4 (2011), pp. 852-868.

cho. Antes bien, todo dependerá de la percepción de su gestión y de cómo compense sus efectos. No importa la mala crecida, importa lo que el faraón hace durante y después.

POR LA CARIDAD ENTRA LA PESTE

Hacia el año 1348 la peste negra llegó a los reinos de la península Ibérica, se sospecha que en un navío genovés. Esta pandemia, considerada la más devastadora de la historia de la humanidad, tuvo su pico entre los años 1346 y 1353, y afectó a todos los reinos e imperios de la época.[18] La pandemia nació en Asia y, a través de las rutas comerciales, como la Ruta de la Seda, alcanzó Europa. Se calcula que solo en el Viejo Continente pudo morir, al menos, una tercera parte de la población, sobre todo en las ciudades. Especialmente sufrieron en aquel contexto las ciudades más abiertas al comercio, como Hamburgo, Colonia o Florencia, la cual llegó a perder hasta cuatro quintas partes de sus habitantes. En aquel contexto solo las zonas con menor densidad de población se libraron del azote más severo de la plaga y las tierras hispanas, por supuesto, no habrían de quedar al margen de semejante destrucción.

Los síntomas de la peste negra son fiebre alta, tos, hemorragias, sed y, con frecuencia, gangrena, manchas en la piel y bubones negros. Tras esto, a los pocos días, llega la muerte. Hasta donde se sabe, el primer brote documentado en nuestro país llegó a Baleares, expandiéndose rápidamente por la Corona de Aragón, el reino más mercantil y abierto al tráfico del Mediterráneo.[19] La mortalidad en el medio rural de Palma, por ejemplo, superó el 20 por ciento, con datos parecidos a los de Navarra o los de Cataluña y, en zonas de Galicia, casi las dos terceras partes de algunas parroquias perdieron la vida. Además, por si fuera poco, las malas condiciones higiénicas hicieron que se reprodujeran rebrotes, lo que ha hecho complicado calcular la mor-

18. O. J. Benedictow, *La peste negra, 1346-1353. La historia completa*, Madrid, Akal, 2011.

19. S. Juliá, J. Pérez y J. Valdeón, *Historia de España,* Madrid, Espasa, 2006.

talidad real de la peste que algunos estudios sitúan a nivel mundial en los doscientos millones de personas.

Las implicaciones sociopolíticas de esta pandemia fueron enormes a nivel mundial. Como se puede imaginar, su correlato directo fue la pérdida de cosechas y la incapacidad para aprovisionarse de pan. El despoblamiento rural supuso un abandono de los campos de cultivo, un alza de los precios y un debilitamiento de los lazos feudales. Y, además, la pandemia vino acompañada de un aumento de las contiendas. Durante aquellos años se enfrentaron Aragón y Castilla, tuvo lugar la guerra civil en este último reino, comenzó la guerra de los Cien Años entre Inglaterra y Francia... Y, por si fuera poco, con el desplome de las rentas feudales, todavía se aceleró más la tendencia a batallar entre los diferentes señoríos.

Como se ve, en esta ocasión nos encontramos ante un *shock* de una naturaleza diferente a la de los anteriores. También se trata de un factor externo a la acción política, pero con unas ramificaciones más profundas que las de una inundación o las de un terremoto. Una pandemia no se puede, *a priori*, ubicar en un territorio determinado, por más que haya diferentes grados de exposición. El coronavirus puede afectar de entrada más a Madrid, a Álava o a La Rioja, pero sus efectos se terminan propagando por todo el territorio. Es posible que cuando se trata de una entidad política muy pequeña este carácter territorial sea irrelevante. Resulta indudable que, para una ciudad Estado, una sequía o un terremoto es algo que atañe a su propia supervivencia. Sin embargo, cuando hablamos de unidades políticas más amplias, una pandemia tiene un efecto mucho más global que una catástrofe en una región concreta. Además, tampoco se cumple la condición de que el impacto temporal pueda acotarse en días o en horas, sino que su ciclo de duración es más extenso.

En este caso, el problema es la posible comparabilidad histórica con la crisis de la COVID-19 desde todos los puntos de vista. La población, la manera de ordenar la vida, la propia higiene, los sistemas económicos, el régimen político y hasta el valor moral de la vida humana eran entonces radicalmente distintos a los de nuestro tiempo. Por esto mismo, no podemos extrapolar fácilmente a nuestros días ni la peste negra ni la plaga de Justiniano, que azotó al Imperio bizantino el siglo VI. Es cierto que en estos contextos las plagas se tradujeron en profundos cambios políticos (incluidos, por cierto, la desaparición física de reyes como Juana II de Navarra, Alfonso XI de Castilla o la reina de Portugal, Felipa de Lancaster). Pero, con todo, estamos hablando de una situación bastante alejada de los estados modernos, así que tal vez merezca la pena dar un salto temporal de unos siglos.

En 1918 tuvo lugar una devastadora pandemia conocida como la gripe española.[20] Esta plaga no afectó, como es tradicional, a niños y a ancianos, sino que se extendió con gran virulencia entre jóvenes y adultos. Los primeros síntomas eran fiebre, agotamiento y pulso rápido; después se producía una segregación de líquido pulmonar y, de continuar el empeoramiento, la muerte. A diferencia del caso de la peste negra, se han podido establecer estimaciones más fidedignas sobre la mortalidad; la tasa de morbilidad pudo llegar a la mitad de la población y la letalidad fue de entre el 3 y el 6 por ciento. Obviamente, no todos los países de la época tenían registros o un servicio sanitario adecuado para contabilizarlos, pero podríamos hablar de entre cincuenta y cien millones de muertes.[21] De hecho, la contrajeron personalidades tan destacadas como Alfonso XIII, Guillermo II de Alemania, F. Delano Roosevelt o Woodrow Wilson, presidentes de Estados Unidos, y hasta puso fin a la vida del famoso sociólogo Max Weber. En España se calcula que hubo unos ocho millones de infectados y unas doscientas mil muertes.

Sin embargo, a diferencia de la peste negra, al ser más contemporánea, sí se pudo intentar ver su impacto político directo en términos de apoyo a los gobiernos. Los análisis clásicos sobre esta cuestión se han centrado sobre todo en Estados Unidos.[22] Partamos de un su-

20. Cuyo nombre, según se cree, se debe a diferentes razones. Hay quien defiende que, a diferencia de otros países, en España esta enfermedad tuvo una mayor cobertura informativa que en el resto de Europa, que por entonces estaba implicada en la Primera Guerra Mundial. Otros autores señalan que es porque podría haberse originado en una cepa del virus procedente, entre otros lugares, de Madrid.

21. K. Duncan, *Hunting the 1918 Flu. One Scientist's Search for a Killer Virus*, Toronto y Londres, University of Toronto Press, 2003.

22. C. H. Achen y L. M. Bartels, «Blind retrospection. Electoral responses to drought, flu, and shark attacks» (2004), <ethz.ch/content/dam/ethz/special-inte rest/gess/cis/international-relations-dam/Teaching/pwgrundlagenopenaccess/ Weitere/AchenBartels.pdf>.

puesto clásico: por efecto de la gripe española, uno podría esperar que hubo malestar entre la población y que se castigó al Gobierno. Después de todo, en plena Primera Guerra Mundial, había un habitual acantonamiento de tropas, asambleas para la compra de bonos de guerra y, en suma, un agrupamiento frecuente de personas, hechos que podían aumentar el contagio y que dependían directamente de las autoridades. Además, el caos del sistema sanitario público de Estados Unidos, en todos los niveles de la administración, se hizo patente casi desde que comenzó la propagación de la pandemia. La ausencia de coordinación y la escasa financiación de los servicios médicos contribuyeron, sin duda, al aumento del número de muertes debidas a la gripe española.

Ahora bien, algo destacable de esta enfermedad es hasta qué punto pasó desapercibida entre la opinión pública durante décadas. Tanto ha sido así que algunos historiadores han hablado de la gripe española como la «pandemia olvidada».[23] Esto se debe, de un lado, a que coincidió con el final de la Primera Guerra Mundial, momento en que los comunicados de bajas y de heridos de guerra podrían haber camuflado su impacto, y, del otro, a que la población solía estar expuesta a otras enfermedades altamente contagiosas como el tifus o el cólera. Incluso ambos elementos podrían haberse visto reforzados por la censura de los propios mandos militares que, en plena contienda, no querían dar ventajas al adversario. Sea por la razón que sea, el hecho es que la gripe española recibió poca atención del público, algo bastante diferente a lo que sucede con las pandemias contemporáneas. En el caso de Estados Unidos, además, pese a que los poderes públicos no tuvieran demasiados recursos para controlarla y paliar sus efectos, la mala gestión de la enfermedad ni siquiera se tradujo en una acusación directa a los políticos por ello (a diferencia de como pasa, por ejemplo, con las catástrofes).

Esto no ha impedido que se intentaran ver los efectos electorales de la pandemia. Es cierto que Woodrow Wilson, demócrata y presidente de Estados Unidos en esas fechas, perdió por un estrecho

23. A. W. Crosby, *America's Forgotten Pandemic. The Influenza of 1918*, Cambridge, Cambridge University Press, 2003.

margen el control del Senado en 1918. Sin embargo, esto no es algo tan extraño, ya que la mayoría de los presidentes estadounidenses pierden el control de alguna cámara (Congreso o Senado) a mitad de su mandato, en las *midterm elections*. De mayor importancia fue el hecho de que Wilson sufrió un accidente cardiovascular que le dejó paralítico y le incapacitó para presentarse a una nueva reelección. Esto ayudó a que en las elecciones de 1920 el Partido Republicano volviera a la Casa Blanca con Warren G. Harding, pero difícilmente se puede pensar que la razón de la derrota demócrata tenga que ver con el castigo por la gripe española. Este cambio de ciclo se interpreta, más bien, como la consecuencia de la progresiva reunificación de las facciones del Partido Republicano.

Una expectativa plausible es que no se trate de un castigo general, sino más localizado, de tal manera que aquellos lugares en los que la enfermedad golpeó con más fuerza en 1918 fueran aquellos en los que los gobernantes locales perdieron más apoyos en las urnas al margen del partido. En todo caso, aun con la falta de datos existente, lo cierto es que tampoco en este plano se encuentran efectos significativos. Este hecho debería llevar a una reflexión más profunda sobre la conexión entre estos fenómenos y la responsabilidad política. De nuevo, resulta fundamental que la opinión pública tenga la percepción de que los líderes podrían haber evitado o compensado el daño ligado a la pandemia (de la gripe española). Por tanto, de nuevo, el desastre no lleva aparejado inevitablemente un coste político y ha de haber una construcción argumental que conecte la actuación del Gobierno con la crisis sanitaria, la cual, en este contexto, tuvo mortíferas secuelas que quedaron camufladas.

En otros contextos, sin embargo, sí se ha mostrado un fuerte impacto electoral de la gripe española, en concreto, en la República de Weimar. Un estudio reciente ha apuntado que hubo una fuerte relación entre los territorios con mayor mortalidad por la gripe y el incremento del apoyo en las urnas al partido nazi.[24] De hecho, esta re-

---

24. K. Blickle, «Pandemics Change Cities Municipal Spending and Voter Extremism in Germany, 1918-1933» (2020), <https://www.newyorkfed.org/medialibrary/media/research/staff_reports/sr921.pdf>.

lación se sostiene incluso manteniendo constantes otros factores y no se aprecia que la gripe se asocie con el voto a otros partidos. Más complicado es saber su mecanismo explicativo, aunque quizá en este caso la pandemia sí pudiera ser más instrumentalizada políticamente que en el de Estados Unidos. Quizá aumentó el resentimiento entre los supervivientes de la enfermedad, que lo vincularon también con la mortalidad de la Gran Guerra, y por ello encontraron en el partido nazi una plataforma idónea. Tal vez se relacionó con el antisemitismo y la idea de que los judíos habían traído la enfermedad, lo que conectaría a su vez con la acusación que ya se les hacía a estos desde la Edad Media: ser los portadores de la peste. Con todo, resulta difícil extrapolar los resultados de un país arrasado en el periodo de entreguerras a otros lugares del mundo, pero se vuelve a apuntar algo fundamental: no es la pandemia, es su basamento político.

¿Fuiste tú el culpable o lo fui yo?

Con respecto a la democracia contemporánea, una teoría básica sobre cómo funcionan nuestros sistemas representativos es el conocido como modelo «agente-principal».[25] Se debe partir, de entrada, de que vamos a elegir a alguien para que haga política por nosotros. Si estuviéramos en un sistema asambleario, por ejemplo, este modelo no tendría sentido, porque cada uno podría defender su interés directamente sin intermediarios. Pues bien, las premisas de este modelo son relativamente sencillas. Existe un principal (un colectivo) que escoge un agente (representante) para que lleve adelante un encargo, un programa electoral. La base para que el sistema funcione es que de manera periódica se realizan elecciones, de tal modo que el principal tiene la posibilidad de evaluar al agente, de ver si ha cumplido y de optar por revalidar su confianza en él votándolo de nuevo o escogiendo a otro.

Gracias a este modelo se pueden entender fácilmente dos ideas centrales. La primera sería que, en democracia, damos un mandato a

25. J. J. Laffont y D. Martimort, *The Theory of Incentives. The Principal-Agent Model*, Princeton (Nueva Jersey), Princeton University Press, 2009.

los representantes políticos para que lleven adelante un proyecto de sociedad. Aquellos que tienen más apoyo en las urnas son los que conforman un Gobierno y aplican las políticas preferidas por la mayoría de los votantes. La segunda sería que los ciudadanos podemos retirarles nuestra confianza si no cumplen con sus compromisos o se desvían del mandato que nos habían prometido. Es decir, debido a que los partidos tienen miedo de perder el poder, tratan de estar pendientes de ser representativos, esto es, de cumplir sus compromisos ante la ciudadanía y de preocuparse por sus necesidades.

Sin embargo, esta teoría debe hacer frente a un problema inevitable conocido como la «pérdida de agencia». El fundamento de esta idea es que, dado que no existe información perfecta, el agente podría no cumplir con lo que se comprometió con el principal. De un lado, porque resulta muy difícil que el votante sepa si una persona es la adecuada para un cargo hasta que se encuentre en él. Del otro, porque no es posible tener noticia de todas las decisiones que se toman desde el Gobierno y si estas van contra el interés general. Mecanismos como los medios de comunicación o la transparencia tratan de atacar estos problemas y ayudan a que los ciudadanos sepamos más de lo que hacen nuestros representantes o quienes aspiran a serlo.

Con todo, la ciudadanía no siempre castiga a los líderes políticos que incumplen sus promesas. Por ejemplo, podría ser que un líder, cuando llega al poder, tenga mejor información sobre los límites de lo posible que cuando era candidato. Quizá se comprometió a una política económica que, al ver el estado de las arcas públicas, no puede ejecutar y se excuse por ello ante sus votantes. También podría ser que la ciudadanía tenga ideas equivocadas sobre los efectos de determinadas políticas, aunque el líder las haya apoyado en su momento porque eran populares. O incluso puede que llevar a cabo esas políticas sea contraproducente porque las circunstancias han cambiado radicalmente, por ejemplo, al estar en medio de una crisis y hacerse necesario pensar en el medio plazo. En cualquiera de estos supuestos el votante puede exonerar al gobernante por vulnerar su palabra, pero eso dependerá mucho de si el resultado final es positivo. Persuasión y eficacia permiten que un líder pueda desviarse del mandato con ciertas garantías de reelección.

En la discusión sobre los efectos de las guerras, del terrorismo, de las catástrofes naturales o de las pandemias, se ha comentado que la información es un componente clave para la reacción política. Pero, igualmente, lo es para la evaluación de esta. Tal y como se ha visto, en una situación de emergencia la oposición tiene más complicado fiscalizar al Gobierno. Ya se ha matizado cómo la pérdida de bienestar de la ciudadanía no se traduce de inmediato en un castigo; por más que se puedan ver perjudicados por una catástrofe, los votantes pueden ser hasta cierto punto receptivos a la idea de que se gestionó «bien» o «eficazmente». Además, la ciudadanía rara vez tiene buena información sobre si el Gobierno hizo todo lo posible para impedirla. Sin embargo, sí presta mucha atención a si los líderes les compensaron por los desperfectos que les ocasionó y, a partir de ello, decidir si revalidan o no su confianza.

Por tanto, un primer prerrequisito para salir ganando en el dilema agente-principal es la información, y aquí los ejecutivos pueden tener toda la ventaja, pues la centralizan ellos, al menos en las fases iniciales. Pero, además, hay un segundo elemento fundamental para la rendición de cuentas y es en qué medida existe o no claridad de responsabilidades. A tal fin se puede extrapolar la lógica de la literatura de voto económico. Es bien sabido que, en general, los ciudadanos tienden a castigar en las urnas a los gobiernos cuando hay una crisis económica. Un castigo que, en todo caso, viene matizado por la afinidad al partido, ya que los seguidores de un Gobierno tienden más a exonerarlo por una crisis que los contrarios. Sabiendo este hecho, y considerando al coronavirus como un *shock* externo y de duración prolongada (parecido en esto a la Gran Recesión), se puede analizar el efecto de la claridad de responsabilidades con el caso español.

En el plan de desconfinamiento presentado por el Gobierno central español se fijó que las comunidades autónomas tendrían que presentar su propuesta de qué territorios avanzarían en las sucesivas fases. En cada una de ellas el cierre era menos severo, lo que permitía ir reactivando la actividad económica. Pese a que, en teoría, se basaban en unos parámetros objetivos,[26] eran los gobiernos regionales los

---

26. Si bien el Gobierno de España no hizo públicos los informes en el momento de cada cambio de fase, sino con posterioridad, lo que le acarreó numerosas críticas.

que debían hacer su solicitud. Más allá de su propia viabilidad práctica, este plan difuminaba el coste político de eventuales rebrotes; es cierto que el Gobierno nacional autorizaba el pase, pero era la comunidad la que lo solicitaba. Además, la gestión posterior quedaría plenamente en sus manos una vez llegada la fase final del desconfinamiento y decaído el mando único, tanto por lo que hace a los medios de rastreo de infectados como a cuarentenas en su territorio.

La previsible dinámica de colisión intergubernamental se dio cuando, en la primera ocasión que se activaron los saltos de etapa, la Comunidad de Madrid solicitó avanzar a la fase 1. Este territorio, gobernado por la oposición nacional (Partido Popular y Ciudadanos), insistió en presentar su solicitud, pese a no tener informes técnicos que la avalaran y haber sido el foco principal de la pandemia. Sumada a las desavenencias entre los propios socios sobre el ritmo de la apertura, la solicitud provocó la dimisión de la directora general de Salud, que se negó a firmar dicho documento.[27] Por tanto, este diseño del desconfinamiento terminó favoreciendo el fuego cruzado entre administraciones al buscarse responsabilizar de los contratiempos a otro nivel de gobierno y al apropiarse de las medidas populares.

La mayoría de los países tienen una gestión de competencias compartidas entre diferentes niveles administrativos. Sin embargo, incluso en los estados centralizados, el hecho de que haya responsabilidades múltiples es inevitable cuando hablamos de una pandemia: al aplicar medidas que afectan al confinamiento, se tocan desde las licencias para abrir un bar (competencia local) hasta determinadas restricciones de tráfico (nivel central). Esto va justo en la dirección de la literatura especializada sobre voto económico, que señala la existencia de factores institucionales y políticos que tienden a difuminar la responsabilidad y, por ende, el potencial castigo.[28] Un sistema presidencial, en el que hay colores políticos diferentes en el ejecutivo y

27. «La carta de dimisión de la directora de Salud de Madrid: no prevalecen "los criterios de salud" en la petición para ir a la fase 1», <https://www.elmundo.es/madrid/2020/05/07/5eb4612521efa037508b4607.html>.

28. C. D. Anderson, «Economic voting and multilevel governance. A comparative individual-level analysis», *American Journal of Political Science*, 50, 2 (2006), pp. 449-463.

en las dos cámaras, hace que no esté tan claro quién debe tomar determinadas decisiones que requieren de ambos poderes. Un Gobierno de coalición en el que hay diferentes partidos en el ejecutivo también dificulta el hecho de saber quién de ellos es el responsable de cada política. Por tanto, y en esa misma línea, tener a distintos niveles de Gobierno implicados de un modo u otro hace que al final parezca que la responsabilidad sea de todos y de ninguno.

Así, la crisis sanitaria del coronavirus empujó en dos direcciones contrapuestas. De un lado, muchas medidas pasaron a centralizarse en gabinetes de crisis, por lo que parecería claro que el crédito o la culpa debería centrarse en las autoridades nacionales. Y, del otro, la complejidad y carácter territorial de la gestión de la pandemia empujó en la dirección contraria e hizo que las responsabilidades se difuminaran, en especial a medida que la emergencia sanitaria se fue controlando. Por supuesto, los agentes políticos lo sabían y trataron de adjudicarse el crédito de las buenas medidas y de sacudirse la responsabilidad de las malas cuando la administración era de otro color político. De este modo, ante una mayor confusión para el votante, el atajo partidista terminaría jugando un papel mayor. Mientras que el votante conservador de Madrid culpó al Gobierno de Sánchez de falta de previsión y de mala gestión de la crisis, el votante socialista en ese mismo municipio tendió a exonerarlo y a criticar los anteriores recortes sanitarios del Gobierno autonómico del PP.[29]

Más allá de este blindaje partidista, el efecto inmediato que produjo la crisis de la COVID-19 fue un aumento de la popularidad de los dirigentes de la mayoría de los países al margen de su gestión inicial.[30] Es verdad, no estábamos en guerra, pero sí se produjo una

29. Un ejemplo precioso: según el barómetro del CIS de mayo de 2020, un 52 por ciento de los votantes de Vox pensaba que debían ser los gobiernos autonómicos los que gestionaran la crisis de la COVID-19. No era que los votantes de este partido se hubieran vuelto federalistas, sino que preferían que se encargara la autonomía, con tal de que no lo hiciera el Gobierno de Pedro Sánchez, lo que daba la medida de hasta qué punto operaba el blindaje partidista.

30. Incluso independientemente de la gestión de la crisis, los presidentes de Italia (+27 según Demos), Francia (+14 según IPSOS), Merkel (+11 según Wahlen) o Trump (+5 según Gallup) mejoraron sus niveles de popularidad. Pasado algo más

cierta cohesión en torno a los dirigentes como señalaba el *rally around the flag*. El primer estudio publicado sobre la materia, centrado sobre todo en el confinamiento y no en la pandemia en su conjunto, reafirma lo que se empezaba a ver en las encuestas. Hasta donde se sabe, según se decretaron los cierres, aumentó la confianza en el Gobierno y la intención de voto por el partido que lo integraba.[31] Ahora bien, dicho estudio también señala que la ideología de los entrevistados no se movió ni un ápice. Esto es importante porque el efecto se circunscribió a un marco temporal muy concreto y reducido, justo antes y después de los confinamientos. Al igual que sucede con las preferencias tecnocráticas o de mayor seguridad, solo algo más de perspectiva temporal podrá mostrar si estas pautas se mantienen. Con todo, parece seguro que durante la crisis se dio a los gobiernos un voto de confianza durante un breve plazo. Luego ellos verían si lo administraban sabiamente o no.

En el caso de España el *rally* no se vio tan claro, con las encuestas contradiciéndose, aunque teniendo en común que, en general, los bloques ideológicos no se movían. Entre las hipótesis sobre por qué sucedía esto estuvieron tanto la polarización política, que podría haber condicionado la actitud de los partidos de la oposición (más combativa desde el principio),[32] como la debilidad parlamentaria del Gobierno de coalición minoritaria. Algo, por cierto, que contrastaba con otras instituciones de carácter local o autonómico, donde hubo mucho más consenso entre los partidos. Quizá esto último ayude a entender por qué cuando se celebraron finalmente las elecciones en Galicia y País Vasco el 12 de julio de 2020 hubo un mayor apoyo a los partidos en el gobierno autonómico: en tiempos de pandemia se pre-

---

de tiempo, la valoración de este último, junto con la de Jair Bolsonaro en Brasil y Boris Johnson en el Reino Unido se desplomaría.

31. A. Blais, D. Bol, M. Giani y P. J. Loewen, «The effect of COVID-19 lockdowns on political support. Some good news for democracy?», *European Journal of Political Research* (2020), <ejpr.onlinelibrary.wiley.com/doi/full/10.1111/1475-6765.12401>.

32. «How ideology, economics and institutions shape affective polarization in democratic polities, <https://blog.mpsanet.org/2019/06/27/how-ideology-economics-and-institutions-shape-affective-polarization-in-democratic-polities/>.

firió no hacer mudanza. En todo caso, esto no significaba que en el resto de los países no hubiera críticas al Gobierno o tensión en sus parlamentos. Es más, desde la perspectiva de los agentes, la politización de la gestión de la COVID-19 fue *in crescendo* a medida que la pandemia estuvo más controlada, ya que las oposiciones no podían ser acusadas con tanta facilidad de plantear críticas oportunistas cuando la dimensión económica cobró mayor preeminencia.

La gestión de la crisis sanitaria fue, sin duda, un caballo de batalla político fundamental en todos los países del mundo. Ahora bien, y extrapolando de la literatura sobre catástrofes, la clave estará más en la compensación por los daños provocados por la pandemia. Por tanto, al margen de la propia evaluación que hagan los votantes de cómo se gestionó la crisis sanitaria, la tormenta perfecta se desataría con la crisis económica que la acompaña en paralelo. Del crédito que hubieran sabido guardar los gobiernos en la gestión de la primera dependería mucho su capacidad de supervivencia en la segunda.

6

Estados de bienestar en tensión

La emergencia sanitaria de la COVID-19 ha tenido un impacto devastador en la economía de todos los países del mundo. La paralización del comercio internacional y la libre circulación de personas provocada por las cuarentenas cercenó el crecimiento a nivel mundial. Entre otras cosas, esta crisis demostró hasta qué punto parar unos meses la actividad social de cualquier nación puede tener implicaciones. Recordemos cómo los nubarrones que se veían sobre el horizonte de 2020, antes de la pandemia, se asociaban a las guerras comerciales entre Estados Unidos y China o a la gestión que hiciera la Unión Europea del Brexit. Es decir, esencialmente se hablaba de la inestabilidad política como un potencial agente corrosivo del crecimiento económico mundial. Nada que ver, por tanto, con el impacto causado por un virus de estas características y una crisis económica, hasta cierto punto, autoinducida por el Gran Confinamiento.

En todo el mundo, la pandemia puso enseguida al límite unos sistemas de salud que presentaban una enorme heterogeneidad en sus diseños. Al margen de que ningún país pudiera estar completamente equipado para hacer frente a una situación así, sus costuras se tensaron hasta el máximo. De ahí que hubiera cambios inmediatos en la producción nacional para incrementar los equipamientos del sistema sanitario, desde la fabricación de mascarillas hasta respiradores, intentos de habilitar más camas disponibles y hasta la construcción y despliegue de nuevas infraestructuras hospitalarias, a veces de carácter militar. Los países, en la medida de sus posibilidades, reforzaron sus plantillas de sanitarios y, a nivel global, comenzó una carrera para tratar de encontrar una vacuna con la mayor celeridad. Todo el talento de la humanidad se volcó rápidamente en ello y, apenas la COVID-19 se había extendido, ya había ensayos clínicos.

Esto, al menos, por lo que toca a los países de la Organización para la Cooperación y el Desarrollo Económicos (OCDE). Ni que decir tiene que, para los estados más pobres, que carecen de una mínima infraestructura sanitaria, no tenemos datos sobre el devastador impacto de la pandemia. Las tasas tanto de infección como de mortalidad siempre serán una especulación. Pero en las naciones más desarrolladas, que tenían contrafuertes sociales, la situación fue convulsionando en los meses inmediatamente posteriores a la llegada de la pandemia. Algo que ocurrió no solo desde la perspectiva de la gestión sanitaria del coronavirus, sino también desde los efectos económicos y sociales derivados. Desempleo, deuda, déficit, ajustes fiscales... Todos empezaron a sobrevolar el mundo desarrollado, aunque con variaciones según la potencia del sector público de cada país, así como del propio margen fiscal que la crisis de 2008 les había dejado.

Entender el fundamento de los distintos modelos de bienestar es clave para analizar sus reacciones. Ahora bien, debe tenerse presente que cuando la crisis de la COVID-19 impacta ya se estaba planteando la necesidad de reformarlos ante cambios estructurales que la precedían. De este modo, es más fácil de comprender la interacción del propio *shock* con los diques sanitarios y económicos del sistema. No todos los países partían de la misma posición a la hora de luchar contra él, ni quedarían en la misma posición para reconstruirse después.

El contrato social de posguerra

La idea de Estado de bienestar se basa en la intervención por parte de las autoridades para paliar situaciones de dificultad social, algo que normalmente se traduce en actuaciones en educación, en sanidad y en pensiones como pilares básicos. Esto, en todo caso, no es algo que implique exclusivamente gasto público, sino también regulación concreta de todas estas materias. Por ejemplo, la prohibición del trabajo infantil o la obligatoriedad de tener un seguro de salud son aspectos que hacen referencia a la legislación (no suponen un gasto directo del Estado), pero se incluyen dentro del ámbito de los estados de bienestar.

Las razones de esta construcción son, por supuesto, específicas de cada país. Si se rastrean algunas de sus raíces históricas, se pueden ver tímidamente sus fundamentos, por ejemplo, en estrategias reactivas llevadas a cabo para frenar el movimiento obrero, como las del canciller Otto von Bismarck en la Alemania guillermina.[1] Junto con las trabas que ponía a los partidos y sindicatos obreros, el canciller conservador trató de minar la base social de los partidos de izquierdas con políticas sociales, lo que, por cierto, también le valió la crítica del sector más a la derecha de su partido. Entre las medidas que adoptó, financiadas de manera conjunta por el Estado, la patronal y los obreros, se contaban un seguro de enfermedad en 1883, de accidentes en 1884 y de vejez en 1889.

En cualquier caso, la literatura especializada ha tendido a agrupar las explicaciones del origen de los estados de bienestar en tres grandes líneas.[2] La primera es la tesis marxista-leninista según la cual la construcción de los estados de bienestar no era sino un requisito funcional para la reproducción de la explotación capitalista.[3] Las regulaciones sociales y el incremento del gasto público, de acuerdo con este argumento, apenas eran migajas de la dominación de la burguesía. Con el ánimo de evitar que se produjera una revolución social ante el deterioro de las condiciones de vida del proletariado, y en parte por la dinámica de la Guerra Fría, los poderes económicos aceptaron construir el Estado de bienestar. De este modo, lo que buscaron fue distraer a la clase obrera de controlar los medios de producción a cambio de medidas básicamente asistencialistas.

La segunda gran explicación es la que podría llamarse funcionalista o de la modernización. Su argumento es que el gasto público y

---

1. B. Palier, *A Long Goodbye to Bismarck? The Politics of Welfare Reform in Continental Europe*, Amsterdam, Amsterdam University Press, 2010, p. 456.

2. B. Rothstein, M. Samanni y J. Teorell, «Explaining the welfare state. Power resources vs. the Quality of Government», *European Political Science Review*, 4, 1 (2012), pp. 1-28.

3. L. Althusser, *Lenin and Philosophy and Other Essays*, Nueva Delhi, Aakar Books, 2006.

las bases del Estado de bienestar surgieron ante la creciente industrialización, algo que hizo obsoletas las instituciones gremiales y asistenciales tradicionales de la sociedad del Antiguo Régimen.[4] Por tanto, las presiones para que el Estado reemplace a estos agentes aparecieron de manera casi automática ante los cambios económicos de los siglos xix y xx. En la misma línea, pero como explicación complementaria, está la tesis que argumenta que la progresiva internacionalización de la economía, la apertura comercial y el colonialismo fueron decisivos en la expansión del gasto público.[5] En la medida en que las economías se fueron abriendo al mundo, los estados pasaron a tener menos control sobre ellas. La consecuencia de esto fue que no les quedó más remedio que gastar para generar estabilizadores automáticos frente a crisis cíclicas. Por ejemplo, un seguro de desempleo para que, cuando haya una crisis global, no caiga tanto la demanda interna del país.

Además, las economías más abiertas al exterior son justo las que desarrollan un nivel de concentración industrial más alto porque son más exportadoras. Esto trae consigo que haya más trabajadores en los mismos centros fabriles, se genere una mayor sindicación, más convenios colectivos y, en suma, todos los mecanismos de acción colectiva que pueden dar más fuerza a aquellos más beneficiados por la acción pública. Esta podría ser una explicación que permitiría responder a la paradoja de por qué las economías más abiertas (por ejemplo, la escandinava) son al mismo tiempo las que tienen más gasto público y un Estado de bienestar más desarrollado.

La tercera gran explicación sobre el surgimiento de los estados de bienestar es la conocida como «teoría de los recursos de poder». Esta idea se fundamenta en dos críticas a las anteriores explicaciones.[6] De un lado, el hecho de que los argumentos previos no ofrecen una

4. H. L. Wilensky, *The Welfare State and Equality. Structural and Ideological Roots of Public Expenditures*, Berkeley, University of California Press, 1974.

5. D. R. Cameron, «The expansion of the public economy. A comparative analysis», *American Political Science Review*, 72, 4 (1978), pp. 1243-1261.

6. W. Korpi, «Power, politics, and state autonomy in the development of social citizenship. Social rights during sickness in eighteen OECD countries since 1930», *American Sociological Review* (junio de 1989), pp. 309-328.

explicación convincente de por qué hay diferencias en los arreglos institucionales, la generosidad y el nivel de extensión del gasto público entre países. Es decir, no permiten entender por qué factores comunes, como evitar la revolución socialista, llevan a diseños de estados de bienestar tan diferentes como el de Suecia y de Estados Unidos. Del otro, porque no prestan la debida atención a la importancia que tiene la movilización política de los partidos y cómo los agentes moldean los conflictos de tipo redistributivo. Por el contrario, lo que el argumento de la teoría de recursos de poder defiende es que el Estado de bienestar tenderá a ser más generoso en aquellos países en los que se movilicen más las clases trabajadoras en torno a sindicatos y a partidos laboristas o socialdemócratas.[7]

Sin embargo, existen dos matices importantes. El primero es que no siempre tiene por qué pensarse que el Estado debería ser el centro provisor de bienestar. Después de todo, ¿por qué no podrían los propios trabajadores gestionar algún sistema de protección de riesgos? ¿Por qué confiar en la administración pública para que lo haga? Una alternativa podría ser que los propios sindicatos creasen un mecanismo de seguros privados, hecho que, además, les ayudaría a retener a sus afiliados, o que recurrieran a mecanismos de concertación que obligarían a las empresas a pagar dichos seguros. Pues bien, lo que esta literatura señala es que la probabilidad de que el Estado sea el agente preferido para coordinar el pacto social dependerá de su propia efectividad como organización.[8]

Allí donde el Estado es un nido de clientelismo, patronazgo o corrupción, donde apenas tiene capacidad para recaudar impuestos (o solo a los más vulnerables) o donde casi no provee de servicios, es menos probable que los actores confíen en él y, por tanto, que opten por la expansión del Estado de bienestar. De este modo, la calidad percibida de las instituciones, su justicia procedimental, es tan importante como la propia demanda de equidad de los actores políticos.

7. G. Esping-Andersen, *Social Foundations of Postindustrial Economies*, Oxford, Oxford University Press, 1999.
8. B. O. Rothstein y J. A. Teorell, «What is quality of government? A theory of impartial government institutions», *Governance*, 21, 2 (2008), pp. 165-190.

Así, el nivel de gasto y de redistribución tendría mucho que ver con el proceso de construcción de un Estado creíble, de una comunidad básica de solidaridad a nivel nacional. Esto es justo lo que falta en países donde el Estado está poco desarrollado, es corrupto o ineficaz. De este modo se podría entender, una vez más, por qué la *state capacity* es tan importante y la razón última del infradesarrollo del Estado de bienestar en muchos lugares que, en potencia, podrían necesitarlo en mayor medida.

Pero quizá el aspecto más importante que hay que considerar sea que todo esto ocurrió en el Viejo Continente en un contexto determinado: fue después de la Segunda Guerra Mundial cuando se produjo un salto, tanto cuantitativo como cualitativo, en el gasto público. En el caso de Europa, los estados que participaron en la contienda tenían ante sí millones de muertos, unas economías de mercado y un tejido industrial devastados por la guerra y, a la vez, unos veteranos desmovilizados (potencial mano de obra) que debían incorporarse a la vida civil. Fue entonces cuando los partidos socialdemócratas y democristianos se fueron asentando como las principales formaciones políticas de toda Europa. Acababa de comenzar la Guerra Fría y Estados Unidos lanzó el plan Marshall, un esfuerzo masivo de inversiones y de créditos para reconstruir el Viejo Continente para que hubiera estabilidad. El consenso fue que se debían evitar los errores del periodo de entreguerras, cuando la emergencia social fue el caldo de cultivo para la llegada al poder del fascismo.

Por tanto, es importante comprender que estas decisiones se tomaron en una coyuntura muy concreta. Fue en ese contexto donde se dieron todos los mimbres estructurales que permitieron un nuevo comienzo y que llevaron a lo que se conoce como «capitalismo coordinado». Según este nuevo modelo, el Estado iba a pasar a tener un papel más destacado en la economía que el del *laissez faire*, característico hasta ese momento. Para ello el sector público pasó a controlar la actividad económica sobre la base de grandes empresas de propiedad estatal, sobre todo industriales, en las que una mano de obra muy sindicalizada serviría de manera sencilla para la coordinación salarial.[9]

9. P. A. Hall y D. Soskice, «Varieties of capitalism and institutional change. A response to three critics», *Comparative European Politics*, 1, 2 (2003), pp. 241-250.

Así, los pilares que afianzaron el acuerdo social fueron esencialmente políticos. De un lado, los sindicatos de izquierdas se comprometieron a no controlar de manera directa los medios de producción y a una moderación salarial que hiciera efectiva la política monetaria y fiscal (por tanto, que permitiera crear empleo público sin inflación). Del otro, los partidos aceptaron expandir los beneficios sociales y el gasto público para compensarlos, gasto financiado, además, mediante un sistema fiscal de carácter progresivo. Un modelo que fue capaz, hasta los años setenta, de combinar altas tasas de crecimiento económico, bajo desempleo e inflación y una expansión gradual del Estado de bienestar. Algo que, en todo caso, fue fruto de un contexto histórico y político muy determinado por el escenario de posguerra y que, a medida que cambiaron las circunstancias, también fue modificándose.

LAS REFORMAS PENDIENTES

De la semilla plantada tras la posguerra se fueron abriendo paso poderosos procesos de transformación social ligados con mejoras en la calidad de vida. En Europa, al menos, se universalizó la educación y la sanidad, se mejoró la renta disponible de las familias y se entró de lleno en la sociedad de consumo. Desde los electrodomésticos hasta las vacaciones pagadas, la mejora en el bienestar fue profunda y facilitó una creciente movilidad social en muchos países. Algo que ocurrió en paralelo con la mayor globalización e interdependencia económica, lo cual a su vez modificó la estructura económica de los países más desarrollados.

Uno de esos cambios fue un creciente proceso de desindustrialización y terciarización de la economía. Desde los años setenta, se produjo un aumento de la pérdida de empleo en sectores industriales y una migración de las economías desarrolladas hacia el sector servicios, algo que fue de la mano de liberalizaciones y privatizaciones.[10]

10. C. Pierson, *Hard Choices. Social Democracy in the Twenty-First Century*, Cambridge y Malden (Massachusetts), Polity Press-Blackwell Publishing, 2001.

Una parte del origen de este cambio ha estado en la generación de cadenas mundiales de valor a partir de una mayor integración e interconexión de la producción mundial, proceso muy acusado durante los años setenta y ochenta en los países occidentales. Entre sus múltiples ramificaciones, una de ellas se ha dado en el seno de los mercados de trabajo, lo que ha conllevado una ruptura entre dos tipos de trabajadores.[11] De un lado, los *insiders*, un núcleo protegido, ligado a sectores ocupacionales tradicionales, de mayor edad y con un coste de despido más alto. Del otro, los *outsiders*, una creciente periferia menos protegida y precaria conformada por parados de más de cincuenta años, jóvenes, mujeres e inmigrantes.

Este proceso ha evolucionado en paralelo con una pérdida de importancia de los sindicatos como agentes de intermediación. De manera sostenida, allí donde no es obligatoria, la afiliación ha tendido a reducirse, siendo las organizaciones de trabajadores cada vez más débiles y fragmentadas.[12] Fuera de la función pública y de los grandes centros fabriles, las carreras laborales se han vuelto cada vez más irregulares, con trabajadores cada vez más separados, con trayectorias más atípicas y heterogéneas. Ello supone una dificultad objetiva para que los sindicatos puedan ofrecer un programa político coherente que agrupe intereses cada vez más diversificados, lo que se liga con la teoría de los recursos de poder antes expuesta. Por tanto, uno de los agentes claves del periodo de posguerra ha visto reducidas sus capacidades.

Esto enlaza con la aparición de nuevas formas de desigualdad. Las partidas clásicas de gasto, como sanidad o pensiones, están teniendo más dificultades para cubrir a unos trabadores con trayectorias cada vez más intermitentes, en especial si están basadas en cotizaciones a la Seguridad Social, muy asociadas al puesto de trabajo. Aunque según el país esto se pueda matizar, en general, la base familiarista del diseño

11. P. Emmenegger, S. Häusermann, B. Palier y M. Seeleib-Kaiser (eds.), *The Age of Dualization. The Changing Face of Inequality in Deindustrializing Societies*, Oxford y Nueva York, Oxford University Press, 2012.

12. R. Gumbrell-McCormick y R. Hyman, *Trade Unions in Western Europe. Hard Times, Hard Choices*, Oxford, Oxford University Press, 2013.

de los estados de bienestar no parece atender con facilidad a problemáticas nuevas. Así aumenta la diferencia entre un núcleo moderadamente protegido por las políticas tradicionales y una creciente periferia de precarios que jamás dispone de suficientes cotizaciones para obtener un colchón de seguridad.[13]

En consonancia con todas estas transformaciones se ha producido un importante cambio demográfico. El sistema de bienestar podía sostenerse porque disponía de una población activa lo bastante numerosa como para garantizar el modelo de pensiones y una familia de corte tradicional. Sin embargo, ambos comienzan a modificarse desde mediados del siglo XX. De un lado, los países europeos están cada vez más envejecidos. La esperanza de vida ha aumentado notablemente mientras que con la mortalidad infantil ha ocurrido lo contrario, elementos positivos, pero que también implican que es más complicado mantener el pacto intergeneracional por el cual los trabajadores actuales sostienen a los pensionistas en los sistemas de reparto.[14] Del otro, el modelo de familia tradicional ha entrado en crisis. Las mujeres se han incorporado al mercado laboral y la fertilidad se ha reducido de manera importante.

De hecho, el cambio estructural de la economía ha tenido un impacto decisivo en la vida de la mitad de la población. Gracias a la democratización de los electrodomésticos, el abaratamiento en el mantenimiento del hogar dio un nuevo impulso a la emancipación de las mujeres, que ganaron poder de negociación dentro de las parejas. Además, los anticonceptivos han permitido que la mujer tenga autonomía en el control de su cuerpo. La productividad doméstica liberó su tiempo y la división de tareas del hogar tradicional dejó de tener cualquier tipo de sentido práctico (nunca lo tuvo moral), con lo que la mujer pudo combatir de manera más eficaz el predominio masculino en todas las esferas. Esto vino acompañado de importantes luchas para que el Estado fuera progresivamente despenalizando el

---

13. P. Emmenegger, S. Häusermann, B. Palier y M. Seeleib-Kaiser (eds.), *The Age of Dualization...*

14. G. Bonoli, *The Politics of Pension Reform. Institutions and Policy Change in Western Europe*, Cambridge, Cambridge University Press, 2000.

divorcio y el aborto y fomentando el trabajo femenino. Por tanto, el modelo de bienestar basado en el *male breadwinner* ha tendido a desaparecer durante las últimas décadas.[15]

Finalmente, todas estas transformaciones se han visto aceleradas por el cambio tecnológico. La conocida como Cuarta Revolución Industrial, que implica el desarrollo de la robotización, ha supuesto una progresiva automatización de diferentes tareas y una expansión del uso de la inteligencia artificial, algo que ha ido de la mano de la propia internacionalización de la economía.[16] No es la primera vez que la tecnología provoca cambios de hondo calado. De hecho, es bastante común que estos avances generen profundas transformaciones ocupacionales y alteraciones en los sectores productivos. En este sentido, la Cuarta Revolución Industrial ha tenido como efecto principal la reducción del tiempo destinado a tareas de carácter rutinario.[17] Además, también ha traído consigo variaciones en la estructura salarial. Las remuneraciones han tendido a dispararse entre aquellas ocupaciones más ligadas al cambio tecnológico en curso, lo que ha generado una polarización en los salarios.

Por poner un ejemplo, un ingeniero informático que teletrabaja ha multiplicado su valor de mercado, mientras que un cajero de supermercado, potencialmente reemplazable por otro mecanizado, lo ha visto depreciado. Sus salarios han evolucionado en consecuencia con ello, por lo que las diferencias de ingresos se han disparado. Con el añadido de que resulta mucho más complicado establecer impuestos que puedan gravar la actividad del primero y no tanto la del segundo. En ese contexto de cambio, quien tiene acceso a una educación especializada, y muy particularmente tecnológica, es un trabajador que parte con ventaja.

Por otro lado, la creciente automatización de algunas tareas ha

15. C. Olivetti y B. Petrongolo, «Unequal pay or unequal employment? A cross-country analysis of gender gaps», *Journal of Labor Economics*, 26, 4 (2008), pp. 621-654.

16. K. Schwab, *The Fourth Industrial Revolution*, Nueva York, Currency, 2017.

17. D. Acemoglu, D. Autor, D. Dorn, G. H. Hanson y B. Price, «Import competition and the great US employment sag of the 2000s», *Journal of Labor Economics*, 34, S1 (2016), pp. S141-S198.

tenido un impacto relevante en el desempleo. Por ejemplo, se calcula que los puestos de trabajo disponibles entre las tareas rutinarias entre 1990 y 2008 en países como Dinamarca, Alemania, España, el Reino Unido o Suiza han descendido entre un 29 y un 41 por ciento. En los estudios sobre Europa occidental se estima que solo entre 1993 y 2010 casi tres cuartas partes de la sustitución del trabajo rutinario de formación media-baja y el incremento del no rutinario de cualificación media-alta puede ser explicado por procesos de cambio tecnológico y de deslocalización industrial.[18] Es decir, los sistemas de bienestar, fuertemente basados en una mano de obra industrial sindicalizada con una familia tradicional se han visto alterados de manera sustancial desde finales del siglo xx.

Por tanto, es muy importante considerar que la crisis de la COVID-19 es algo que ocurre en un momento muy concreto: justo cuando los sistemas de bienestar europeos están en revisión. Poco antes ya habían tenido que pasar por la dura prueba de la Gran Recesión de 2008, que tuvo un impacto importante en las economías de la zona euro. Con matices, la crisis financiera, que luego mutó en una crisis de deuda, generó muchos problemas en los países del sur de Europa. Además, las políticas tanto de devaluación interna (caída de salarios) como los ajustes fiscales (reducción del déficit) tuvieron un efecto sostenido en el tiempo, lo que debilitó los cimientos de los servicios sociales de numerosos países. Esto hizo que, en muchos casos, aquellos más duramente golpeados por la pandemia no hubieran conseguido restablecer su nivel de empleo anterior a la crisis o que lo hubieran hecho con importantes tasas de desigualdad y de pobreza. Por si esto fuera poco, el virus llegó tras un largo periodo de inestabilidad política durante el cual muchas de las reformas en sus sistemas de bienestar quedaron aplazadas.

Esta situación, de cualquier forma, iba a golpear a los países europeos en dos frentes distintos. En primera línea, a los sistemas de salud, que habrían de lidiar con la emergencia sanitaria. En la segun-

---

18. M. Goos, A. Manning y A. Salomons, «Explaining job polarization. Routine-biased technological change and offshoring», *American Economic Review*, 104, 8 (2014), pp. 2509-2526.

da, a los estados de bienestar en conjunto con la crisis económica y social. Aun interconectados, conviene separarlos para poder ordenar mejor el potencial impacto de la pandemia.

En primera línea: los sistemas de salud

Decir que la sanidad española era una de las mejores del mundo constituía un lugar común entre la opinión pública y la publicada. En septiembre de 2019, unos pocos meses antes de la aparición de la pandemia, el informe anual de Bloomberg apuntó que la sanidad de España era la más eficiente de toda Europa y la tercera del mundo, solo detrás de Hong Kong y Singapur.[19] La medida esencial para valorar esta eficiencia atendía a la esperanza de vida, al gasto en salud per cápita y al peso relativo del gasto sanitario sobre el PIB, algo que no era óbice para que las posiciones ocupadas por España oscilaran. Por ejemplo, en este mismo informe, España ocupaba la decimocuarta posición en el año 2014, luego parecía haber escalado rápidamente posiciones desde que tuvo lugar la crisis económica. Por esto mismo, y aunque tanto en personal, en salarios y en equipos la posición del país distaba de haber recuperado los niveles previos a la crisis, sí era cierto que, en términos de eficiencia, el sistema español destacaba con nota.

Esta idea fue un mantra que se repitió con fuerza incluso cuando la COVID-19 empezaba a propagarse fuera de China y a extenderse a los países de su entorno. Sin embargo, cuando la pandemia llegó a España, esa imagen se desmoronó rápidamente y se comenzaron a ver todas las carencias del sistema. Tres camas por cada mil habitantes, a la cola de sus homólogos europeos. Ausencia de material médico, en especial de protección y respiradores, para hacer frente a esta emergencia. Un personal sanitario escaso,[20] con niveles bajos de remuneración

19. Más información en: <https://www.bloomberg.com/markets/sectors/health-care>.

20. Por ejemplo, antes de la crisis sanitaria, España ocupaba la decimoséptima posición en personal de enfermería de toda la Unión Europea.

y motivación que tuvo que exprimirse hasta el límite de sus capacidades. Y sí, es incontrovertible que ningún sistema sanitario puede estar preparado para afrontar una pandemia sin cierta sobrecarga. Sin embargo, el hecho de que el español fuera, en el papel, uno de los más eficientes del mundo no sirvió para evitar la saturación y que se tuvieran que tomar unas de las medidas de confinamiento más severas del mundo.

Los sistemas de salud son una de las piezas nucleares de cualquier modelo de bienestar y, por supuesto, no se trata de un elemento independiente de este. Como dijo el ministro de Sanidad sueco, Bertil Ohlin, en 1938: «El coste de los servicios de salud representa la inversión en el instrumento más productivo de todos, la propia gente». Ahora bien, esto no significa que todos los países hayan ordenado su gobernanza de manera equivalente. Desde esta perspectiva existen tres parámetros fundamentales que deben considerarse: el acceso, la provisión y la tecnología.[21]

Sobre el acceso a la sanidad hay que considerar que desde el año 1875 la concepción de la medicina cambió de manera espectacular. En aquella época se produjo una revolución terapéutica debido a la racionalización en la división del trabajo (por ejemplo, aparecieron los cirujanos de guerra) y a las innovaciones tecnológicas (que iban desde los campos de la inmunología hasta la física). Esto hizo que los hospitales dejaran de ser centros de «almacenaje» de pobres y de enfermos y que el médico ya no fuera visto como un sinónimo de peligro para el paciente. Desde entonces la salud pasó a considerarse como un bien social deseable. Esto facilitó la importante expansión del gasto sanitario que se produjo desde la Segunda Guerra Mundial e hizo que ya en la década de 1970 casi todos los países europeos hubiesen fijado algún tipo de regulación que diera un acceso total a la sanidad a sus poblaciones, con más o menos garantías. Ahora bien, los modelos sanitarios se fueron construyendo sobre diferentes alternativas.

El primero de ellos fue el sistema conocido como «bismarckia-

---

21. M. Moran, «Understanding the welfare state. The case of health care», *The British Journal of Politics and International Relations*, 2, 2 (2000), pp. 135-160.

no», donde el acceso al sistema sanitario se obtenía con la contribución laboral, con las cotizaciones, como era el caso tradicional de Alemania. El segundo es el modelo de «sistema nacional de salud», donde el consumo es explícita o implícitamente concedido como un derecho de la ciudadanía y se costea mediante impuestos. En este tipo entrarían los casos del Reino Unido, España o Italia. Finalmente, el último de los sistemas de acceso a la sanidad está basado en acuerdos entre particulares a través del mercado de seguros, sea o no con vinculación con el empleo, como sucede en Estados Unidos. Estos serían los tres tipos ideales que, aun así, casi siempre aparecen mezclados en todos los países.[22] Es más, en Europa, durante las últimas décadas, ha tendido a haber cierta convergencia en modelos más universalistas. Después de todo, debido a lo intensiva que es la salud en el uso de la tecnología y de profesionales cualificados, los modelos de gestión de riesgos sanitarios han tendido a ser compartidos con una importante intervención pública.

Otro de los grandes aspectos de los sistemas de salud es la gestión de la provisión, es decir, la del propio personal sanitario. En todo caso, ha de subrayarse que hay gran cantidad de modelos y que estos no necesariamente coinciden con la clasificación de los sistemas de acceso. Por ejemplo, en los sistemas nacionales de salud de muchos países escandinavos los médicos son funcionarios, en el Reino Unido normalmente son autoempleados, mientras que en países como España los médicos suelen ser trabajadores públicos, pero, al mismo tiempo, pueden atender una consulta privada. Lo que de un modo u otro está claro es que los médicos se han colocado en una posición de prevalencia con respecto a otros grupos de profesionales ligados a la medicina (enfermería, cuidado geriátrico...). La razón de ello es consustancial a su prestigio social y de su capacidad para reivindicarse con éxito como autoridad, como sacerdotes entre el saber médico y la atención de los pacientes.[23]

22. Del mismo modo que tener acceso a la sanidad pública en España no impide, por ejemplo, que se pueda contratar un seguro privado.
23. P. Starr, *The Social Transformation of American Medicine. The Rise of a Sovereign Profession and the Making of a Vast Industry*, Nueva York, Basic Books, 2008.

Esta prevalencia se ha traducido en que el acceso a la profesión haya pasado por un control exhaustivo que algunos califican como cierre de mercado, pero que a efectos prácticos se traduce en la gestión público-profesionalizada de la credencial.[24] Este aspecto es común a todos los sistemas. Por ejemplo, en España se requieren seis años de estudios, además de uno dentro del sistema MIR (médico interno residente), cuyo acceso se determina mediante una oposición. Este tránsito, más la especialización, hace que un médico pueda estar formándose casi una década. En otros sistemas, como el del Reino Unido, se deben cursar los estudios básicos, pero en Estados Unidos, tras estudiar cinco años teóricos, se deben pasar dos en residencias en hospitales (se permite ejercer de *medical doctor*, pero se requiere otro bienio para conseguir la especialidad).

El último de los aspectos en la gestión sanitaria es la relación del sistema con la tecnología. La medicina hace un uso muy intensivo de la investigación en innumerables aspectos, por lo que todos los países tienen que desarrollar algún tipo de modelo de relación con la industria médica. En este sentido, hay que recordar que en su origen el sector público fue central tanto en su creación como en su mantenimiento. Por ejemplo, durante las guerras mundiales el propio Estado favoreció el uso masivo de la penicilina y de la cirugía plástica, que era directamente aplicable a efectos sanitarios, o de la detección sonar, que acabó siéndolo indirectamente. Por tanto, siempre ha habido un vínculo entre la industria sanitaria y la de defensa. Y, aunque en algunos de estos aspectos el sector público ha perdido relevancia, sigue teniendo influencia mediante la regulación de, entre otras cosas, los derechos de propiedad.

Durante las últimas décadas ha habido una mayor implicación privada de la industria de la tecnología sanitaria y la farmacología hasta el punto de ser claves en el impulso de la investigación biomédica. Es en este aspecto en el que la gestión de las patentes y las propias industrias, que tienen discrecionalidad en las líneas de investigación, forman un complejo conglomerado con diferentes nodos de influencia. De un lado, los gobiernos poseen la capacidad para validar

---

24. Salvo que seas el doctor Nick Riviera.

y proteger los derechos de propiedad intelectual, que además cada vez están más estandarizados a nivel internacional. También los centros públicos de investigación permiten fomentar la investigación básica sin un retorno de mercado inmediato. Del otro, las compañías privadas farmacéuticas tienen un notable margen en la explotación de sus productos, en las líneas de investigación y en sus estrategias de venta. Por tanto, el sistema de relación termina siendo hasta cierto punto poliárquico, y en él los gobiernos serían un agente más en un mercado en el que compiten diferentes actores.

Así pues, como se ve, la ordenación de los sistemas de salud en los estados de bienestar también presenta una importante variación entre ellos (y no siempre congruente). Algo que, en todo caso, depende mucho de la propia evolución de los sistemas públicos de salud de cada país. Ahora bien, todavía falta por introducir otro componente más en la coctelera: qué nivel administrativo es el que provee de la salud.

PANDEMIA FEDERAL

La obtención de una buena información sobre el efecto de la CO-VID-19 fue un auténtico quebradero de cabeza durante la crisis sanitaria. La mayoría de los países no tenían un criterio homogéneo a la hora de medir el número de afectados, con lo que la validez de la comparativa entre curvas era bastante cuestionable. Después de todo, muchos estados no querían figurar como los que habían sido más golpeados por la crisis, con lo que la lógica del dilema del prisionero imperaba. Tener datos de contagiados y fallecidos parecía una tarea imposible en tiempo real. Esto fue algo similar, con matices, a lo que ocurrió entre las diferentes comunidades autónomas de España,[25] que ni siquiera tuvieron, a lo largo de la pandemia, un criterio único de cómputo.

25. «La falta de pruebas y de un criterio nacional de recuento impide conocer el impacto real del coronavirus», <https://cadenaser.com/ser/2020/03/31/socie dad/1585631740_606938.html>.

Por ejemplo, Madrid o Andalucía solo contaban como fallecidos con coronavirus a aquellos que habían dado positivo en la prueba de laboratorio, mientras que en Cataluña se consideraba como tales a todos los ciudadanos que hubieran muerto con sintomatología u otras pruebas sin haber sido testados. Esto era algo parecido a lo que ocurría con respecto a los fallecimientos en residencias de mayores, cuyos datos también llegaban con cuentagotas. Además, pasaba lo mismo con los test para la COVID-19. Con frecuencia había discrepancias en el conteo, ya que no es equivalente el número de personas analizadas que el de pruebas ejecutadas (se realizan varias a la misma persona). Es decir, ni siquiera hubo datos comparables entre territorios en lo más crudo de la pandemia con unas autoridades que incluso cambiaban sus criterios a lo largo de la crisis. Dado que el desconfinamiento iba a ser asimétrico entre regiones, esto planteaba, ya de entrada, un serio problema.

Durante la pandemia, en España se estableció un mando único y centralizado a cargo del Ministerio de Sanidad. Con todo, el presidente del Gobierno pasó a celebrar reuniones cada semana por teleconferencia con los presidentes de las comunidades autónomas dado que la competencia de sanidad les correspondía en origen. Ahora bien, estas conferencias periódicas no impidieron que se hicieran públicas las discrepancias entre administraciones. El presidente de Cataluña, Quim Torra, de Junts per Catalunya, había reclamado el cierre de su comunidad autónoma y el total confinamiento antes de que se ejecutara dicha medida a nivel nacional, al igual que el presidente de la Región de Murcia, Fernando López Miras, del Partido Popular. Ambos llegaron a proclamarlo en sus propios territorios. El *lehendakari* del País Vasco, el nacionalista Íñigo Urkullu, se había resistido hasta el último momento al cierre total de los sectores no esenciales de la economía. Su partido hizo saber su malestar con el Gobierno cuando esto se llevó a cabo sin, alegaron, previo aviso y sin consultar. La Comunitat Valenciana se quejó de la demora en su paso a la fase 1 del desconfinamiento sin, a su parecer, criterios sanitarios justificados. La Comunidad de Madrid hizo lo propio.

El hecho de que hubiera estas discrepancias entre administraciones no fue algo necesariamente exclusivo de España. En Estados

Unidos, por ejemplo, los gobernadores y alcaldes se enfrentaron a menudo con el presidente Donald Trump por la gestión, a su juicio negligente, que estaba haciendo de la pandemia. Todo sazonado incluso con protestas de personas armadas contrarias a cualquier medida de confinamiento. Lo mismo pasó en Brasil, donde Jair Bolsonaro minimizó el impacto del coronavirus, lo que provocó que los gobernadores estatales se opusieran a él. En Alemania hubo un menor enfrentamiento con el Gobierno federal, salvo en las fases iniciales de la pandemia, pero también se dieron desajustes entre los *länder* con respecto a los rebrotes tras el principio del desconfinamiento, muy especialmente con Baviera. En Italia la dinámica fue parecida y algunas regiones objetaron varias medidas del plan nacional de desconfinamiento, como ocurrió en España. Por tanto, parece que en todos los países en los que había una administración descentralizada, que incluyera competencias en materia de sanidad, se dio una inevitable colisión, al menos retórica.

Al igual que ocurre con la gestión general del sistema de salud, los países de la OCDE no se rigen por un solo principio a la hora de decidir qué nivel de Gobierno se encarga de ello. Es más, aquella ni siquiera tiene por qué estar descentralizada solo a nivel regional, ya que en muchos casos esta provisión tiene lugar a nivel local. Para tratar de comparar los sistemas normalmente se consideran dos grandes criterios.[26] El primero delimita qué nivel se ocupa de organizar, proveer y administrar los sistemas de salud. El segundo atiende a la perspectiva de la financiación, es decir, quién se encarga de recaudar y gastar en sanidad.

A partir de estos dos elementos se despliegan diferentes modelos. Por ejemplo, Suiza o los países escandinavos tienen un nivel importante de descentralización local, tanto en el gasto como en la gestión. En el polo contrario se encuentran Francia o Luxemburgo, donde el sistema se basa en seguros obligatorios (al menos hasta la década de 2000), pero con una gran centralización tanto en la gestión como en

26. I. Mosca, «Decentralization as a determinant of health care expenditure. Empirical analysis for OECD countries», *Applied Economics Letters*, 14, 7 (2007), pp. 511-515.

la financiación. Sin embargo, todos los modelos sanitarios son dinámicos y han sufrido diferentes procesos de reforma, aunque no siempre en el mismo sentido. Noruega ha tendido a centralizar más la gestión desde que en el año 2002 hizo una importante reforma en su sistema de salud. Este país antes tenía una gran descentralización de la gestión, pero no de la financiación. Desde aquel año pasó a fijar unas «regiones sanitarias» más amplias controladas directamente por el Ministerio Estatal de Salud.

En sentido contrario, hacia la descentralización, están los casos de España e Italia. En este último país, desde finales de los noventa, transfirió la competencia a los gobiernos regionales. En el caso de España, este proceso se podría decir que llevó veinte años hasta que finalizó en 2002. El modelo de descentralización español siempre ha sido asimétrico, por lo que algunas autonomías tenían en un principio más capacidad para actuar que otras (como Cataluña, por ejemplo, donde el sistema está muy articulado sobre las mutuas). Antes de la fecha, algunas comunidades autónomas ya tenían la competencia de sanidad, mientras que en otras operaba el Instituto Nacional de la Salud (INSALUD). Sin embargo, desde aquel momento esta competencia fue transferida a las diecisiete comunidades autónomas y el INSALUD se disolvió.

Por tanto, hay una gran diversidad en los modelos de gestión territorial de la salud, lo que permitiría comprobar si la descentralización es contraproducente o no para llevar a cabo una buena gestión sanitaria. Este argumento podría ajustarse a la idea de economías de escala: si el gasto sanitario es cuantioso, tendría lógica optimizar los recursos y no dispersar la inversión. Sin embargo, los estudios han demostrado que la descentralización en la gestión opera en un doble sentido. De un lado, se suele relacionar con un mejor ajuste entre la oferta y la demanda; pero también se tiende a vincular con un mayor gasto sanitario (todo constante), lo que indica que asimismo hay inevitables pérdidas de eficiencia. Ahora bien, lo que parece claro es que todo depende del marco institucional en el que dicha descentralización se desarrolle.

Por ejemplo, Alemania, país federal, durante la crisis sanitaria sacó partido de su importante descentralización a nivel local para probar diferentes estrategias a la hora de combatir el virus.[27] En Alemania no existe el estado de alarma, así que se actuó dentro de un marco general dictado por el Gobierno de Angela Merkel, que luego cada estado federado moduló a sus necesidades. La Ley Federal de Protección de Infecciones, que rige en las crisis sanitarias, permitió a los *länder* tomar medidas concretas según el artículo 32 de la Constitución. De hecho, durante la crisis, se señaló la buena coordinación entre las mutuas y las asociaciones de profesionales. Por tanto, los mecanismos de cooperación horizontal y el protagonismo de quienes tenían que ejecutar las medidas contribuyó favorablemente a la gestión de la pandemia (aunque no libraría de sufrir rebrotes). Además, el hecho de que gobernara una gran coalición entre la CDU y el SPD, que encabezaban casi todos los estados, también fue de ayuda para permitir un mejor ensamblaje de las medidas de cada administración. Así pues, hay razones para pensar que la estructura más o menos centralizada es un factor menos decisivo para la gestión de la crisis que otras variables de corte sanitario.

En España, desde que se completaron las transferencias en competencias, las comunidades autónomas disponen de más de un 40 por ciento de sus presupuestos dedicados a sanidad.[28] Parecía por tanto inevitable que cuando en la anterior crisis económica se comenzaron a aplicar los ajustes este fuera uno de los servicios afectados. El Decreto Ley 16/2012 aprobado por el Gobierno conservador de Mariano Rajoy estableció el marco general para el recorte en el gasto de las comunidades autónomas. Aparte de la supresión del acceso universal a la sanidad,[29] también fijó copagos a diferentes medicamentos, suprimió del catálogo de compra unos cuatrocientos y limitó la propia capacidad de endeudamiento de las autonomías. Sin embargo, lo in-

27. «Germany's devolved logic is helping it win the coronavirus race», <https://www.theguardian.com/world/2020/apr/05/germanys-devolved-logic-is-helping-it-win-the-coronavirus-race>.

28. E. del Pino y J. A. Ramos, «Is Welfare Retrenchment Inevitable? Scope and Drivers of Healthcare Reforms in Five Spanish Regions During the Crisis», *Journal of Social Policy*, 47, 4 (2018), pp. 701-720.

29. Los inmigrantes ilegales solo podrían tener acceso en contextos de emergencia o de embarazo.

teresante es que, incluso en ese contexto, las diferentes comunidades autónomas tomaron caminos alternativos, lo que demostró que había margen político para el énfasis del ajuste. Por ejemplo, los gobiernos conservadores de Madrid o de Cataluña, que estaban en una situación económica más saneada que Asturias, con Gobierno socialista, aplicaron ajustes más severos y priorizaron más el desarrollo de la sanidad privada.

Durante la pandemia se vio cómo la gestión también se diferenció entre comunidades. Asturias fue una de las más eficaces contra el impacto del virus; Murcia, en su contención, por su mejor incidencia acumulada; La Rioja a su vez lo fue en el rastreo de los casos; la Comunitat Valenciana destacó por su capacidad de aprovisionamiento internacional; y Castilla y León ofreció una gran transparencia en sus datos. Con todo, la gestión de la pandemia no solo pasó por el aspecto sanitario, sino asimismo por las medidas para la prevención de los contagios y la gestión del confinamiento. Por ello, cuando el plan de desconfinamiento presentado por el Gobierno de España propuso las provincias como unidades de gestión básica, muchas autonomías discreparon y el Gobierno, por la ausencia de apoyos parlamentarios para prorrogar el estado de alarma, la modificó.

Ahora bien, lo que en el fondo revelaba esta discrepancia es el clásico debate federal, planteado, como poco, desde la fundación de Estados Unidos: el tamaño ideal del Estado integrante de la Unión. Lo idóneo para controlar el virus sería apelar a la unidad más pequeña posible, pero cuantas más sean estas, mayor será el coste de coordinación político-administrativo y mayor el riesgo de que, si se descontrola la infección, se expanda a otros territorios vecinos. Era necesario, por tanto, buscar una unidad administrativa con información fiable tanto de contagios como de capacidad sanitaria que permitiera, asimismo, gestionar las restricciones parejas al grado de confinamiento. Por desgracia, el hecho de que los niveles por debajo de la comunidad autónoma, como el local, estuvieran vaciados de recursos y de competencias no ofreció una salida evidente al dilema, así que se debió ser flexible en función de cada territorio.

Un segundo dilema, no menor, se enlazaba con los electorados de los que dependía cada Gobierno. Si el brote estaba en unos terri-

torios y no en otros, ¿por qué todos debían confinarse? Si en algunos
territorios y no en otros la pandemia estaba controlada, ¿por qué no
deberían desconfinarse inmediatamente? Y es que, mientras que el Gobierno estatal, para ser reelegido, necesita ganar votos en todo el país,
los gobiernos autonómicos dependen del electorado de su autonomía.
Por tanto, estos últimos tuvieron incentivos para restablecer la actividad
lo antes posible, con el fin de defender los intereses de sus empresarios
y trabajadores locales. El Gobierno central, mientras tanto, debía a su
vez coordinarlos mediante la incorporación, al menos en teoría, de
una visión de conjunto. Así pues, también los equilibrios políticos en
cada administración hacían que la gestión de la crisis fuera más compleja, al menos en las fases previas a que terminara el estado de alarma.
Sería a partir de este punto cuando las comunidades autónomas se
harían cargo de la gestión de los confinamientos y los rebrotes, que se
generalizaron rápidamente (en algunos casos con transmisión comunitaria). Por su parte, el Gobierno central se reservó para actuar solo
si la situación se desbordaba a nivel nacional. Así, se explicitó un dilema que, de nuevo, es clásico en cualquier sistema de corte federal o
descentralizado: ante quién responden los gobernantes.

Estas disyuntivas fueron claves durante la crisis de la COVID-19
en España. Un estudio reciente ha explorado si este *shock* externo
afectó a las preferencias de los ciudadanos sobre la descentralización.[30] Aunque los efectos que se encuentran están moderados por
la identificación partidista y por la preferencia territorial previa, los
datos apuntan en una dirección clara. En aquellos contextos en los que
los ciudadanos se vieron más expuestos a información sobre problemas
de coordinación entre el nivel central y el autonómico en la gestión
de la crisis, tendieron a optar por preferir darle más poderes al primero. Es decir, y en línea con otro tipo de crisis, cuando un Estado federal
afronta algún tipo de amenaza exterior, se abre una ventana de oportunidad para reformas institucionales que tiendan a concentrar poderes
en el centro político. Otra investigación que refuerza la tesis de los rápidos cambios de preferencias ciudadanas que se ha visto a propósito

30. S. León y A. Garmendia, «Popular reactions to external threats in federa-
tions» (2020). Working paper.

de actitudes tecnocráticas, apoyo a la democracia o popularidad de los partidos en el Gobierno.

Por tanto, era inevitable que la descentralización abriera la puerta a diferentes enfoques políticos a propósito de la gestión de la pandemia, convirtiendo en un desafío la coordinación horizontal. Solo el gestionar unos sistemas de salud con peso diferente público-privado y vehicularlo a través de unidades subnacionales en la primera fase de la pandemia ya supuso un reto importante para casi todos los gobiernos del mundo. Con todo, lo que la crisis puso de relieve fue que algunos países todavía tenían los mecanismos de gobernanza federal sin articular.

LOS AGUJEROS EN LA RED

El coronavirus no solo golpeó los sistemas de salud, también pondría a prueba todos los estados de bienestar. En algunos casos, lo haría de manera directa. Por ejemplo, las residencias de personas mayores, colectivo de riesgo, no se consideran servicios sanitarios, pero sí fueron uno de los más tensionados en toda Europa durante la pandemia. Así, solo en la región de Grand-Est en Francia fallecieron quinientos setenta mayores antes del 2 de abril de 2020. En Italia, fruto del pánico, varias de las residencias quedaron desatendidas durante días, como sucedió en la localidad de Soleto, en el sur. En fechas parecidas, y aunque los datos nunca fueron del todo claros, se calcula que en España llegaron a morir de coronavirus unos tres mil seiscientos mayores en residencias, lo que obligó a la Unidad Militar de Emergencia (UME) a intervenir en la desinfección de varios de los centros. Después se descubriría que fueron miles más los fallecidos.

Ahora bien, el sistema de bienestar tendría que pasar la prueba del algodón también en todas sus políticas económicas, en las medidas de compensación que cada país disponía para hacer frente al gran coletazo del virus. La razón es sencilla de entender: las medidas de confinamiento para frenar la expansión de la pandemia se tradujeron enseguida en un parón autoinducido de la actividad económica. Por más que estas restricciones comenzaran en Asia, no tardaron en extenderse al resto del mundo, al principio como recomendaciones, luego de manera obligatoria, lo que dio paso al Gran Confinamiento y provocó un *shock* de doble naturaleza en la economía global.

De un lado, la pandemia trajo consigo un *shock* de oferta. Como ya se ha comentado, durante el proceso de globalización las empresas habían tendido a internacionalizar diferentes fases de sus procesos productivos. Aunque los cuarteles generales y los centros de marketing-distribución seguían en países más desarrollados, la producción física hacía mucho que estaba repartida por todo el mundo, desde la industria del calzado hasta el automóvil o la electrónica. El parón de la economía internacional se tradujo inmediatamente en la quiebra de estas cadenas mundiales de valor. El comercio de materias primas o las factorías donde se ensamblaban las piezas fueron deteniendo su actividad. En paralelo, los negocios, debido a la prohibición, tuvieron que bajar la persiana, los trabajadores por cuenta ajena se vieron obligados a quedarse en casa y la actividad industrial cayó en picado.

Esto llevó a que, del otro lado, también hubiera una crisis de demanda. En la primera fase no se trató tanto de una súbita caída del consumo por falta de ingresos como del hecho de que los ciudadanos no podían salir de casa a realizarlo. Durante el confinamiento se vieron alterados algunos hábitos (por ejemplo, se recurrió más al comercio *online* o aumentó el gasto en alimentación), pero se vino abajo, por supuesto, todo lo relacionado con la restauración, la repostería y el turismo, muy en particular el internacional. El riesgo de contagio hizo que, además, se reabrieran los negocios paulatinamente o con vaivenes (sobre todo si estaban masificados), con lo que en ningún momento se recuperaron los niveles de gasto anteriores a la aparición del virus. Este hecho vino a su vez acelerado por los propios ciudadanos, que, ante la inseguridad y la pérdida de empleo, redujeron algo su demanda y aplazaron a su vez muchas inversiones y decisiones de compra. Ello golpeó muy especialmente a países que dependían en gran medida del sector turismo y servicios, cuyos negocios tardarían más en recuperarse del golpe, todo sazonado por la incertidumbre que generaban los rebrotes y las sucesivas olas de coronavirus que se anticipaban.

De pronto todos los mecanismos de relación del mercado de trabajo con el Estado de bienestar se activaron: desde sistemas de flexibilidad interna para que los trabajadores no perdieran la totalidad de su salario, como los ERTE,[31] hasta las propias prestaciones por desempleo. Solo durante la primera mitad del confinamiento, en la segunda quincena de marzo, por ejemplo, se calcula que se perdieron más de ochocientos mil puestos de trabajo en España, el peor dato de su historia. De ellos, por cierto, la mitad eran menores de treinta y cinco años. Esto inmediatamente iba a poner a prueba los mecanismos de gestión de rentas, así como todos los contrafuertes del sistema ideados para frenar la recesión. Y es que todas estas fórmulas acarrearon un incremento del gasto público, ya que se asumió desde el principio y con amplio consenso la necesidad de que hubiera deuda pública y déficit para amortiguar el «infarto» que suponía el confinamiento.[32] Pero, al mismo tiempo, los propios estados intentaron inyectar liquidez al sistema y aplazaron la tributación, con lo que se aumentó aún más el desequilibrio de las cuentas públicas por la vía de la caída de ingresos.

Con todo, y como ya ocurrió en la Gran Recesión, no todos los estados de bienestar estaban igual de preparados para garantizar una cobertura eficaz. Los países del sur de Europa, entre ellos España, tienen mercados de trabajo muy dualizados. Esto se tradujo en que los empleos de jóvenes, falsos autónomos, precarios, temporales, mayores de cincuenta años o inmigrantes fueran los primeros en ser destruidos. Además, la base todavía fuertemente contributiva del sistema no les pudo cubrir durante la primera fase —en muchos casos estaban trabajando fuera de las grandes empresas, donde los ERTE permitieron tener algo de protección e ingresos—. Por si fuera poco, las administraciones públicas españolas suelen tener procedimientos poco

31. Según el país adoptaba unas formas u otras. Por ejemplo, en Dinamarca, el Estado costeó el 75 por ciento del salario de los trabajadores, la empresa el cuarto restante y los trabajadores renunciaron a unos días de vacaciones. En Italia se dio una renta básica de setecientos ochenta euros a todas las familias, pero hubo problemas para cubrir las demandas.

32. En España se calcula que entre los ERTE y las prestaciones por desempleo se llegó a cubrir al 35 por ciento de la población ocupada del país. Y es que, como en un infarto, había que asegurarse de que la sangre siguiera bombeando al cuerpo hasta que el corazón se volviera a poner en funcionamiento.

ágiles en la tramitación de las ayudas y muy demandantes para el ciudadano. Por tanto, no es solo que la red tuviera agujeros, sino que su despliegue fue lento. Debido a ello, los perdedores de la crisis económica provocada por la pandemia, en primera instancia, no fueron tan diferentes a los de la de 2008.

Además, los estados de bienestar del sur de Europa, y muy en particular España, se caracterizan por ser poco redistributivos. La razón es que, al centrar sus políticas sobre todo en las cotizaciones (pensiones y desempleo), no llegan a los sectores más precarios y a los desempleados, especialmente el 20 por ciento con menos ingresos. Esto hace que la OCDE con frecuencia insista en que, en el sur de Europa, por la disfuncionalidad de su sistema de bienestar, se realizan más transferencias monetarias a los sectores más ricos que a los más pobres de la sociedad. De ahí que muchos expertos insistan en que hacen falta más prestaciones mucho mejor dirigidas para la reducción de la pobreza, políticas por lo general ausentes en España.[33] Esto, por desgracia, dejaba a las familias como único contrafuerte para actuar a corto plazo, lo que, evidentemente, supone un fracaso en términos de movilidad social y de equidad. Por tanto, además de un sistema de salud tensionado hasta el extremo, los estados de bienestar debían lidiar con una crisis económica que algunos pensaban que sería comparable al crac de 1929.

Ante la magnitud de la crisis, ante la heterogeneidad de los sectores perjudicados, comenzó a sobrevolar la pregunta sobre en qué medida el *shock* de la pandemia podía ser el germen para desplazar el equilibrio político en otra dirección. Al igual que la Segunda Guerra Mundial había servido, sobre sus cenizas, para construir las bases de los sistemas de bienestar, ¿podía pasar algo similar tras la pandemia? ¿Serviría esta como plataforma de lanzamiento para las reformas pendientes? ¿Sería la primera piedra de un nuevo pacto social que estaba por reescribirse?

33. Para tratar de paliar este desequilibrio el Gobierno de España lanzó el 29 de mayo de 2020 un ingreso mínimo vital (IMV) para tratar de cubrir los casos de pobreza severa, en consonancia con otros países de la Unión Europea. Un paso que además fue alabado y contó con un amplio consenso parlamentario por ir en la dirección correcta para paliar problemas estructurales del modelo de bienestar español.

7

¿La semilla de un nuevo pacto social?

No ha sido la primera ni será la última vez. Cuando se produjo la crisis de las hipotecas *subprime* y la caída de Lehman Brothers en Estados Unidos, en 2008, se extendió la ola de la Gran Recesión a todo el mundo. Al principio, los principales gobiernos pensaron en políticas de estímulo mediante el gasto público y se planteó la necesidad de regular mejor los mercados de capitales financieros para que no se repitiera esta situación en el futuro. El presidente de Francia, Nicolas Sarkozy, habló incluso de «refundar el capitalismo», algo que no tardaría mucho en manifestarse como un propósito bienintencionado sin opciones de llegar a buen puerto.

En el año 2010 comenzaron a sucederse en Europa ataques especulativos que obligarían a dar marcha atrás en todas estas políticas. La crisis económica se convirtió en una de deuda y reveló la disfuncionalidad en la gobernanza económica de la zona euro. Tanto fue así que se llegó a temer que se desplomara la moneda única, y Portugal, Irlanda o Grecia se vieron obligados a asumir un rescate financiero. La Gran Recesión, además, no solo supuso una importante pérdida de riqueza y un incremento de la desigualdad, sino que trajo asimismo una gran quiebra en la confianza en las instituciones, especialmente en los países del sur de Europa. Los partidos tradicionales fueron castigados: socialistas y conservadores cedieron posiciones y los sistemas políticos de Europa mutaron. Mientras que la derecha radical fue cobrando más pujanza en el centro y en el norte de Europa, algunos partidos de (nueva) izquierda se hicieron fuertes en el sur.

La crisis económica pareja a la COVID-19 ha golpeado con mayor crudeza que aquella. Además, si bien no ha sido simétrica entre países, esta crisis sí ha tenido un efecto simultáneo en todo el globo, lo que por fuerza iba a condicionar la actuación de los gobiernos durante los años venideros. Por ejemplo, se hizo imperativo que el sector público saliera al rescate de familias y empresas. Algo que, con matices, recordaba un poco a los primeros pasos que se emprendieron tras la crisis de 2008, pero con un nivel de déficit y de endeudamiento que no tenía parangón y con la diferencia que, *stricto sensu*, no se había colapsado ningún sector (ni financiero ni inmobiliario), sino que el golpe había sido dado por el virus y la subsiguiente cuarentena.

Este planteamiento se hizo también con el acuerdo de amplios sectores políticos, tanto de izquierdas como de derechas, agentes sociales y empresarios. Se necesitaba levantar el colchón público que amortiguase un golpe que se anticipaba severo, como severas habían sido las medidas de confinamiento. Un golpe que se alargaría o no en función de la disponibilidad de la vacuna o de las sucesivas oleadas de la pandemia. Lo que planteaba más dudas era qué pasaría cuando terminase la «fiebre» de la deuda. Cuando todos los países comenzaran a salir de la crisis económica, con la clara ventaja de los más prósperos, ¿se repetiría el proceso de la Gran Recesión y los ajustes comenzarían en los países que más sufrían sus consecuencias?

Desde que empezó la crisis se desplegaron argumentos de todo pelaje. Unos planteaban que era inevitable que, de una u otra forma, la crisis económica iba a llevar a una social y política, como pasó desde el año 2008. Otros confiaban en que habría una suerte de catarsis colectiva que ayudaría a tener que replantearse el sistema capitalista y de consumo, incluso que la pandemia era un castigo a este último modelo. Sea como fuere, lo más probable es que nuestros modelos sociales no salgan de este trance iguales, pero nos queda por saber cómo de diferentes. Indagar en esto último es la clave para descubrir hacia dónde nos encaminamos y, en particular, si de las cenizas de esta crisis podría germinar una planta más robusta para nuestros sistemas de bienestar.

Unidos en la hecatombe

Uno de los fenómenos que más incidencia tuvo en el paso de la Baja Edad Media a la Edad Moderna en Europa fue la peste negra. Como ya se explicó, esta plaga hizo que a finales del siglo XIV la población de Europa se redujera a aproximadamente un tercio, lo que a su vez vino reforzado por las hambrunas y las guerras de aquel periodo. Todo ello lastró, con matices regionales, el crecimiento demográfico del mundo durante las décadas siguientes.

Pero, por supuesto, esta pandemia también conllevó importantes efectos en términos económicos.[1] Dadas las diferencias en las tasas de mortalidad entre grupos de edad, y puesto que la peste se centró sobre todo en los más jóvenes, se dio un decrecimiento en la fuerza laboral de la época que fue superior al de la población total. La consecuencia fue que, mientras que había la misma tierra para cultivar, los trabajadores libres que podían hacerlo eran menos, con lo que varió de forma drástica el factor de relación en los precios y el comercio. Esto generó que los salarios reales prácticamente se doblaran en la mayoría de los países y ciudades el siglo siguiente al impacto de la plaga. Así, mientras que las rentas de los terratenientes fueron cayendo de manera sostenida, las de los trabajadores, campesinos y mujeres crecieron. Además, tanto la agricultura como los gremios empezaron a buscar estrategias para tratar de producir más basados en el capital y menos en la mano de obra, lo que contribuyó a una mejora de la tecnología.

La peste negra fue, no cabe duda, un *shock* externo que generó ese aumento de salarios y puso los raíles para que se estableciera un mayor comercio de productos agrícolas. En algunos sitios, por ejemplo, hasta cambió los sectores productivos, como ocurrió en el reino de Castilla con el incremento del peso de la ganadería (y su institución por antonomasia, la Mesta). Pero, además, la pandemia reforzó la tendencia a la urbanización, si bien de modo más intenso en el norte

---

1. Ş. Pamuk, «The Black Death and the origins of the "Great Divergence" across Europe, 1300-1600», *European Review of Economic History*, 11, 3 (2007), pp. 289-317.

de Europa, donde las instituciones tuvieron algo más de flexibilidad para adaptarse a un nuevo contexto fruto del descenso de la población. En esas zonas, por ejemplo, las normas para la entrada en los gremios se hicieron más laxas, lo que en algunos casos permitió aumentar el desarrollo de las industrias rurales. También hubo una mayor mecanización y más inversión tecnológica, por ejemplo, en todo lo referente a los tejidos, para tratar de superar estas limitaciones. Por tanto, hay un relativo consenso sobre el hecho de que la peste negra tuvo un destacado impacto socioeconómico.

Una amplísima literatura especializada subraya que *shocks* como las guerras, los colapsos de los estados, la destrucción causada por una revolución o una pandemia, son elementos que reducen la desigualdad.[2] El mecanismo causal entre casi todos ellos es similar: una gran cantidad de destrucción de capital físico y económico afecta a quienes más disponen de él. Por una parte, los rentistas salen más perjudicados porque sus posesiones son las más dañadas o confiscadas, además de porque deben soportar más presión fiscal si hay que hacer un esfuerzo de guerra. Los que viven del comercio o de activos líquidos pueden perderlo todo rápidamente. Por otra parte, hacen falta más brazos, con lo que las profesiones más modestas (pero también más necesarias) pasan a ser más valoradas y mejor remuneradas. Por tanto, estos trágicos *shocks* acarrean subproductos económicos y sociales. Entre ellos, una reducción de las diferencias sociales y un aumento de la igualdad. De nuevo, no es casual que el establecimiento de los estados de bienestar se produjera tras la Segunda Guerra Mundial, cuando el contexto facilitó el acuerdo político.

Además, los efectos de estas crisis se pueden alargar en el tiempo.[3] Si se revisa la información disponible desde el siglo XIV acerca de los principales conflictos armados y pandemias, se comprueba que

2. W. Scheidel, *The Great Leveler. Violence and the History of Inequality from the Stone Age to the Twenty-First Century*, Princeton (Nueva Jersey), Princeton University Press, 2018.

3. Ò. Jordà, S. R. Singh y A. M. Taylor, «Longer-run economic consequences of pandemics» (n.º w26934), National Bureau of Economic Research (abril de 2020), <www.nber.org/papers/w26934>.

estas últimas en particular pueden provocar efectos económicos que se extienden hasta cuarenta años y todas en un sentido parecido; la escasez de trabajadores hace que aumenten los salarios. Este impacto no es tan prolongado en el caso de las guerras, aunque estas pueden propiciar otro tipo de cambios sociales.

Un conflicto bélico, que implica un enfrentamiento armado entre grupos humanos, tiende a incrementar la animosidad entre ellos, pero también hace que se amplíe la solidaridad interna. Esto suele llevar a que, en esas circunstancias, las personas más ricas y acomodadas de la sociedad estén más abiertas a contribuir en sistemas fiscales de carácter progresivo.[4] Los sentimientos de solidaridad dentro del país y los potenciales rendimientos de los que provee el éxito en la contienda, la necesidad de un compromiso compartido de comunidad, dan a los gobiernos una oportunidad única para establecer instrumentos a la hora de recaudar impuestos. Después de todo, los sectores más acomodados, normalmente, tienen suficiente poder para bloquear ese tipo de iniciativas en tiempos de bonanza, pero una crisis nacional, en la que los estados ganan poder, permite romper la opción de veto de ese grupo.

Si uno lee estos estudios, parecería que la pandemia de la COVID-19 podría suscitar dinámicas parecidas. Sin embargo, de nuevo, se ha de ser muy cauto al intentar extrapolar conclusiones de otras crisis pasadas. Afortunadamente, esta pandemia no ha implicado un nivel de penurias comparable al de la peste negra, en cuanto a la pérdida de vidas humanas, o al de una gran guerra, en cuanto a la destrucción de capital físico y de riqueza. Así que, si se quieren hacer analogías, estas deben ponerse en un plano mucho más modesto por lo que toca a su dureza. Es decir, el impacto directo va a ser por fuerza menor cuando se habla del coronavirus. Sin embargo, esta pandemia, que se cernió sobre el mundo entero a una gran velocidad, sí puede tener dos efectos interesantes en lo referente a las preferencias redistributivas de la ciudadanía con un nexo común: la razón que genera la desigualdad.

4. K. Scheve y D. Stasavage, *Taxing the Rich. A History of Fiscal Fairness in the United States and Europe*, Princeton (Nueva Jersey), Princeton University Press, 2016.

Un elemento relativamente estudiado es que la creencia sobre la importancia del azar para determinar los ingresos de un ciudadano se relaciona mucho con su vocación igualitarista.[5] Si alguien considera que el esfuerzo individual es lo que determina los ingresos (el azar, por tanto, sería para él irrelevante), todo el mundo tiene derecho a recibir el fruto de su trabajo, por lo que preferirá una baja redistribución y pocos impuestos. Si, por el contrario, un individuo cree que su posición social depende mucho de la suerte (en sentido amplio, desde el lugar en el que naces hasta los contactos derivados de ello), entonces tenderá a preferir más impuestos y redistribución. Así pues, lo que se está dando a entender es que hay una asociación directa entre la preferencia redistributiva y la percepción justa o injusta del origen de los ingresos o de la posición social individual. Y, desde esa perspectiva, el impacto de la COVID-19 sí puede ser relevante.

Bastantes estudios apuntan que, cuando aumenta la volatilidad en los ingresos debido a *shocks* repetidos y adversos o a tragedias imposibles de predecir, lo normal es que la gente apoye más la redistribución. Esto, por ejemplo, se constató para el caso de los ya citados terremotos de L'Aquila en Italia del año 2009.[6] Es cierto que se trata de un desastre natural, de tal modo que aquí el componente azaroso es incontrovertible. Además, aunque los autores encuentran un efecto acumulado de los sucesivos terremotos, su estudio es relativamente robusto. Dado que nadie tiene la culpa de que, de repente, todas sus posesiones sean tragadas por la tierra, los ciudadanos de las partes más afectadas por los terremotos pasaron a tener una orientación más favorable hacia la redistribución. Una tragedia como un terremoto (o una pandemia inesperada) solo puede vincularse con la mala suerte.

Pero, además, nuestra propia experiencia personal puede hacer que cambiemos nuestra percepción de la desigualdad. Es obvio que las personas que más necesitan al Estado, porque carecen de ingresos, suelen tener unas preferencias más intensas hacia la redistribución.

5. A. Alesina y G. M. Angeletos, «Fairness and redistribution», *American Economic Review*, 95, 4 (2005), pp. 960-980.

6. G. Gualtieri, M. Nicolini y F. Sabatini, «Repeated shocks and preferences for redistribution», *Journal of Economic Behavior & Organization*, 167 (2019), pp. 53-71.

Sin embargo, bien podría ser que esto fuera algo circunstancial. Es decir, puede que la gente solo apoyara las políticas igualitarias porque las necesita, por interés, y no porque esa experiencia le haya hecho cambiar sus valores. Por tanto, el cambio que nos causa el *shock* solo sería interesado y puntual. Un ejemplo es el caso del desempleo: solo lo apoyas cuando lo necesitas. Pues bien, diferentes experimentos han intentado comprobar este efecto y han mostrado que, efectivamente, se produce un cambio genuino en las personas cuando se han visto afectadas por el desempleo: saberse expuesto a una situación de vulnerabilidad provoca un mayor deseo de igualdad sostenido en el tiempo.[7] En el contexto de una pandemia que afecta a muchos sectores, este no constituye un asunto menor.

Por tanto, se podría argumentar que la pandemia podría tener dos efectos indirectos que darían pie a una mayor demanda de redistribución. De un lado, la volatilidad de ingresos ligada a una pandemia que es exógena, azarosa y, quizá, repetida. Es complicado defender que esta mala situación económica es una responsabilidad individual, que deberías haberte esforzado más o haber invertido mejor para sortear los efectos del coronavirus. Del otro, el hecho de que, ante una súbita situación en la que amplios colectivos entran en el desempleo, esto desplazará sus valores hacia un mayor deseo de reparto igualitario. Queda aún por evaluar la contundencia del propio *shock* que supone la COVID-19, pero lo que parece claro es que hay buenas razones para pensar que esta crisis puede afectar a la demanda de una mayor redistribución. Lo que tenemos que hacer ahora es revisar la oferta política.

¡QUE LLEGAN LOS POPULISTAS!

Una de las asunciones clásicas en ciencia política es que las crisis económicas tienen efectos amplios que pueden ir desde cambiar las acti-

---

7. A. Barr, L. Miller y P. Ubeda, «Moral consequences of becoming unemployed», *Proceedings of the National Academy of Sciences*, 113, 17 (2016), pp. 4676-4681.

tudes hacia el sistema político[8] hasta variar el comportamiento electoral de los votantes. Como ya se ha comentado, la literatura especializada sobre voto económico suele señalar que una crisis acarrea que los ciudadanos pierdan bienestar y que, por tanto, suelan castigar al Gobierno en las urnas. Esto fue, por ejemplo, lo que pasó en la primera fase de la crisis del año 2008. Independientemente del color político, casi todos los gobiernos fueron perdiendo las elecciones a medida que se enfrentaron a los comicios. Esto era, hasta cierto, punto previsible, y es la operativa tradicional de la rendición de cuentas en un sistema representativo: si el Gobierno lo hace mal, se vota a la oposición. Y, de hecho, bien podría ser que la crisis económica derivada de la COVID-19 actuara en el mismo sentido. Sin embargo, la traslación política de la Gran Recesión fue mucho más allá: la crisis económica se convirtió en una condición necesaria, aunque no suficiente, para unas transformaciones mucho más profundas que afectaron a toda la oferta partidista del sistema político.

Durante los siguientes ciclos electorales, el apoyo a los principales partidos políticos, tanto conservadores como socialdemócratas, se desplomó. Mientras tanto, comenzaron a crecer fuerzas alternativas de todo tipo, lo que hizo que se rompieran los sistemas de partidos tradicionales. Los partidos políticos ya llevaban un tiempo en una suerte de crisis de legitimidad ligada a un apoyo cada vez más exiguo, una militancia más reducida y un menor anclaje en términos de lealtad partidista.[9] Estos cuerpos intermedios, como las iglesias o los sindicatos, estaban en un proceso de reciclaje y la crisis económica interactuó con estos cambios más estructurales. Todo esto se tradujo de inmediato en unas dinámicas compartidas en Occidente.

Los parlamentos tendieron a fragmentarse, con lo que la formación de gobiernos se volvió un proceso más complicado. Aunque España llegó a presentar periodos en funciones comparables a los

8. G. Cordero y P. Simón, «Economic crisis and support for democracy in Europe», *West European Politics*, 39, 2 (2016), pp. 305-325.

9. P. Mair, *Ruling the Void. The Hollowing of Western Democracy*, Nueva York, Verso, 2013.

sufridos por parte de Bélgica u Holanda, incluso en países más «consensuales», como Alemania o Suecia, llegaron a récords de gobiernos en funciones. Cada vez más votos cambiaban de manos, lo que aumentaba de forma drástica la volatilidad electoral. Además, esto fue mucho más allá del periodo de la crisis, lo que indicaba que los propios sistemas políticos habían entrado en un proceso de cambio. En los sistemas (semi)presidenciales, incluso se dio el caso de que un partido fundado en pocos meses pudo ganar las elecciones (Macron en Francia) o que candidatos considerados excéntricos (Trump o Bolsonaro) tuvieran su oportunidad. Esto hizo que, como causa o consecuencia, también aumentase la polarización electoral. Cierta diferenciación ideológica es consustancial a la democracia, lo cual es bueno por el pluralismo que ello representa. Sin embargo, la incertidumbre electoral y las propias cicatrices de la crisis generaron una dinámica por la cual posiciones más extremas fueron ganando fuerza.

A raíz de estas elecciones cada vez más académicos empezaron a indagar en el auge de unos partidos que, como una categoría muy genérica, se denominaron «populistas». Este término se caracteriza por su fuerte connotación negativa en el debate público (especialmente en Europa), lo que en muchas ocasiones hace difícil su estudio y obliga a ir con mucha prudencia a la hora de tratarlo.[10] El populismo parte siempre de un denominador común basado en enfrentar a dos unidades, el pueblo y la élite. Mientras que el primero es puro, la segunda es corrupta, y lo que hace el partido o el líder populista es defender los intereses del primero. Eso sí, hasta aquí llega el punto compartido en todos los enfoques. De este tronco parten dos grandes ramas en lo referente a la concepción del populismo.

Un enfoque defiende que se trata de una categoría retórica o discursiva.[11] Según esta idea, no existen partidos, sino estrategias populistas. Es decir, no hay un contenido propio que podamos enmarcar con esta etiqueta, sino una articulación populista de unos

10. De hecho, con frecuencia se confunde el populismo con la demagogia, que es decir lo que alguien quiere escuchar y nada tiene que ver con él.

11. E. Laclau, «Populism. What's in a Name», *Populism and the Mirror of Democracy*, 48 (2005).

contenidos, sean estos los que fueren. Un segundo enfoque defiende que el populismo realmente es una «ideología delgada».[12] Entre los componentes más específicos de esta ideología populista estarían la crítica a cualquier forma de intermediación, su búsqueda de una conexión directa entre el pueblo y las élites (plebiscitarismo) y una concepción de la voluntad popular antipluralista. Ahora bien, se trata de elementos tan genéricos que el populismo necesitaría de otro tipo de refuerzos con forma de «ideología gruesa», componentes que le dieran un contenido más intenso, como sucede con el socialismo o con el nacionalismo. Así, si uno revisa los partidos que tradicionalmente se han agrupado como populistas, acaba concluyendo que rara vez no acaban siendo compatibles con la tradicional etiqueta izquierda-derecha.

Con todo, y muy especialmente por lo que toca a su relación con la crisis del coronavirus, la discusión más importante es la que versa sobre las causas de su fuerza y de su auge. De nuevo, tampoco hay consenso sobre esta cuestión, si bien suele distinguirse entre dos grandes explicaciones. La primera es la que se centra en cuestiones de carácter material. Ya sea por el impacto que tuvo la lógica de los rescates económicos a diferentes países durante la Gran Recesión,[13] por temas vinculados con la inseguridad económica, por la competición con China o por el desempleo, un nutrido grupo de votantes se habría girado hacia este tipo de partidos sobre la base de sus promesas económicas. Estos argumentos están presentes en los estudios sobre los perdedores de la globalización, la que señala que los olvidados por los procesos de integración global estarían votando hoy a partidos que prometen dar un paso atrás, con políticas soberanistas, y recuperar el control desde el Estado nacional. Obreros perjudicados por deslocalizaciones, sectores sociales vulnerables que se sienten impotentes y que encuentran en formaciones antisistema un canal para

12. T. S. Pappas y H. Kriesi, «Populism and crisis. A fuzzy relationship», *European Populism in the Shadow of the Great Recession*, European Consortium for Political Research (ECPR), ECPR Press, 2015, pp. 303-325.

13. S. Hutter, H. Kriesi y G. Vidal, «Old versus new politics. The political spaces in Southern Europe in times of crises», *Party Politics*, 24, 1 (2018), pp. 10-22.

expresar su malestar. Una idea que enlaza muy bien con los *left behind* no solo por razones económicas, sino también políticas.[14]

La segunda gran rama de la literatura especializada insiste en que este tipo de dinámicas de voto-protesta que conlleva el auge de los populismos se deben sobre todo a factores culturales. Los académicos más cercanos a esta corriente alegan que hay razones culturales de fondo que provocan el enojo de colectivos tradicionales que ven cómo minorías raciales, mujeres u otros grupos sociales cobran importancia frente a ellos. Es decir, se trataría de una contrarreacción frente a los valores predominantes dentro de la sociedad, los cuales han venido impulsados por las élites socioculturales, favorables al cosmopolitismo y a la globalización.[15] Así, lo que estaríamos viendo es, hasta cierto punto, la venganza de los *white angry men* frente al resto del mundo.

Dependiendo de qué argumento tenga más peso, estos partidos podrán tener más o menos oportunidades en el contexto de la crisis de la COVID-19. Si algo sabemos es que las dos familias políticas que más han crecido con la Gran Recesión han sido la nueva extrema derecha y los partidos verdes. Su surgimiento, hasta cierto punto, tiene que ver con la aparición de un nuevo eje conocido como GAL-TAN por sus siglas en inglés: verde, alternativo, liberal frente a tradicionalista, autoritario, nacionalista. Mientras que los verdes o la izquierda poscomunista y alternativa se situarían en el primer polo, en el segundo lo haría la nueva derecha populista radical, todo dentro de un eje de conflicto basado en cuestiones de valores.[16] Un hecho que encierra cierta paradoja, porque supone que la crisis, que debería provocar un viraje hacia temas sólidamente económicos, no se tradujo (solo) en eso.

Una explicación de fondo sobre por qué estas aproximaciones

14. M. J. Goodwin y O. Heath, «The 2016 referendum, Brexit and the left behind. An aggregate-level analysis of the result», *The Political Quarterly*, 87, 3 (2016), pp. 323-332.

15. P. Norris y R. Inglehart, *Cultural Backlash and the Rise of Populist Authoritarianism*, Cambridge, Cambridge University Press, 2019.

16. H. Kriesi, «Restructuration of partisan politics and the emergence of a new cleavage based on values», *West European Politics*, 33, 3 (2010), pp. 673-685.

rivalizan es porque cubren a muchos países diferentes con el mismo paraguas. Sin embargo, es muy importante recordar que la estructura de competición política no es la misma en todos ellos. El eje izquierda-derecha (que habla de la dimensión redistributiva de la riqueza) y el liberal-autoritario (que lo hace de la dimensión cultural) en algunos países está más disociado que en otros. De hecho, para ver su grado de diferenciación se señala que la división religiosa en los países tendría mucho que ver en ello. En aquellas naciones en las que hay una mayor tradición católica, los dos ejes tienden a solaparse en mayor medida. Así, surge la asociación entre ciudadanos que se ubican a la izquierda y tienen posiciones abiertas en libertades y ciudadanos que lo hacen a la derecha y sostienen unas visiones más tradicionales.[17]

Por esto el debate que prefigura la crisis de la pandemia puede plantearse como una competición entre ambas explicaciones: según lo fuertes que estén los partidos tradicionales en ambos ejes podrán disputar, mejor o peor, a los populistas su discurso. Se podría pensar que, en el sur de Europa, donde ambos ejes se solapan más, la prevalencia de los partidos populistas dependerá mucho de los debates y de la eficacia de las políticas de redistribución. Los dos componentes se sobreponen. Por el contrario, en países del centro y del norte, donde los partidos de derecha populista radical son fuertes, la disputa oscilará hacia los debates sobre libertades, derechos o el euroescepticismo, de manera al menos igual de intensa que sobre las cuestiones económicas. Una prueba del primer caso es que hay cierta evidencia empírica de que la redistribución puede ser un antídoto contra el auge de los partidos populistas, conclusión a la que se llegó tras analizar un programa de desarrollo regional de la Unión Europea y sus efectos diferenciales entre territorios dentro de Italia.[18]

Mediante un diseño de contraste de diferencias se ha podido

17. J. Rovny y J. Polk, «New wine in old bottles. Explaining the dimensional structure of European party systems», *Party Politics*, 25, 1 (2019), pp. 12-24.

18. G. Albanese, G. Barone y G. de Blasio, «Populist voting and losers' discontent. Does redistribution matter» (n.º 0239), Departamento de Ciencias Económicas «Marco Fanno» (2019).

comprobar que en aquellos municipios en los que se realizaron más inversiones para lograr una convergencia entre regiones, es decir, para reducir las diferencias de desarrollo entre territorios ricos y pobres dentro de la Unión Europea, se alteraron las preferencias políticas. No fue decisiva la naturaleza del gasto, si este estaba orientado a inversiones o a consumo, sino que por sí solo el desembolso condujo a que la población apoyara en mucha menor medida a los partidos populistas en las urnas. Por tanto, esto supone que las políticas redistributivas (o su ausencia) sí afectan al voto-protesta. Es cierto que se han aplicado a un caso concreto en el que existe un solapamiento de las dimensiones de competición, lo que hace pensar que la hipótesis material tiene más importancia. Ahora bien, sí prefigura que existe una economía política detrás del apoyo a determinados partidos: la redistribución parece frenar al extremismo, aunque, de nuevo, se deba ser cauto al extrapolar la evidencia de un solo país.

Así pues, parece haber una tensión. En el lado de la demanda, la crisis hipotéticamente podría aumentar la búsqueda de redistribución por parte de la ciudadanía. En el lado de la oferta, sin embargo, esta puede empujar en direcciones contrapuestas; puede llevar a que se castigue al Gobierno y al auge del voto-protesta, pero también puede darle una oportunidad para que el primero aborde políticas redistributivas con mayor ambición. Con todo, es importante no ver una traducción inmediata de la crisis económica en el éxito de los partidos extremos. Al fin y al cabo, la Gran Recesión fue una condición necesaria, pero no suficiente, para que se diera esto. Qué dinámica puede terminar destacando más en la crisis del coronavirus, si el voto-protesta o el refuerzo de políticas distributiva, dependerá en última instancia de la propia política partidista.

ANTE EL VICIO DE PEDIR...

Para conocer en qué medida la demanda de redistribución se puede traducir en políticas concretas, es importante dirigir la mirada hacia los incentivos de los agentes. Por más que se haya señalado que los partidos políticos tienen hoy más dificultades para representar amplios segmentos sociales, que se encuentran en un entorno complejo como todos los cuerpos intermedios, siguen siendo, en última instancia, quienes hacen políticas públicas. Un movimiento social puede marcar la agenda y mover el debate, puede estar más o menos organizado o ser evanescente, pero rara vez tienen los recursos, el poder y la capacidad de un partido político. Un *lobby* o un agente social disponen de estructura y medios, pero en general representan intereses más o menos de parte y se especializan en un tema concreto. Los partidos, por el contrario, median entre intereses contrapuestos, tienen continuidad como organizaciones y, además, son los que poseen el monopolio de la competición electoral.[19] Sin embargo, y este es el aspecto fundamental, los actores partidistas no operan en el vacío, sino que se enfrentan a diferentes restricciones a la hora de hacer políticas. Tres son los enfoques que ligan partidos y políticas redistributivas.[20]

En primer lugar, hay una rama clásica en la sociología que apunta que los partidos se orientan a la representación, por lo que sencillamente trasladan a las instituciones los intereses en conflicto, amparando a sus votantes y haciendo políticas en su propio beneficio. Por tanto, según esta tesis, en aquellas circunstancias en las que haya mayorías de izquierdas o partidos de esta naturaleza en el poder tenderá a haber más políticas de redistribución. Es la teoría de los recursos de poder, la cual ya se ha explicado en lo que concierne a la formación de los estados de bienestar europeos. Sin embargo, a medida que ha pasado el tiempo, dicha relación se ha vuelto más débil y las explicaciones de ello son muy diversas.[21] Algunos autores ponen el énfasis en que la integración supranacional (Unión Europea o globalización) reduce el margen de todos los gobiernos para hacer políticas redistributivas, y esto penaliza en particular a los partidos a los que más les interesa esta dimensión, en concreto a los de izquierdas. Otras inciden

19. Aunque la relación entre estos tres agentes es bastante más simbiótica de lo que la literatura sobre el tema da a veces a entender.

20. S. Häusermann, G. Picot y D. Geering, «Rethinking party politics and the welfare state in the literature», *British Journal of Political Science*, 43, 1 (2013), pp. 221-240.

21. E. Huber y J. D. Stephens, *Development and Crisis of the Welfare State. Parties and Policies in Global Markets*, Chicago, University of Chicago Press, 2010.

en que el núcleo de los partidos de izquierda ha tendido a debilitarse, en concreto, el ligamen de los partidos socialdemócratas con los obreros. Hoy representarían más bien a una suerte de clases intelectuales educadas, la izquierda brahmín, para la cual la redistribución es algo menos acuciante.[22]

De un modo u otro, hay buenas razones para pensar que los propios núcleos de la estructura social han ido evolucionando, con lo que es normal que este efecto se debilite. Como ya se ha señalado antes, fenómenos como la división entre *outsiders* e *insiders* o que el hecho de hacer coaliciones de votantes sea más difícil por el incremento de la complejidad social podría estar detrás de esto. Ni siquiera la clase obrera es hoy la misma de hace treinta años, ni por renta ni por intereses.[23] Dada la aparición de nuevas formas de desigualdad, las políticas que deben ponerse en práctica son bastante más complejas, sin que haya una guía clara sobre el modelo que debe seguirse. Puede pensarse que la redistribución preocupará más a unos gobiernos que a otros, pero la equidad necesita acompañarse de eficiencia para su despliegue, con lo que en la presente coyuntura el que haya un Gobierno al que le interese la primera es solo una condición parcial.

Una segunda rama de la literatura ha considerado más relevante el impacto de las instituciones.[24] Por ejemplo, se suele ver que hay una cierta asociación entre sistemas electorales proporcionales y más redistribución. La idea es que como en un sistema así todos los votos son bienvenidos para intentar ganar escaños, los partidos intentan apelar a electorados más amplios. Por tanto, tienen interés en presentar paquetes de gasto público más universalistas y redistributivos. Algo parecido se daría en un sistema parlamentario, en el que diferentes partidos tienen representación y se deben formar coaliciones de Go-

22. T. Piketty, *Capital in the Twenty-First Century*, Cambridge (Massachusetts), Harvard University Press, 2014. [Hay trad. cast.: *El capital en el siglo xxi*, México, Fondo de Cultura Económica, 2014; 1.ª ed. en fr.: París, Seuil, 2013.]

23. Véase P. Simón, *El príncipe moderno...*, cap. 6, «Socialdemocracia, diestra y siniestra», pp. 131-155.

24. T. Iversen y D. Soskice, «Electoral institutions and the politics of coalitions. Why some democracies redistribute more than others», *American Political Science Review*, 100, 2 (2006), pp. 165-181.

bierno. Esto llevaría a que, para satisfacer a los electorados de los socios, el resultado acabase siendo también más gasto. Allí donde, por el contrario, haya sistemas presidenciales o sistemas electorales mayoritarios, las inversiones tenderían a centrarse solo en algunos territorios, los que decantan las elecciones, además de ser menos ambiciosos los cambios en los presupuestos cuando gobierna un partido (ya que tiene contrapesos).[25] Incluso se ha discutido si la descentralización política también reduciría la redistribución al aumentar el número de puntos de veto para un acuerdo, por más que la evidencia sea menos concluyente en este sentido.[26] En todo caso, lo relevante es que las instituciones son importantes porque condicionan las relaciones de poder.

En otros casos también se hace referencia al propio sistema de partidos como un condicionante crucial. Que haya diferentes líneas de ejes de competición y que no se solapen (como el GAL-TAN) puede hacer más complicado que afloren debates ligados a la redistribución. Además, también se sabe que las sociedades divididas étnica, lingüística o religiosamente suelen tener fracturas que hacen más complicado acordar políticas que no estén restringidas a un grupo concreto.[27] Por tanto, los agentes pueden ser dependientes de determinados electorados o grupos que no necesariamente tengan una agenda redistributiva. Esto exige entonces que la presencia de un Gobierno determinado (a izquierda o a derecha) debe ser puesta en su contexto, ya que las mayorías políticas vienen tanto matizadas por las instituciones como constreñidas por ellas.

Finalmente, algunos académicos consideran que la redistribución estará siempre condicionada por la estructura de la desigualdad social del país, lo que viene a significar la lejanía o la proximidad re-

25. Los mismos que controlan al ejecutivo y pueden garantizar la continuidad del sistema democrático incorporan un sesgo en favor del *statu quo*.

26. P. Beramendi, «Political institutions and income inequality. The case of decentralization», WZB Berlin Social Science Center, Markets and Political Economy Working Paper (N.º SP II, 9) (2003).

27. A. Alesina y E. L. Ferrara, «Ethnic diversity and economic performance», *Journal of Economic Literature*, 43, 3 (2005), pp. 762-800.

lativa entre los ingresos de las clases.[28] Si las clases medias tienen una distancia de renta reducida con los más pobres, serán más propensas a vivir de manera similar, a residir en barrios parecidos, a llevar a sus hijos e hijas a las mismas escuelas. Además, si la distancia entre las clases medias y las pobres son pequeñas, siempre hay mayores probabilidades de caer en la pobreza. Por tanto, esto ayudaría a que dichas clases desarrollaran más solidaridad con la gente menos acomodada y que fueran más sensibles frente a argumentos a favor de la redistribución. Sin embargo, si las clases medias están más cerca de las altas (y menos de las populares), entonces aumenta su perspectiva de que también pueden ascender en la escala social, lo que reforzaría su afinidad con respecto a ellas. Y, por tanto, no querrían necesariamente que el papel del Estado fuera importante para reforzar la igualdad. Así pues, en el fondo hay una materia prima previa y es en qué medida la propia estructura social facilita tejer alianzas entre clases.

Todos estos elementos (el ideológico, el institucional y la propia estructura de desigualdad) son restricciones claves para que se pueda entender en qué medida los gobiernos podrán tejer coaliciones a favor de la redistribución. Por supuesto, y esto es lo más importante, se trata de algo muy contingente a cada contexto político. Durante el estallido de la pandemia, los gobiernos asumieron poderes especiales que en muchos casos les dieron un mayor margen de maniobra político y que, al igual que se tradujo en actuaciones en el frente sanitario, también lo hizo en el económico.

Se puede asumir que el *shock* sería particularmente fuerte en las economías del sur de Europa, donde se puede producir esa mayor pulsión por la redistribución. Del mismo modo, en tres de los cuatro países (Italia, España y Portugal) gobernaban partidos de centroizquierda, ya sea en solitario o en coalición. Se podría pensar que estos países deberían defender políticas en una misma dirección. Sin embargo, estas naciones son las que presentan un menor margen fiscal y también tienen estados de bienestar poco redistributivos (de los que menos en la Unión Europea). Del mismo modo, su estructura social

28. N. Lupumy y J. Pontusson, «The structure of inequality and the politics of redistribution», *American Political Science Review*, 105, 2 (2011), pp. 316-336.

hace que, en general, su tasa de desigualdad social y pobreza fuera parecida y, por tanto, donde más personas podrían verse afectadas por la crisis de la COVID-19. Así pues, de entrada, se podría esperar un movimiento concertado de políticas públicas..., pero los constreñimientos no eran los mismos.

Cuando estalló la pandemia, en Portugal gobernaba el Partido Socialista (PS), lo que le daba más margen de reacción. Pese a ser un país con menos renta y tener un Gobierno en minoría, no había mayorías alternativas en el Parlamento y su forma de estado es centralizada. El Gobierno de Italia, del Partido Democrático (PD) con el Movimiento 5 Estrellas, disponía de mayoría, pero era de coalición y, dada su tradición de caída de gabinetes, no tenía por qué traducirse en una continuidad política en su tecnoestructura. Por último, el Gobierno de España combinaba el hecho de ser un coalición minoritaria del PSOE con Unidas Podemos (UP), que apenas tenía 155 diputados, con unos apoyos muy heterogéneos y territoriales en la Cámara, y con un modelo de competencias descentralizado. Por tanto, las resistencias que se debían vencer o los puntos de veto que superar, si se quiere, eran superiores en este último caso.[29]

En cualquier caso, la literatura suele poner mucho énfasis en explicar la estabilidad de las políticas, pero bastante menos en el cambio de estas. Esto suele inducir a una cierta falacia historicista, ya que los hechos pasados se suelen ver como obvios e inevitables, dado que se puede constatar el resultado final. Sin embargo, aunque las condiciones estructurales en origen pudieran favorecerlo más o menos, los agentes, en sus decisiones, sí marcaron la diferencia. Algo parecido ocurre con la potencial construcción de una coalición favorable a la redistribución y su despliegue desde el Gobierno. Por tanto, es necesario preguntarse si existe la oportunidad de intentar transitar de nuevo ese camino y de marcar la diferencia a partir de la crisis provocada por el coronavirus.

29. Esto no impidió que el Gobierno tendiera a usar y a abusar del real decreto ley, que después debe ser convalidado por el Congreso, pero que le servía para intentar esquivar la falta de apoyos.

Surfeando un tsunami de desigualdad

La crisis de la COVID-19 trajo inmediatamente consigo un enorme incremento de la desigualdad. De entrada, desde la perspectiva sanitaria, los sectores más vulnerables de la sociedad tuvieron una mayor propensión a contraer la enfermedad. Esto fue una tendencia global; la incidencia del virus fue muy superior en los barrios más modestos que en los acomodados. Los datos apuntaban de manera concluyente en la misma dirección (desde Londres hasta Santiago de Chile o Ciudad de México, pasando por Madrid o Barcelona).[30] Este hecho también se contrastó cuando se comprobaron las ocupaciones menos cualificadas: un chófer, un vigilante o un operario en el Reino Unido tuvieron más probabilidades de contagiarse del coronavirus y casi el doble de tasa de mortalidad en las etapas más duras de la pandemia. Esto, además, también se asocia fuertemente con otros factores, como pertenecer a colectivos inmigrantes o, en el caso de Estados Unidos, a grupos étnicos como los hispanos o los negros.[31]

Las razones de ello eran diversas. Los colectivos más modestos no disponían de hogares independientes, por lo que era más complicado aislar la casa, en especial cuando, como sucede en muchos casos, conviven varias familias. Los sectores con menos recursos también tienden a sufrir enfermedades crónicas en mayor medida, como diabetes o colesterol, lo que les hace particularmente propensos a pasar por mayores dificultades si contraen la COVID-19. Pero, quizá el factor más importante era el tipo de sectores en los que trabajaban estas personas, todos de escasa remuneración, lo que llevaba a pensar que muchos de estos colectivos no se podrían permitir permanecer confinados. Mal pagados, obligados a desplazarse en transporte público, ocupados en sectores que no podían teletrabajar o que eran conside-

---

30. «Los barrios ricos se confinan mejor, según los datos de móviles recopilados por el INE», <https://www.niusdiario.es/ciencia-y-tecnologia/tecnologia/espana-barrios-ricos-confinan-mejor-segun-datos-telefonos-moviles-recolectados-instituto-nacional-estadistica-coronavirus-covid-19_18_2931870317.html>.

31. EurekAlert!, «Race and income shape COVID-19 risk», <https://eurekalert.org/pub_releases/2020-04/buso-brr042820.php>.

rados esenciales, necesariamente iban a estar más expuestos a los contagios. Recluirse para proteger su salud era un lujo que no estaba al alcance de sus bolsillos.

Pero, además, si esto ya pasaba desde la perspectiva sanitaria, desde la económica no sería diferente. A diferencia de lo que ocurrió con la peste negra, cuyo impacto redujo la desigualdad e incrementó los salarios, el impacto directo del Gran Confinamiento para contener la pandemia afectaría más a sectores económicos en los que trabajaba la gente más vulnerable. Se trata de un contexto en el que lo que se cierra primero al público son los establecimientos recreativos, los turísticos, los más orientados al sector servicios... hablamos de sectores sociales que normalmente tienen mayor precariedad y salarios más bajos. Por el contrario, aquellos que pueden desarrollar funciones de teletrabajo (con más o menos normalidad) son los más intensivos en capital humano y en tecnología, desde un funcionario hasta un profesor o un asesor fiscal. Por tanto, los ciudadanos con más ingresos tuvieron ante sí un nivel de exposición menor a la crisis.

En economías muy dependientes del turismo o terciarizadas, como es el caso de España, la crisis agrandó la brecha y la polarización en términos de salarios. Desde la perspectiva productiva, a su vez, no había demasiadas dudas de que este contexto podría servir para impulsar dinámicas que la Cuarta Revolución Industrial ya había puesto en marcha, como, por ejemplo, la tecnificación de tareas y procesos de las empresas. Muchas industrias, cadenas globales, aprovecharon la ocasión para reubicar o cerrar sus empresas en países filiales. Así, el resultado de la pandemia fue un incremento en la desigualdad, como se pudo constatar desde las fases iniciales en España, el Reino Unido o Estados Unidos.[32] Un escenario tan duro como realista.

Con todo, rara vez los equilibrios políticos y sociales se mueven en tiempos de bonanza. Lo más normal es que sean fruto de cambios, de violentos *shocks*, y siempre en zigzag. Aunque hay cambios estructurales que se producen en las sociedades de manera lenta, no es

---

32. A. Adams-Prassl, T. Boneva, M. Golin y C. Rauh, «Inequality in the impact of the coronavirus shock. New survey evidence for the UK», Cambridge-INET Working Paper Series (septiembre de 2020).

irrelevante el papel de la agencia en un momento determinado. Puede que haya cambios sociales más o menos abruptos, pero hay ventanas de oportunidad que permiten fijar hacia dónde se transita después. Es lo que se conoce como *critical junctures*, situaciones de incertidumbre en las que las decisiones tomadas por los actores son fundamentales para fijar unos equilibrios institucionales, en sentido amplio, de los muchos posibles.

¿Se puede plantear que la crisis de la COVID-19 obedece a este patrón? El impacto directo es indudable y muy corrosivo para el tejido social. A propósito de sus efectos indirectos (en cuanto a las preferencias de los ciudadanos) y de los propios agentes (en cuanto a la política representativa), aún se trata de una hipótesis. Entre otras razones porque estos últimos componentes necesitan que el polvo se aposente. Podrían ser cambios circunstanciales en las preferencias sociales que se dieran a corto plazo, de forma súbita, pero que pronto remitieran; algo parecido a esos efectos a favor de la tecnocracia y de los gobiernos. Ahora bien, es posible que no se pueda conocer la reacción de los propios valores de la ciudadanía hasta que se termine de perfilar si los efectos de la pandemia serán más o menos coyunturales. Es decir, en su comienzo todavía se planteaba la posibilidad de un rápido retorno a la normalidad, pero en la medida en que se constate si sus efectos podrían ser más prolongados, así como sus secuelas, la ventana de oportunidad para armar nuevas coaliciones políticas será mayor.

En todo caso, una vez más, se perfilan fuerzas contrapuestas. Si se sigue la lógica anterior, la polarización social y de salarios asociada al impacto del coronavirus debería llevar a una menor preferencia por la redistribución, y, por tanto, a socavar las bases de apoyo al Estado de bienestar. Se podría plantear que, por más que haya una preferencia latente a favor del igualitarismo, o incluso actores que quieran impulsar esa agenda, es complicado que se vaya a persuadir de la necesidad de un nuevo contrato social si hay sectores económicamente muy alejados entre sí. Más diferencia en la estructura social haría que los lazos de solidaridad tendieran a desaparecer, por lo que, en el fondo, la desigualdad creada por la COVID-19 se vería reforzada por una menor preferencia por la igualdad.

Sin embargo, a este argumento se le puede dar la vuelta si se considera que las preferencias por la redistribución pueden incorporar un elemento intertemporal de interés individual: la dimensión del Estado de bienestar como un seguro frente a imprevistos. Según este argumento, la preferencia por la redistribución es mayor cuando el riesgo a perder el empleo y a sufrir pérdidas de ingresos es más alto,[33] como sucedía en el caso de l'Aquila ya explicado. Supongamos que hay riesgo de más pandemias en el futuro o rebrotes y sucesivas olas que fuerzan a nuevos confinamientos; supongamos, además, que esas dinámicas aún se aceleran más con un cambio tecnológico que trae consigo más volatilidad en el empleo (los hábitos de ocio y consumo cambian a partir de este nuevo escenario): una vez más, lo que podría generar es justamente una mayor demanda en favor de programas sociales más generosos para compensar la incertidumbre en ingresos y en empleo producida por estas circunstancias.

Este hecho ha sido documentado por lo que toca al impacto de la tecnología en la preferencia por la redistribución.[34] Según estas aproximaciones, la intensidad en la exposición a tareas rutinarias de los individuos en determinadas ocupaciones es un elemento que podría hacer que prefieran una mayor redistribución. Dicho de otro modo, que estos trabajadores opten por más transferencias de renta que no operen por medio del mercado de trabajo para que les sirvan de cobertura ante los riesgos que provoca el cambio tecnológico. Este efecto, además, sería particularmente intenso entre aquellas ocupaciones más expuestas a la sustitución tecnológica y con más ingresos, dado que son los que más renta tienen que perder (porque, sí, un profesor o un abogado pueden ser tan sustituibles por un robot o un algoritmo como un cajero o un obrero industrial).

Esta literatura es interesante porque desvela una paradoja. Mientras que la polarización salarial, la pérdida de fuerza sindical o la ter-

---

33. T. Iversen y D. Soskice, «An asset theory of social policy preferences», *American Political Science Review*, 95, 4 (2001), pp. 875-893.

34. S. Thewissen y D. Rueda, «Automation and the welfare state. Technological change as a determinant of redistribution preferences», *Comparative Political Studies*, 52, 2 (2019), pp. 171-208.

ciarización de la economía podría generar una menor demanda de redistribución, el cambio tecnológico y el riesgo de mayor desempleo podría causar lo contario. Esto, de hecho, podría hasta abrir la oportunidad de construir coaliciones que atraviesen la división entre *insiders* y *outsiders* al margen de los niveles de ingresos; un punto de partida que puede ser el arranque para hacer de la crisis sanitaria una oportunidad que permita revisar los equilibrios políticos que sostienen nuestros modelos de bienestar. Por tanto, no es descabellado pensar en fuerzas que empujan en esa dirección.

Así pues, en el fondo, la crisis del coronavirus plantea un marco que puede precipitar cambios. De manera directa, su impacto difiere del de una gran catástrofe «tradicional» y carece de sus efectos igualadores. Es más, opera en el sentido inverso de modo casi mecánico, incrementando la desigualdad, en especial en países sin los contrafuertes sociales para amortiguarlo. Esto hace que el primer golpe lo reciban los sectores más vulnerables. Distinto es el efecto indirecto por un probable incremento de las preferencias de redistribución para tratar de compensarlo. Ahora, esta pulsión no carece de restricciones para que se pueda llevar a la práctica. Los agentes, en sentido amplio, deben adoptar decisiones en un marco de incertidumbre con una capacidad para armar coaliciones electorales más limitada, en un contexto de importante polarización y fragmentación política. Con todo, y pese a esas restricciones, la crisis de la COVID-19 deja tras de sí un escenario abierto en el que, sin duda, el hierro está candente; el golpe que se le dé ahora prefigurará su forma futura. Quizá no todo sea posible, pero ningún desenlace es inevitable.

8

Unión Europea: los polvos y los lodos

El 3 de abril de 2020, en una entrevista a un medio de comunicación italiano, la presidenta de la Comisión Europea, Ursula von der Leyen, pidió disculpas a Italia: «Cuando hacía falta una respuesta común europea, muchos pensaron en sus propios problemas». Esta declaración ya ofrecía un cambio bastante sustancial con respecto a lo que habían sido otras crisis pasadas en la Unión Europea. Por poner un ejemplo, el anterior presidente de la Comisión Europea, Jean-Claude Juncker, no reconoció en público el error cometido en la gestión de la crisis económica de Grecia hasta cuatro años después. Algo que no fue óbice para que en las fases iniciales de la pandemia numerosas voces críticas considerasen que la Unión Europea estaba reaccionando tarde y mal frente a su enésima crisis existencial.

La Unión Europea no venía precisamente de pasar sus mejores momentos. Las cicatrices de la Gran Recesión habían sido profundas, la crisis de los refugiados de 2015 había demostrado la incapacidad de la organización supranacional para dar una salida a una crisis humanitaria, en varios de sus miembros el retroceso autoritario era cada vez más visible y aún se debían gestionar los detalles de la salida del Reino Unido. Todo ello en un contexto de una mayor tensión entre China y Estados Unidos, en el que una potencia como la Unión Europea, comprometida con el multilateralismo, veía que el nuevo mundo con el que le tocaba lidiar estaba basado cada vez más en crudas relaciones de poder. Por si fuera poco, la crisis de la COVID-19 tocó la fibra del Viejo Continente cuando apenas hacía medio año que se había renovado el personal de sus principales instituciones.

Sin embargo, la Unión Europea iba a ser uno de los tableros fundamentales del juego político durante la crisis del coronavirus, especialmente para los países de la zona euro. La razón es fácil de entender: el margen fiscal de los estados para reaccionar a la crisis económica iba a depender de las decisiones europeas. Esto era clave porque los gobiernos sabían bien que aplicar políticas de compensación más o menos ambiciosas iba a depender del hecho de poder financiarlas. Esto último era un asunto muy sensible en aquellas naciones que sabían que iban las más damnificadas por la crisis, pues estas, a su vez, tenían estados de bienestar más precarios y unas finanzas públicas bastante más frágiles.

Además, las decisiones que se adoptaran en aquel contexto concreto serían muy importantes porque iban a marcar el margen de maniobra en el futuro. Todos los países iban a lanzar unos ambiciosos planes de gasto público para compensar el *shock*, pero no todos tenían la misma capacidad de salir de la crisis a igual velocidad. Si, de nuevo, la Unión Europea quedaba lastrada en su recuperación, como ya pasó tras la crisis de 2008, podría ser un tropiezo que hiciera ya inevitable su decadencia política y económica a nivel global. Por tanto, no solo importaban las decisiones en cuanto a la política interna de sus estados miembros, sino también a la prevalencia de la propia región.

Así pues, sin considerar el escenario europeo es imposible tener una perspectiva general de la crisis del coronavirus. Ahora bien, la cuestión en este asunto no es tanto poner un adjetivo a la actuación de la Unión Europea como identificar bien dónde están los cuellos de botella en la toma de decisiones. En particular, en saber si la crisis del coronavirus iba a ser la oportunidad para superarlos o iba a reforzarlos todavía más; en saber si los avances en la integración eran un espejismo temporal hasta que se repitieran las pesadillas de la Gran Recesión.

La materia prima de la Unión

Uno de los principales problemas que tiene la Unión Europea es la trampa de las expectativas. Con frecuencia, la dificultad de comprender sus procesos internos, la complejidad de su organización, hace que el hueco que deja la falta de información tienda a llenarse con proyecciones o con actos de fe. Por eso es frecuente que el debate termine oscilando entre los que sueñan con unos Estados Unidos de Europa y quienes la ven como una gris maquinaria burocrática o como una mera unión de mercaderes y banqueros. Quizá por eso el primer reto a la hora de afrontar el proceder dentro de la Unión Europea sea intentar comprender de manera realista qué es y cómo funciona, para saber, a partir de ahí, qué puede hacer y qué no.

La Unión Europea es una comunidad política de derecho, una organización supranacional *sui generis*, que sirve para la integración y gobernanza común de veintisiete países de Europa (porque el Reino Unido ya está oficialmente fuera). Su origen es posterior a la Segunda Guerra Mundial, cuando se firmaron los famosos tratados que dieron pie a las Comunidades Europeas, formadas en 1957.[1] Su construcción fue incremental y, desde los países fundadores del Benelux (Bélgica, los Países Bajos y Luxemburgo), con Francia, Alemania e Italia, se fue expandiendo al resto del continente. La Unión Europea no nace con tal denominación hasta el Tratado de Maastricht en 1992, y es que es muy importante recordar que este proceso de integración se basa en el derecho. Es decir, los diferentes países se integran mediante tratados internacionales acordados voluntaria y democráticamente. El último tratado en ser ratificado ha sido el de Lisboa, de 2007, que es el que delimita la actual arquitectura institucional de la Unión Europea.

Su proceso de construcción, de una sedimentación de más de cincuenta años, ha llevado a un complejo entramado de competencias entre niveles. El nivel comunitario conserva atribuciones exclusivas sobre temas como aduanas, política de competencia, moneda (si estás en el euro) o comercio. En otros aspectos, como mercado único, medio ambiente, agricultura o investigación, las competencias son compartidas, es decir, los estados pueden promulgar leyes solo si la Unión Europea no ha propuesto ya una legislación o si ha decidido

---

1. R. Tamames y M. López, «Una historia de la Unión Europea», *La Unión Europea*, Madrid, Alianza, 1994.

que no lo hará. Finalmente, en otros asuntos, la Unión Europea solo puede apoyar, coordinar o complementar la actuación de los miembros, como en industria, educación o (atención) salud pública. Por tanto, se sigue la lógica de que en aquellas cuestiones que tocan más duramente al núcleo clásico de la soberanía, como defensa, interior o relaciones exteriores, la Unión Europea tiene mucho menos que decir.

Un aspecto muy importante que ha de destacarse es el carácter híbrido de la Unión Europea, que se traduce en que esta funciona de una manera muy diferente según el asunto que se trate. En algunas materias, en las que la Unión Europea tiene más competencias, funciona casi como una federación y las decisiones se adoptan por mayoría. En otras, que suelen estar más conectadas con atribuciones propias de los estados soberanos, tiene un carácter casi de confederación y las decisiones se adoptan por unanimidad. Por desgracia para la Unión Europea son estos temas, los más políticos, los que más van a importar, justo aquellos en los que las instituciones comunitarias tienen un menor margen de maniobra.

Por si esto no introdujera suficiente complejidad, el propio entramado institucional de la Unión Europea no es precisamente sencillo. El ejecutivo colegiado de la Unión Europea es la Comisión Europea, con un miembro por cada Estado. La Comisión Europea promueve el interés general de la Unión Europea y es la «guardiana de los tratados». Los comisarios tienen mandatos de cinco años y la actual presidenta es Ursula von der Leyen. Es a este órgano al que le corresponde la iniciativa legislativa, pero luego tiene que colegislar con otros dos órganos. De un lado, el Parlamento Europeo, directamente votado por los ciudadanos de los estados miembros, y que también desempeña atribuciones presupuestarias y de control político. Del otro, el Consejo (de la Unión Europea), que reúne a los ministros del ramo que corresponda (según el asunto) de los distintos estados. Cuando las dinámicas en la Unión Europea funcionan como *bussiness as usual*, lo normal es que, entre estas tres instituciones, con alambicados equilibrios de poderes, se terminen haciendo las normas comunitarias.

Ahora bien, cuando llega el momento de poner orden, salta a la palestra el Consejo Europeo,[2] cumbre de los jefes de Estado y de Gobierno de la Unión Europea. No legisla, es cierto, pero fija las prioridades, aborda cuestiones sensibles o complejas (como crisis pandémicas, por decir algo) y propone nombramientos. Su presidente es hoy el antiguo primer ministro de Bélgica, Charles Michel, aunque esta figura tiene un papel arbitral. Y aquí, justamente, es donde las decisiones tienden a adoptarse por unanimidad, lo que lleva a que se priorice la lógica intergubernamental. Además, aunque la Comisión Europea sea independiente, los presidentes de los estados miembros controlan tanto a sus ministros en el Consejo (de la Unión) como a sus propios grupos del Parlamento Europeo, lo que provoca un efecto de arrastre en la toma decisiones. Es en este foro donde se adoptan acuerdos tan delicados como los relacionados con el Brexit o la gestión de los refugiados de Siria.

Finalmente, también existen otras instituciones, como el Tribunal de Justicia de la Unión Europea (con un juez por cada Estado miembro y once abogados generales que velan por el derecho de la Unión Europea),[3] el Consejo de las Regiones (que representa a las entidades regionales), el Tribunal de Cuentas (que fiscaliza los gastos) o el Banco Central Europeo (BCE), que rige para los países de la zona euro. Este último, con el mandato de garantizar la estabilidad de precios (controlar la inflación), está presidido desde 2019 por Christine Lagarde, antigua presidenta del FMI, y es importante prestarle atención (para tenerla en cuenta más adelante).

Esta enorme complejidad en la toma de decisiones ha llevado a que con frecuencia se critique el «déficit democrático» de la Unión Europea. En toda esta maraña de instituciones, ¿dónde quedan las decisiones refrendadas por los ciudadanos? ¿Contamos para algo? Este argumento ha sido desplegado en muchas direcciones.[4] La inte-

---

2. No debe confundirse con el Consejo de Europa. La diferencia entre los dos suele ser una pregunta de trivial (y de examen).

3. No debe confundirse con el Tribunal Europeo de Derechos Humanos de Estrasburgo. Es fascinante ver cómo hay ganas de complicarlo todo, ¿verdad?

4. F. Decker, «Governance beyond the nation-state. Reflections on the democratic deficit of the European Union», *Journal of European Public Policy*, 9, 2 (2002), pp. 256-272.

gración europea ha sido un proceso de carácter intergubernamental en el que los ejecutivos, mediante la firma de tratados, han transferido competencias y han diseñado la estructura de la Unión Europea. Esto ha hecho que se alegue que los parlamentos nacionales han perdido su capacidad de control y fiscalización en la toma de decisiones, algo que se ha ejercido por medio de un refrendo *a posteriori* de dichos acuerdos. Además, el único órgano votado directamente, el Parlamento Europeo, ha sido históricamente muy débil. Y, por más que sea cierto que no ha hecho sino ganar importancia en los tratados recientes, sigue estando muy lejos de las atribuciones de un Parlamento nacional.

Otra crítica que se señala es que en las elecciones europeas no se pelea por el control de una agenda política comunitaria con base en divisiones ideológicas. Antes bien, son elecciones secundarias para los ciudadanos, que siempre piensan más en clave nacional. Como no hay capacidad real para elegir un ejecutivo (la Comisión Europea nace de equilibrios políticos a propuesta de los estados) y al final siempre se da una gran coalición entre populares, socialdemócratas y liberales, resulta imposible establecer un mandato político en la Unión Europea, razón por la que la participación electoral es siempre muy reducida. Después de todo, las instituciones europeas están muy alejadas del ciudadano y son extremadamente complejas, con muchas decisiones tomadas en acuerdos secretos y con barreras comunicativas y de opinión pública. Esto contribuiría de manera crucial a que no hubiera un auténtico *demos* europeo, un sentimiento común compartido.

Finalmente, también existe la conocida como «crítica socialdemócrata».[5] La idea es que, teniendo en cuenta todo lo anterior, los equilibrios de pesos y contrapesos, se produce un constreñimiento en la toma de decisiones que hace que las preferencias del votante mediano europeo, más hacia la izquierda, no sean decisivas a la hora de fijar las políticas que adopta. Además, la Unión Europea habría permitido políticas de liberalización de servicios, política agraria, etcéte-

---

5. G. Dale y N. El-Enany, «The limits of social Europe. EU law and the Ordoliberal agenda», *German Law Journal*, 14, 5 (2013), pp. 613-649.

ra, que, de haberse tenido que aplicar en un ámbito nacional, habrían sido frenadas o moduladas por los actores políticos tradicionales, como los partidos o los sindicatos. Por tanto, no solo existiría un déficit democrático, sino que también habría un sesgo en favor de una tecnocracia orientada a decisiones de corte liberal.

Dadas estas limitaciones, ¿se puede calificar como democracia un país en el que las elecciones nacionales no deciden la composición de un Gobierno porque hay una coalición permanente de los principales partidos? ¿Un país en el que el mayor poder está en manos de sus unidades federadas que deben llegar a alambicados acuerdos entre ellas para aplicar políticas comunes? ¿O uno en el que las decisiones son el fruto de complicadas interacciones con *lobbies*, ciudadanos y reguladores? Lo cierto es que se podría asignar esta etiqueta a países como Suiza; de hecho, se trata de un modelo de democracia en el que el acuerdo y la transacción como principios pesan más que poner a uno u otro Gobierno. Por tanto, en el fondo, la Unión Europea sería una especie de democracia consociativa.[6] Es decir, una democracia en la que no prima el principio de hacer la voluntad de la mayoría, sino la búsqueda de acuerdos y pactos entre diferentes.

Con frecuencia se pone el foco en que hay que reformar a fondo las instituciones comunitarias para su democratización, pero algunas críticas a la Unión Europea son injustas. Por ejemplo, la Unión Europea tiene procedimientos más transparentes que la mayoría de los estados miembros, incluido España. La mayoría de los *lobbies* que actúan en su seno y triunfan en sus propuestas son de corte ciudadano. El Parlamento Europeo ha ido ganando en importancia y, en paralelo, hasta los temas europeos comienzan a ocupar un lugar destacado en los informativos: quizá la pandemia haya sido la prueba más clara de que sí existe una esfera de comunicación europea. Además, en el debate público con frecuencia se mezclan todas las instituciones en un «Bruselas», sin identificar exactamente dónde están las responsabilidades, lo que contribuye a emborronar el debate.

Sin embargo, eso no quita para que la toma de decisiones en la

6. A. Lijphart, *Patterns of Democracy. Government Forms and Performance in Thirty-Six Countries,* 2.ª ed., New Haven (Connecticut), Yale University Press, 2012.

Unión Europea siga siendo lenta y compleja. Tampoco el hecho de que no se hayan cometido importantísimos errores de tipo político, a veces avanzando en la formulación de un diseño institucional y de competencias que puede haber llevado a callejones sin salida. Esto quizá responda a la creencia de que el proyecto europeo era algo inevitable y casi teleológico, lo que durante la última década se ha mostrado como una idea tan arrogante como temeraria.

Perro flaco

La crisis del coronavirus iba a suponer un importantísimo reto para todas las economías del planeta. El FMI declaró el 9 de abril de 2020 que la recesión mundial en la que nos íbamos a adentrar sería mayúscula y que golpearía más severamente a aquellos países con estados más débiles. Pero no solo a ellos. Por poner un ejemplo, en apenas tres semanas desde que comenzó la emergencia sanitaria, en Estados Unidos las solicitudes de desempleo se dispararon hasta los dieciséis millones (y eso viniendo de una situación de casi pleno empleo y en un año de elección presidencial). Ni que decir tiene que la situación de Europa, en especial la de los países del sur, donde el confinamiento tuvo una mayor severidad por ser uno de los primeros focos de contagio, fue también de una enorme crudeza. Sin embargo, en este último caso, el margen para desarrollar políticas económicas de esos gobiernos iba a depender de la negociación en el plano comunitario, y, más en concreto, de las instituciones de gobernanza de la zona euro. Pero cuando la crisis del coronavirus golpeó al mundo, la Unión Europea no atravesaba su mejor momento. De hecho, apenas estaba superando las secuelas del paso de sus cuatro jinetes del Apocalipsis.

El primer jinete o, si se prefiere, la primera gran crisis, fue el enfrentamiento entre los países del norte y del sur de Europa por la gestión de la Gran Recesión. La construcción europea fue posible en sus orígenes gracias al conocido como «consenso permisivo».[7] Esta

---

7. L. Hooghe y G. Marks, «A postfunctionalist theory of European integration. From permissive consensus to constraining dissensus», *British Journal of Political Science*, 39, 1 (2009), pp. 1-23.

idea, de bastante predicamento en la literatura especializada, se refiere a que, como en la integración europea los beneficios eran tan amplios y llegaban a tantas capas sociales, la ciudadanía ni siquiera le prestaba atención. Se tenía un interés limitado en cómo funcionaban las instituciones y se confiaba en los actores nacionales para gestionarla; la familia conservadora y la socialdemócrata eran las principales capitanas de dicha dinámica. Ante este hecho parecía que ceder poderes a Europa era un juego de suma positiva, sin que se vislumbraran contraindicaciones en el proceso. Solo parecía tener elementos beneficiosos.

Sin embargo, esta idea comenzó a quebrarse a partir del Tratado de Maastricht y la Constitución Europea, acuerdos cada vez más disputados por la opinión pública. Incluso esta última fue rechazada en referéndums en Francia o en los Países Bajos, lo que mostraba hasta qué punto la politización de la integración europea iba en aumento.[8] Este hecho todavía dio otra vuelta de tuerca con la propia creación de la zona euro, que se tradujo en constituir una moneda común, pero sin considerar el pilar fiscal y social. Ello hizo que, en un contexto de aparatos productivos muy diferentes, los tipos de interés comunes fijados por el BCE, cuyo mandato es solo controlar la inflación, propiciaran dinámicas económicas distintas entre países y crearan burbujas crediticias en países como España o Grecia. Esto hacía pensar que ni de lejos se estaba ante meras decisiones técnicas, sino que se habían transferido instrumentos de política económica con efectos distributivos, con ganadores y perdedores. Cuando se produjo la caída de Lehman Brothers en Estados Unidos todo se precipitó.

La crisis económica, que en países como España supuso un importante incremento del desempleo, no tardó en mutar en una crisis de deuda en el seno de los países considerados más débiles dentro de la Eurozona.[9] Los tipos de interés para financiar sus bonos soberanos

8. P. Taggart, «Questions of Europe-The domestic politics of the 2005 French and Dutch Referendums and their challenge for the study of European integration», *Journal of Common Market Studies*, 44 (2006), p. 7.

9. M. Copelovitch, J. Frieden y S. Walter, «The political economy of the euro crisis», *Comparative Political Studies*, 49, 7 (2016), pp. 811-840.

no dejaron de subir en un tiempo en el que toda la opinión pública descubrió qué significaba la prima de riesgo. Esto trajo consigo la creación de mecanismos específicos de ayudas intergubernamentales (Mecanismo Europeo de Estabilidad: MEDE) bajo la supervisión del BCE, el FMI y la Comisión Europea (conocidos popularmente como troika). A cambio de la concesión de los préstamos, los países debían llevar adelante una serie de programas de ajuste y de reformas estructurales para asegurar la sostenibilidad de sus cuentas públicas. En los años siguientes fueron «rescatados» países de la zona euro como Irlanda, Portugal, Grecia, Chipre y otros externos como Hungría, Letonia y Rumanía. En algunos lugares, como España, se intervino el sistema bancario.

Los procesos de intervención económica de la troika supusieron un importante reto para los partidos tradicionales. Al margen del color político, los gobiernos debieron aplicar recetas semejantes ante las restricciones que suponía la injerencia externa. Incluso las formaciones de la oposición no pudieron desviarse de las políticas acordadas una vez que reemplazaban en el poder a los anteriores gobiernos. Este hecho, la aplicación de políticas impopulares en esos países bajo supervisión de organismos internacionales, derivó en una importante insatisfacción social[10] que, combinada con la incapacidad de los partidos del sistema para visibilizar una alternativa, trajo consigo el crecimiento electoral de fuerzas euroescépticas y *antiestablishment* populistas.

De la gestión de la política de rescates vino el eje de ruptura entre los países deudores (sobre todo el sur de Europa) y los acreedores (el centro y el norte). El proceso intergubernamental en la toma de decisiones y la diferente fuerza entre estos dos bloques, con especial preponderancia de Alemania, facilitó aplicar ajustes fiscales en el sur de Europa, al margen del descontento político que causaba en los electorados nacionales. Solo tras el compromiso expreso del presidente del Banco Central Europeo, Mario Draghi, de salvar al euro

10. Ahora bien, este impacto no fue simétrico en todos los electorados europeos, ya que en el centro y en el norte de Europa la confianza de los ciudadanos en sus sistemas políticos continuó siendo alta.

«cueste lo que cueste», y, sobre todo, tras la mejora de la situación económica, el conflicto amainó. Sin embargo, las cicatrices económicas y sociales que dejó fueron lo suficientemente profundas para que los sistemas de partidos del sur de Europa quedaran seriamente tocados. El conflicto entre la Grecia de Syriza y la troika fue el mejor ejemplo de aquella dinámica.[11] Después de todo, hay literatura especializada que señala que la mayor lentitud en la recuperación de la Eurozona con respecto a otras zonas del mundo tuvo mucho que ver con estos desacuerdos políticos.[12]

Junto con esta brecha entre el norte y el sur, a partir del año 2015 comenzó a cristalizar una nueva entre los miembros del oeste y del este de la Unión Europea. Con la guerra civil en Siria como detonante, se produjo una masiva demanda de asilo y un gran flujo de migrantes económicos hacia la Unión Europea por vías regulares e irregulares (hacia Grecia y Bulgaria desde Turquía y hacia Italia desde Libia). Considerada una de las mayores crisis de refugiados desde la Segunda Guerra Mundial, según datos del Alto Comisionado de las Naciones Unidas para los Refugiados (ACNUR), en 2015 se llegó a los 951.412 migrantes y refugiados con destino a Alemania, Suecia, Italia y Francia. Además de este flujo, se estima que unas 2.850 personas fallecieron en el Mediterráneo al intentar llegar a Europa. Tras el fracaso en la aplicación del reglamento Dublín III[13] para la gestión de las cuotas de refugiados, esta crisis se tradujo en políticas tan dispares como la acogida de cientos de miles de ellos por parte de Alemania y el cierre de fronteras por parte de Hungría. Una gestión que tuvo un impacto muy importante en las opiniones públicas europeas.

---

11. Para conocer mejor el contexto griego que propició la llegada de Syriza al poder, véase S. Kalyvas, *Modern Greece. What Everyone Needs to Know*. Oxford, Oxford University Press, 2015.

12. M. Copelovitch, J. Frieden y S. Walter, «The political economy of the euro crisis», *Comparative Political Studies*, 49, 7 (2016), pp. 811-840.

13. El reglamento Dublín III es una ley de la Unión Europea que establece los criterios y mecanismos para determinar el Estado miembro de la Unión Europea responsable del examen de una solicitud de protección internacional (estatuto de refugiado o de protección subsidiaria) presentada por un ciudadano de un tercer país o un apátrida.

La Unión Europea solo pudo cerrar esta crisis mediante un tratado *ad hoc* con Turquía para declarar a ese país como zona segura, pero al precio de que los flujos por mar hacia Grecia, primero, e Italia, después, causaran cientos de muertos. La crisis, de hecho, volvió a arreciar semanas antes de que el coronavirus se propagara por Europa, cuando la propia Turquía volvió a facilitar el tránsito de refugiados como medida de presión política. En cualquier caso, esta crisis sirvió a los países del bloque de Visegrado, en especial a Hungría y a Polonia, para insistir en sus políticas de cierre autoritario. Con el enfrentamiento al «colonialismo» de Bruselas como excusa, continuaron su camino de pervertir el Estado de derecho del que se ha hablado anteriormente. Las instituciones comunitarias evitaron el enfrentamiento directo en la medida de lo posible para no reforzar este marco, pero ello tampoco sirvió de mucho. La Unión Europea, que siempre había exigido credenciales democráticas para formar parte del club, no tiene el capital político para disciplinar en esa senda a sus países miembros.

En paralelo con las fracturas entre el norte y el sur, el este y el oeste de la Unión Europea, el 23 de junio de 2016 se produjo la votación en referéndum de la salida del Reino Unido.[14] Convocado ante las divisiones internas dentro del partido conservador sobre la materia y la amenaza electoral del Partido de la Independencia del Reino Unido (UKIP, por sus siglas en inglés) tras una campaña muy polarizada, el resultado arrojó, con una participación electoral del 72,2 por ciento, un total de 51,9 por ciento de británicos favorables a la salida, si bien con una distribución territorial desigual —con Escocia, norte de Irlanda y Londres claramente en contra de la salida—. Su traducción inmediata fue la dimisión del primer ministro convocante, David Cameron, y el inicio de un largo y tortuoso proceso de negociación para aplicar el artículo 50 del Tratado de la Unión Europea, el cual prevé la salida voluntaria de un Estado miembro. En el ínterin su sucesora, Theresa May, convocó elecciones en junio de 2017, pero estas no sirvieron más que para estrechar su mayoría parlamentaria y privarle de la absoluta.

14. S. B. Hobolt, «The Brexit vote. A divided nation, a divided continent», *Journal of European Public Policy*, 23, 9 (2016), pp. 1259-1277.

La situación llevó a una gran debilidad dentro del propio Reino Unido. La Unión Europea fue capaz de presentar un frente de negociación cohesionado con Michel Barnier a la cabeza, pero la fragilidad de la mayoría gubernamental conservadora en Westminster y la propia incapacidad de la oposición laborista de Jeremy Corbyn para constituirse como alternativa hicieron imposible aprobar cualquier acuerdo. Incluso Escocia comenzó a solicitar un nuevo referéndum de salida del país. Finalmente, May dimitió y Boris Johnson, en diciembre de 2019, en unas nuevas elecciones, consiguió una holgada mayoría en el Parlamento. Esto le permitió aprobar un acuerdo de la salida de la Unión Europea que, en su formulación efectiva, debía negociarse durante el año 2020 como periodo de transición. Evidentemente, la crisis del coronavirus puso en el congelador todo el proceso y aplazó cualquier negociación *sine die*.

Finalmente, la propia situación geopolítica hacía por entonces que la Unión Europea tuviera que mantener un delicado equilibrio con un Estados Unidos que, gobernado por Trump, cada vez estaba más decidido a darle la espalda. Tanto era así que el presidente de Estados Unidos llegó a calificar a la Unión Europea de «enemiga». Además, las tensiones políticas y comerciales con China no habían dejado de crecer en los años previos a la pandemia, lo que ya era todo un reto en sí mismo; pero, por si fuera poco, se dio en paralelo con un cambio en la correlación de fuerzas dentro de la Unión Europea. En las elecciones al Parlamento Europeo de 2019 por primera vez no hubo una mayoría absoluta de los conservadores y los socialdemócratas. Se incorporaron los liberales y macronistas y se llevó a cabo una renovación de las instituciones en pleno. Por tanto, un contexto de mayor debilidad, con cicatrices y problemas dentro y fuera de sus fronteras, era el punto de partida en el momento en que la crisis sanitaria golpeó al Viejo Continente.

EUROPA, NO NOS FALLES

Repugnante. Así se refirió el primer ministro de Portugal, el socialista António Costa, a la posición del ministro de Finanzas neerlandés.

Wopke Hoekstra, de los Países Bajos, había sugerido en la cumbre del 27 de marzo de 2020, cuando la tasa de mortalidad no dejaba de crecer en países como Italia o España, que se debería averiguar por qué allí no habían mejorado sus cuentas públicas tras siete años de crecimiento ininterrumpido. Costa estalló: «No fue España quien creó el virus ni fue España quien lo importó; el virus infelizmente nos atrapa a todos por igual. Si no nos respetamos todos, los unos a los otros, y si no comprendemos que ante un desafío común tenemos que responder en común, entonces nadie ha comprendido lo que es la Unión Europea». A los pocos días, Hoekstra admitió que no había mostrado suficiente empatía en sus declaraciones, pero insistió en que de ninguna manera se aceptaría algún tipo de mutualización de la deuda: «Coronabonos, eurobonos, o como se llame».

No sería el único encontronazo de aquellas semanas. Aunque desde diferentes foros se insistía en la necesidad de que la Unión Europea tuviera una respuesta a la altura de las circunstancias, una vez más António Costa volvió a poner el dedo en la llaga. En una entrevista dijo que la Comisión Europea, el Parlamento Europeo o el Banco Central Europeo habían actuado al máximo de sus posibilidades. «La responsabilidad de que la Unión Europea no haga más recae en el Consejo, en los Estados miembros, y no se puede culpar a Bruselas. [...] Tenemos que saber si podemos continuar 27 en la Unión Europea, 19 en la Eurozona o hay alguien que quiere ser excluido. Naturalmente, me refiero a [los] Países Bajos».[15] Esos cruces dialécticos eran bastante sintomáticos de hasta qué punto había enfoques diferentes sobre el camino que la Unión Europea debía seguir a partir de la crisis. Esto era así porque había un miedo evidente a que se repitieran las dinámicas que se vivieron durante la Gran Recesión y que generaron una fuerte ruptura en la que el norte se impuso a los gobiernos del sur de Europa.

La crisis económica causada por la COVID-19, sin embargo, era de una naturaleza diferente a la de entonces. De un lado, porque se trataba de un golpe que habría de afectar al conjunto de la economía

---

15. Entrevista de *Político*, <https://www.politico.eu/article/portugal-antonio-costa-questions-dutch-commitment-to-eu-coronavirus-covid19/>.

global. La Gran Recesión tuvo un efecto más duro y prolongado en Europa, pero el mundo no dejó de girar: Estados Unidos se recuperó con celeridad y América Latina o Asia no dejaron de crecer desde aquel periodo. Por el contrario, la crisis del coronavirus llevó a un confinamiento que acabaría siendo mundial y sus efectos, tanto en demanda como en oferta, compartidos. Del otro lado, la propia motivación de la crisis era diferente. En este caso, no era posible plantear tan fácilmente una explicación sobre la base del riesgo moral. En la Gran Recesión un argumento que se empleó para justificar las intervenciones de la troika era la ausencia de reformas estructurales en los países del sur que había hecho necesario el rescate de sus economías. En su falta de rigor estaba su penitencia. Sin embargo, y aunque no todos los países estuvieran en la misma posición fiscal, esta vez el golpe del coronavirus era exterior, no provocado por esos desequilibrios. La crisis fue importante y dañaría a todos, por lo que podían articular un relato más solidario que antes.[16]

Ante lo que se preveía que iba a ser una crisis importantísima, las instituciones financieras de todos los países tomaron enseguida cartas en el asunto para tratar de asegurar que hubiera liquidez en el sistema económico. La Reserva Federal de Estados Unidos anunció compras ilimitadas de activos y el Banco de Inglaterra notificó que pasaría a financiar sin límite al Gobierno mientras durase la crisis. El propio BCE lanzó un programa de compra de activos de hasta 750.000 millones de euros durante la pandemia, que se extendería, como poco, durante todo el año 2020. Ante las dudas sobre el deterioro de la economía, en junio casi duplicó su programa de compras y lo extendió en el tiempo. Esto ya hacía ver que el BCE de ese momento no era ni de lejos el mismo de 2010-2012. Se había aprendido algo y Lagarde levantaba de esta manera un cortafuegos fundamental frente a potenciales oscilaciones en los mercados de deuda. Ahora bien, en el caso de la eurozona, la discusión fue mucho más allá y giró en tor-

---

16. Nunca se debería dejar de lado que darle un sentido a cualquier crisis es clave. En la Gran Recesión el norte calvinista contra el sur derrochón, o el sur expoliado por el norte colonialista, fueron discursos que calaron en ambos sentidos y que terminaron haciendo más complicado cualquier compromiso.

no a un elemento netamente político: compartir los riesgos del endeudamiento mediante «coronabonos».

Estos bonos, básicamente, serían un instrumento que permitiría mutualizar la deuda de todos los países miembros bajo el paraguas de la Unión Europea. La idea era que el BCE pudiera emitir deuda propia, que al estar mancomunada en la responsabilidad en el pago, podía tener mayores garantías que la deuda soberana de cada país. Su ventaja sería un acceso más fácil a los mercados de capitales, ya que el riesgo del conjunto sería menor que el de cada parte, lo que posibilitaría conseguir más liquidez y a tipos de interés menor que por separado. Además, permitiría competir con mayores garantías frente a las emisiones de terceros, como Estados Unidos.

Esta posibilidad también se discutió en su día durante la crisis económica anterior, pero muy someramente. Ello se debía a que países como Alemania, los Países Bajos o los nórdicos se resistían, porque la creación de «eurobonos» suponía compartir riesgos con los países más endeudados y pobres de la Unión Europea. El argumento de sus gobiernos era que esta fórmula podría ser una vía encubierta para generar transferencias permanentes a otros países pagados con impuestos de sus nacionales, países que ya no tendrían que seguir una disciplina fiscal o reformas. Además, alegaban que, mientras que los socios del norte mantenían en orden sus cuentas y reformaban sus estados de bienestar, los países del sur solo tendrían que percibir los ingresos que detraen de ellos. Más aún, sus líderes insistían en que los «eurobonos» supondrían una perversión democrática, porque se trataría de una deuda controlada por «burócratas» de Bruselas y no por sus parlamentos nacionales, lo que en conjunto se traduciría en otra forma añadida de cesión de soberanía a la Unión Europea por la puerta de atrás.[17]

Sin embargo, y a diferencia de la Gran Recesión, cuando Grecia casi estaba aislada (y era sobre el 5 por ciento del PIB de la eurozona), en esta ocasión había una división prácticamente por mitades. A favor de los «coronabonos» estuvieron España, Italia, Portugal, Francia, Bél-

---

17. Aunque algunas encuestas publicadas por entonces señalan que, en sentido amplio, la opinión pública de aquellos países sí se abrían a alguna fórmula de solidaridad con los países del sur.

gica, Grecia, Irlanda, Luxemburgo y Eslovenia, que llegaron a firmar una carta conjunta en su demanda. Con todo, esto no sirvió para que finalmente la propuesta saliera adelante. Tras varias reuniones tensas, el jueves 9 de abril de 2020 el Eurogrupo, reunión de los ministros de Finanzas de la zona euro,[18] optó por desbloquear medio billón de euros en créditos para los países que lo solicitaran en tres vías: la subvención a los ERTE mediante un seguro de desempleo propuesto por la Comisión Europea (SURE, por sus siglas en inglés), a las empresas por medio del Banco Europeo de Inversiones (BEI) y a los gobiernos por medio del MEDE, el fondo creado en la crisis anterior, aunque solo para gasto sanitario. Ahora bien, ni los Países Bajos lograron hacer que estos fondos tuvieran condicionalidad de entrada (reformas a cambio de recibirlos), ni Italia consiguió la mención a los «eurobonos», cuya discusión se aplazaría.

Ahora bien, si en principio no se pudo salir del cuello de botella fue porque el enfrentamiento entre los gobiernos no era técnico, sino esencialmente político y muy vinculado con el proceso de toma de decisiones. Las instituciones más conciliadoras y enérgicas desde el arranque de la crisis fueron el BCE y la Comisión Europea, esto es, los órganos que toman sus decisiones por mayoría cualificada. Por el contrario, el recurso a la vía del MEDE obliga a acuerdos intergubernamentales, lo que siempre da poder de veto a los países más recelosos a la hora de avanzar demasiado en términos de integración fiscal. De ahí que la vía de recurrir a los «coronabonos» se volviera a alejar: los llamados países «frugales» (los Países Bajos, Austria, Dinamarca y Suecia) no parecían dispuestos a desprenderse de más competencias en favor de la Unión Europea mediante la deuda. De este modo se vio cómo entre la lógica confederal, que toma las decisiones por unanimidad, y la federal, que las toma por mayoría, la gestión del euro fue, de entrada, por la primera.

Así y todo, se empezó a hablar de fórmulas novedosas para avanzar en la integración fiscal de la zona euro. Si se quisiera progresar por ese

---

18. U. Puetter, «Governing informally. The role of the Eurogroup in EMU and the Stability and Growth Pact», *Journal of European Public Policy*, 11, 5 (2004), pp. 854-870.

camino, por ejemplo, se podría buscar otra vía: que la Comisión Europea emitiera deuda con unos impuestos específicos por la pandemia y con el control directo del Parlamento Europeo, el cual es votado por todos los europeos. Gracias a ello habría un sistema que permitiría completar la zona euro, sumado a otro de transferencias para las crisis como un seguro de desempleo europeo, que contaría con las necesarias garantías democráticas. Y lo cierto es que, aunque se pensara que algo así era ciencia ficción, no tardaron en perfilarse propuestas que avanzaban en ese sentido. Parecía que, esta vez sí, la Unión Europea iba a llegar a tiempo, que esta vez no pensaba fallarnos.

El pavo de Hamilton

Bertrand Russell tiene una parábola muy divertida conocida como la del «pavo inductivo». Cuenta el filósofo que había un granjero que alimentaba a un pavo un día tras otro, sin que se retrasase ni una sola mañana en echarle el pienso. Así pues, dedujo el pavo, «el granjero vendrá cada mañana a darme de comer». Sin embargo, lo que no se esperaba era que, cuando llegó el día de Navidad, el granjero no le echó el pienso, sino que se lo comió a él. Con esta parábola Russell ilustra el peligro de inferir comportamientos de la observación repetida de un fenómeno. Resulta fundamental entender el contexto en el que ocurren los hechos, porque, si este cambia sustancialmente, poco podemos predecir a raíz de sucesos pasados. Es clave saber en qué día del mes se vive para conocer las intenciones del granjero.

Esto les pasa, hasta cierto punto, a algunos partidarios de la Unión Europea. Dado que la integración ha ido echando raíces como consecuencia de sucesivas crisis, se espera que ese sea siempre el resultado natural. Sin embargo, nada podría ser más falaz. Más aún cuando el apoyo de la opinión pública de muchos países es cada vez más escéptico a medida que estas crisis se suceden, algo que vemos desde Italia hasta los Países Bajos, aunque sea por razones opuestas. Ahora bien, irse al extremo de pensar que la Unión Europea se va a desmontar en cada crisis calificada de «existencial» también es un exceso. El coste hundido de participar de la Unión Europea es demasiado importante.[19] Se ha hecho tal esfuerzo en términos de integración, se han invertido tantas energías colectivas a lo largo de varias generaciones, que deshacerlo no sería una cosa sencilla. Incluso en el caso del Reino Unido, país tradicionalmente poco anclado en el proyecto europeo, gestionar su salida ya supone algo muy complejo. De ahí que para muchos gobiernos sea más cómodo quedarse dentro protestando que asumir los costes de irse.

Con todo, la crisis de la COVID-19, como otras tantas pasadas, también puede suponer una oportunidad para que la propia Unión Europea avance con mecanismos de cooperación reforzada. Algo que puede hacer en dos frentes complementarios. El primero y más inmediato es el sanitario. Como se ha comentado bien al principio, la gestión de riesgos globales en la extensión de pandemias invita a que se busquen mecanismos que permitan una solución concertada que minimice los riesgos. Aunque a nivel global esto parece complicado, en el plano europeo podría ser más sencillo. Por ejemplo, algunas señales en la buena dirección llegaron cuando en las fases en las que la crisis estalló en toda su magnitud, en marzo, Alemania se prestó a tratar a pacientes provenientes de Italia. Poco a poco, los recursos y las capacidades se fueron concertando, aunque fuera de manera muy parcial. De ahí que compartir iniciativas, incluso las estrategias, para la gestión de pandemias, es una vía valiosa por la que la Unión Europea puede enraizarse mucho más. En paralelo ha crecido en importancia la propia administración de los *stocks* sanitarios. La Unión Europea tuvo que acordar en la medida de lo posible las iniciativas de compra de material ante el caos del mercado internacional, aunque esto no impidió que siguiera habiendo enfrentamientos por requisas de *stocks* entre los propios socios.[20]

También en este frente está la mejora en la coordinación e inte-

19. En el ámbito de la economía y de la toma de decisiones de negocios, se denomina así a aquellos costes retrospectivos, que han sido incurridos en el pasado y que no pueden ser recuperados.

20. Por ejemplo, a principios de abril de 2020 se supo que el Gobierno francés requisó un pedido para España de un millón de mascarillas. La presión diplomática pudo desbloquearlas días más tarde. «Francia confiscó un millón de mascarillas destinadas a España durante 15 días», <https://www.elmundo.es/espana/2020/04/02/5e85cd1721efa069318b45d9.html>.

gración de la investigación terapéutica y epidemiológica. Obviamente, cuanto más pactadas y ensambladas estén estas iniciativas, más fácil será que los retornos sean mayores, lo cual podría también acelerar la producción de vacunas y de tratamientos. Esto es particularmente relevante por el impacto del factor tiempo. Dada la naturaleza del coronavirus, que obliga a unos confinamientos más o menos amplios, las pérdidas humanas por la enfermedad traen consigo un importante coste económico y social. Ganar semanas o meses en la investigación, pero también en la producción industrial y en la distribución de la vacuna, nunca había tenido tanta transcendencia. Este hecho también se conecta con la mejora de la coordinación a nivel industrial. Si el sector biosanitario está mejor articulado dentro de la Unión Europea podrá beneficiarse más fácilmente de economías de escala. Por tanto, en todos estos aspectos hay un camino expedito para intentar ser más eficiente ante los rebrotes u otras pandemias, algo que, además, beneficia de manera directa a todos los socios.

El segundo frente es el propio espacio fiscal y monetario. Tras el estallido de la pandemia, los países se comprometieron a realizar un esfuerzo de gasto público para paliar sus efectos. Sin embargo, el margen limitado de las finanzas de cada país hizo que este no fuera paralelo con el golpe. Mientras que España o Italia hablaron de movilizar recursos de hasta el 0,9 por ciento de su PIB, Alemania consignó hasta el 6,9 por ciento.[21] Algo parecido sucedió con el grado en el que se recurría a préstamos o transferencias directas o la financiación pública de sectores estratégicos como el automóvil o la aviación. La respuesta del BCE fue un alivio fundamental (incluso permitió que esos países no recurrieran al MEDE inmediatamente),[22] pero la incertidumbre era más bien a medio plazo. El miedo que planeaba en el horizonte era que, de nuevo, los mercados financieros se cerraran a los países más débiles. De hecho, el problema estructural seguía y si-

---

21. «The fiscal response to the economic fallout from the coronavirus», <https://www.bruegel.org/publications/datasets/covid-national-dataset/>.

22. Clara Irueste, «Por qué España no debe pedir un préstamo del MEDE», <http://blognewdeal.com/clara-irueste/por-que-espana-no-debe-pedir-un-prestamo-del-mede/>.

gue presente. La política monetaria es común y la integración económica, profunda, pero las asimetrías y los desequilibrios que genera no se pueden corregir sin compartir riesgos y cargas fiscales.

Ahora bien, no se trata de una cuestión de estricto egoísmo nacional, sino de que una visión económica global invitaría a articular mecanismos de este tipo. Tiene sentido pensar que, cuando se realizan confinamientos en un país, se está asumiendo un coste del que se beneficia el resto (se evita propagar la pandemia). Por tanto, hay una suerte de externalidad positiva por la que se debería compensar. Y, además, el ahondamiento de la crisis en ese país por un problema de liquidez o por la pobre respuesta de los estabilizadores de su economía no solo le perjudica a él, sino que también lastra al conjunto de la eurozona. Si Italia o España no se financian, deberán restringir el gasto, lo cual no solo tiene implicaciones en su crecimiento económico a medio plazo, sino también en el del resto de sus socios. Las cadenas de producción de las industrias europeas están extendidas en todo el continente y una gran depresión de la demanda hace que el mercado de más de quinientos millones de habitantes que es la Unión Europea se resienta en agregado. El resultado es una decadencia acelerada frente a otras zonas más dinámicas en el globo.

A partir de este enfoque vino, primero, la propuesta española, francoalemana después, y por último de la propia Comisión Europea (con el impulso del Parlamento Europeo). La idea de esta última propuesta era movilizar 750.000 millones de euros, de los cuales medio billón iría a transferencias directas para inversiones a fondo perdido y la restante a créditos. Para buscar un compromiso, la propuesta incorporó tanto las ideas del eje francoalemán (subsidios directos a los países) como las del grupo de los países frugales (préstamos sujetos a condicionalidad). Ahora bien, este plan suponía que la Comisión Europea aceptaría endeudarse como nunca antes lo había hecho para ayudar a reactivar así la economía europea con una inversión destinada a los países que más estuvieran sufriendo la crisis del coronavirus. El presupuesto de la Unión Europea, en consecuencia, debería ensancharse, una negociación que, sin duda, fue compleja y matizó la idea inicial. En un maratoniano Consejo Europeo, entre el 17 y el 21 de julio de 2020, se terminó aprobando el plan definitivo, si bien con una reducción de las transferencias directas (a 390.000 millones), recortes en algunas partidas del presupuesto y un «freno de emergencia» en el desembolso del dinero para dar satisfacción a los países frugales, capitaneados por Países Bajos. Un acuerdo que fue unánimemente aplaudido como histórico. Y es que, a pesar de que la cantidad era quizá insuficiente (aunque complemente el medio billón aprobado en el Eurogrupo o las acciones del BCE), la propuesta suponía un importante progreso en términos políticos. Tanto fue así que hubo quien dijo que la Unión Europea estaba ante un «momento hamiltoniano».

Tras la guerra de la Independencia de Estados Unidos hubo una discusión fundamental para el devenir de este país. Las Trece Colonias estaban en bancarrota tras haber expulsado a los británicos y tenían que decidir cómo financiar a la futura nación. Mientras que Jefferson era partidario de que cada colonia asumiera su propia deuda, Hamilton, secretario del Tesoro en 1870, se impuso con una aproximación federal al problema. Estableció una autoridad económica central unificando la moneda, fijó los primeros impuestos federales y asumió la deuda de los estados. Con esta decisión había plantado una semilla clave en la primacía del Gobierno federal, uno de los actos fundacionales del país. Pues bien, hubo quien quiso ver algo similar en el caso de la Unión Europea, aunque no se mutualizaran las deudas pasadas como en aquel contexto, sino las futuras. Se argumentaba que, con la trascendente propuesta para que la Comisión Europea ganara poder de inversión y de endeudamiento, se avanzaba de manera clave en la integración fiscal y se hacía aún más irreversible el euro. Esta propuesta era un salto, hasta la fecha, excepcional para la Unión Europea.

Con todo, esta iniciativa vendrá acompañada de múltiples pruebas de *stress*, y no solo por su letra pequeña. Primero porque, a medida que los países vayan recuperándose (y los ritmos serán dispares), comenzarán los incentivos para desmarcarse. No todos los estados requerirán las inversiones en igual grado y eso hará que aquellos más escépticos con respecto a la integración tengan más fuerza para imponerse a medida que la emergencia pase. Al fin y al cabo, la discusión sobre los impuestos de carácter europeo será ineludible cuando llegue el año 2028, momento en que se supone que habrá que amortizar la deuda contraída por la Unión Europea. El problema es que, anticipar cómo se encontrarán los equilibrios de poder entre los socios entonces, sí constituye un ejercicio de ciencia ficción.

Pero, además, será complejo porque siempre sobrevuela la discusión sobre la condicionalidad de los fondos e inversiones comunitarias. Cada país receptor deberá diseñar sus planes nacionales de reforma, lo que plantea a la vez una oportunidad y un riesgo. Es lo primero porque puede permitir realizar inversiones que mejoren sus aparatos productivos y, por tanto, salir con una economía más fuerte a medio plazo. Inversiones ligadas, por ejemplo, al New Green Deal propuesto por la propia Comisión Europea para favorecer la transición energética. Ahora bien, también es cierto que en el pasado las reformas han ido vinculadas al objetivo de hacer sostenibles las cuentas públicas por medio de ajustes en el gasto; algo que podría provocar que a medio plazo el escenario económico recordara al de la Gran Recesión si desde la Unión Europea y los estados miembros no se maneja la situación con inteligencia política.

La crisis de la COVID-19 encierra todas las paradojas de la globalización y la Unión Europea, el gran experimento de integración supranacional sin violencia, no deja de ser un intento de regularla regionalmente. Quizá por eso la emergencia sanitaria y económica le afectan de una manera mucho más directa: riesgos compartidos necesitan soluciones concertadas, lo que ya era evidente antes de la pandemia. Con todo, las grandes potencias del nuevo siglo, tanto China como Estados Unidos, disponen de margen para desplegar su poder soberano a la hora de afrontar esos retos. Son las naciones europeas, que aún viven al calor de la luz que proyectaron antaño, las que dependerán de la Unión Europea para no terminar cayendo en la irrelevancia, para seguir teniendo una voz este siglo. De sacar ventaja de esta crisis depende que la Unión Europea no tenga el camino expedito hacia una lenta decadencia, como la de aquel Sacro Imperio Romano Germánico que veía con ufana despreocupación cómo las nuevas potencias crecían en su periferia.

9

Tiempos de infodemia

La polarización política aparejada a la Gran Recesión encontró en las plataformas digitales una traslación perfecta.[1] La generalización de redes sociales como Facebook o Twitter, así como la extensión en el uso de mensajería instantánea, trajo consigo una forma de relacionarse políticamente cada vez más digital. Además de las campañas electorales convencionales, los partidos políticos se lanzaron a la red para tratar de captar votantes. Hasta la militancia «digital» se fue haciendo un hueco en cada vez más formaciones. Sin embargo, eso coincidió en el tiempo con que cada vez más candidatos excéntricos y votaciones difíciles de prever se abrieran paso. Inmediatamente se trazó una relación de causa-efecto que fue desde la campaña de Donald Trump y las manipulaciones de Cambridge Analytica hasta los WhatsApp con bulos a favor de Jair Bolsonaro. De un modo u otro, de lo que no cabía duda era de que la infraestructura para hacer política había cambiado. Por más que los partidos y las instituciones siguieran siendo productos del siglo XIX, la forma de llegar a la ciudadanía había entrado de lleno en lo digital.

El Gran Confinamiento provocó que el consumo de internet se disparase en todo el mundo. Se generalizó el teletrabajo, pero también las videoconferencias y los intercambios en redes sociales de ocio. Las conferencias se desplazaron a YouTube. Los artistas se refugiaron en Instagram. Al mismo tiempo, creció la ansiedad y la sobreinformación, con lo que el consumo de bulos (o *fake news*) se disparó. Infor-

---

1. El término «infodemia» se emplea para referirse a la sobreabundancia de información (alguna rigurosa y otra falsa) sobre un tema.

maciones falsas o verdades a medias que servían para generar confusión, a veces malintencionada. Las campañas en contra (rara vez a favor) de los gobiernos se viralizaron en todas direcciones mediante memes y acusaciones que invitaban al escándalo. Las convocatorias de acciones colectivas también fueron mutando: aplausos y caceroladas pasaron a convocarse a través de esta vía. A veces con el beneplácito o el impulso de los partidos, otras al margen de ellos. En todo caso, internet fue una herramienta cuya importancia política aumentó todavía más durante aquel periodo.

Uno de los problemas ligados al impacto de las redes sociales, en general, y en la crisis de la COVID-19, en particular, es la capacidad para precisar el impacto que tienen. Sabemos que los agentes políticos usan las redes para tratar de influir en el estado de ánimo de los ciudadanos; también que los bulos circulan en todas direcciones y que se extienden a gran velocidad. Sin embargo, es mucho más complicado saber si este tipo de elementos tienen un efecto directo en el voto o en las actitudes de la gente. Es imposible meter en un laboratorio a la mitad de la población, someterla al tratamiento y utilizar la otra mitad como grupo de control.[2] Todos los ciudadanos estamos expuestos a una enorme cantidad de estímulos cruzados que pueden ir en direcciones contrapuestas. Además, una parte de ellos impacta sobre ciudadanos que ya tenían actitudes previas sobre muchos asuntos, fuera en un sentido o en otro, sirviendo más para reforzar que para persuadir.

Algo similar ocurrió con los medios de comunicación convencionales, como la televisión, los cuales ganaron mucha centralidad. Siendo esto así, ¿se puede plantear que estos espacios se convirtieron en un cauce tanto de información como de polarización política? ¿Y fue algo necesariamente característico de aquella crisis? Desde luego, durante su epicentro se generó debate, en particular en cuanto a la necesidad de regular los bulos o *fake news*. En algunos lugares esta legislación se desplegó para coartar libertades, mientras que en otros no ha ido más allá de buenas prácticas y recomendaciones. En todo caso, es indudable que un campo de batalla de esta crisis fue el comunica-

2. Será por ganas...

tivo en el que participaron tanto las redes sociales como los medios de comunicación convencionales.

DEL TECNOUTOPISMO AL CIBERDESENCANTO

El 1 de enero de 2006 Rick Falkvinge activó la primera web del Partido Pirata Sueco. Su movimiento nació como protesta por la ley de *copyright* impulsada por su Parlamento nacional el año anterior, pero no tardó en expandirse a Estados Unidos, Austria, el Reino Unido, Finlandia o Alemania durante los años siguientes. Los resultados de los partidos piratas fueron en general modestos, si bien en las elecciones al Parlamento Europeo del año 2009 consiguieron colarse en Suecia con un diputado al ganar el 7,1 por ciento del voto. A nivel estatal el mejor resultado de esta formación estuvo en Islandia: en las elecciones parlamentarias de octubre de 2016 pasaron de los tres diputados a ser la tercera fuerza política del país con diez (aunque lejos del ganador, el Partido de la Independencia). Con todo, y aunque no fue uno de los partidos con más éxito de cuantos se presentaron a raíz de la Gran Recesión de 2008, sí se trataba del más rompedor de cuantos se presentaban como «nicho» o partidos especializados en algunos temas concretos.

En su propio manifiesto fundacional el Partido Pirata se postula a favor de la libertad de expresión y de comunicación, así como favorable a compartir de manera libre y gratuita tanto la información como el conocimiento y la cultura. Rechaza la violencia, por descontado, pero también defiende políticas de transparencia, la reforma de las leyes de *copyright* o el acceso a los datos de manera abierta. Lucha en contra de cualquier forma de censura y del poder de las grandes corporaciones para controlar los datos de la población, por lo que también busca su propia financiación mediante mecanismos de *crowdfunding* que no le haga depender de intereses espurios. Ahora, desde una óptica exclusivamente política, este partido propone un cambio radical en cómo ordenamos nuestros sistemas políticos: fijar mecanismos de e-democracia, democracia digital o democracia a través de internet. Un sistema que defendía este partido, pero que también sigue teniendo bastante predicamento en foros tanto de movimientos sociales alternativos como anarcoliberales.

Aunque esta propuesta tiene infinitas variantes, su idea básica es emplear las tecnologías para tratar de crear un entorno de democracia directa. Como reacción al descrédito de la democracia representativa de partidos, lo que se pretende es reducir al mínimo cualquier instancia de intermediación con el uso de medios digitales (foros, chats, wiki-iniciativas...). Sus defensores insisten en que esto ayudaría a mejorar la confianza en la democracia y en la política. Además, la ciudadanía podría implicarse de manera más directa en los asuntos públicos y participar así en la elaboración de políticas a través de internet. Algo, por cierto, que también ayudaría a abaratar costes, simplificar la burocracia y generar una igual capacidad de influencia a medida que se fuese cerrando la brecha digital en el acceso a la red. Y, aunque estas ideas de la e-democracia tiene acérrimos defensores y críticos,[3] estas tesis eran sintomáticas de un argumento que se fue abriendo paso desde la generalización de internet y las redes sociales: si se consigue hacer de este entorno algo abierto, se puede convertir en un instrumento político emancipador.

Más allá del propio debate sobre la viabilidad de este sistema, la propuesta revela claramente un estado de ánimo optimista sumado al desarrollo de internet. Sin embargo, la idea era muy anterior a las dinámicas de polarización que se siguieron a la crisis económica. A los pocos años, el discurso cambió radicalmente y empezaron a aflorar enfoques bastante más pesimistas. El giro más decisivo llegó con el escándalo de Cambridge Analytica. A principios del año 2018 se descubrió que esta empresa, con sede en Londres, se hizo con datos recopilados por la plataforma de Facebook, que en teoría no pueden ser transferidos o vendidos fuera de la aplicación. Dicha empresa había participado, entre otras, en las campañas de Donald Trump o en la salida del Reino Unido de la Unión Europea, por lo que de inmediato se la responsabilizó del triunfo de dichas opciones. Cambridge Analytica no solo usó estos datos confidenciales para personalizar

---

3. M. Hindman, *The Myth of Digital Democracy*, Princeton (Nueva Jersey), Princeton University Press, 2008.

mensajes que se enviaban a los usuarios, el denominado *microtargeting*, sino que se sospecha que también empleó noticias falsas que luego replicaron en redes sociales, blogs y medios de comunicación. Este hecho solo fue posible gracias a que Facebook había dado acceso a información de sus usuarios durante al menos dos años sin que se hubiera protegido su privacidad.[4]

Es en ese momento en el que se comenzó a plantear el debate sobre el uso de la información personal en la red, así como su conexión con la polarización social y determinados resultados electorales. En poco tiempo empezaron a surgir dudas sobre hasta qué punto nuestros propios datos no se habían convertido en una herramienta empleada para la manipulación masiva y al servicio de grandes empresas.[5] Desde esa perspectiva, también afloró la guerra por la supremacía tecnológica, sobre todo entre Estados Unidos y China, a través del desarrollo de infraestructuras como el 5G y la minería de datos. Por ejemplo, cuando se canceló el Mobile World Congress de Barcelona en febrero de 2020 por la COVID-19, muchos observadores lo vincularon con esta lucha geopolítica. En todo caso, el ambiente había cambiado en gran medida y ahora la visión sobre la tecnología e internet era mucho más escéptica o, directamente, preocupada.

Es indudable que los cambios en las infraestructuras de producción y de comunicación suelen traer consigo otros cambios políticos. No es posible establecer una relación causa–efecto, por supuesto, pero estas herramientas se convierten en los mecanismos a través de los cuales se abren paso nuevas ideas u operan los nuevos actores. La imprenta no trajo la Reforma protestante, pero la impresión masiva de la Biblia ayudó a que la jerarquía sacerdotal católica dejara de ser su supremo intérprete, debido a la amplia divulgación del texto en las lenguas consideradas vulgares. Los periódicos no trajeron el sistema

---

4. El fundador de Facebook, Mark Zuckerberg, acabaría compareciendo ante el Congreso de Estados Unidos y el Parlamento Europeo para dar explicaciones.

5. Para una discusión en profundidad, véase Marta Peirano, *El enemigo conoce el sistema. Manipulación de ideas, personas e influencias después de la Economía de la atención*, Barcelona, Debate, 2019.

representativo liberal, pero sí tuvieron un impacto decisivo entre las élites para moldear opinión, igual que las imprentas revolucionarias ilegales lo hacían con las ideas subversivas contra el *statu quo*. La radio o la televisión no trajeron la sociedad de consumo, pero sí permitieron el desarrollo del marketing y de la propaganda política. Por tanto, tiene bastante sentido pensar que el desarrollo y la generalización de internet, las redes sociales, la mensajería instantánea y los algoritmos influyen en los procesos políticos. Lo que hay que intentar es afinar en qué dirección lo hacen.

La influencia política de las redes

Un riesgo que se corre cuando se estudia el impacto de las redes sociales suele ser sobrestimar su efecto en los debates públicos nacionales. Esto suele ser así porque normalmente los más interesados por la política suelen ser sectores sociales que, muchas veces, son más educados, acomodados y conectados, de ahí que traten de extrapolar a partir de la experiencia personal. Que haya periodistas y «opinólogos» en este entorno tampoco ayuda, como el hecho de que muchos consultores hayan hecho carrera en torno a las redes y, por tanto, tengan todo el interés del mundo en que se magnifique aún más su efecto. Por tanto, lo primero que hay que hacer es acercarse a ellas con distancia analítica.

Por ejemplo, por más que el uso de las redes sociales se fue expandiendo cada vez más durante la segunda década del siglo XXI, lo cierto es que la televisión siguió siendo el eje central de los medios de información. Los datos para España señalan que alrededor del 70 por ciento de los ciudadanos seguía prefiriendo la televisión para acceder a noticias, si bien más de la mitad ya declaraban un consumo frecuente tanto de periódicos digitales como convencionales *online*.[6] Es más, durante la crisis del coronavirus el confinamiento hizo que la

6. Véase <http://www.digitalnewsreport.es/2017/las-redes-sociales-continuan-creciendo-como-medio-preferido-para-informarse-mientras-los-medios-periodisticos-se-estancan/>.

televisión ganara aún más importancia; al menos puesta de fondo como acompañamiento. Sin embargo, esto no fue óbice para que el uso de las redes sociales continuara siendo un vehículo crucial de acceso a la información. De nuevo, para el caso de España, las cifras indican que solo durante la primera semana del estado de alarma el tráfico de internet se incrementó un 80 por ciento. Es cierto que aumentó su uso lúdico y recreativo, en mensajería instantánea y en videollamadas a familiares y amigos,[7] pero también como mecanismo de acceso a información.

Justamente este es un primer elemento a través del que internet y las redes tienen un efecto político; como puntos de acceso a la información. La disposición de prensa *online* (casi siempre gratuita) y el hecho de que al mismo tiempo hayan florecido más sitios web de carácter político (medios digitales incluidos) ha ido en paralelo con una creciente fragmentación de las audiencias de internautas. Y así, dado que las vías de acceso a la información han cambiado, tiene sentido pensar que esto se traduce en cambios en las percepciones y en las actitudes políticas.[8] Gracias a internet, los estímulos políticos a los que se exponen los ciudadanos son muy superiores, y ni siquiera es necesario que estos se busquen de manera deliberada. Con frecuencia uno se cruza con contenidos políticos casi por casualidad, algo que en el mundo analógico ocurría menos, lo que ayudaría a orientarse hacia los asuntos públicos.

Además, gracias a las redes, los ciudadanos podrían buscar directamente las noticias políticas, saltándose a los *gatekeepers* tradicionales. Uno puede desconfiar de la información periodística y comprobarla por sí mismo, o bien buscar fuentes alternativas fácilmente para contrastar su propia veracidad. Por tanto, las redes no solo afectarían a los propios ciudadanos en cuanto a la sobreabundancia de estímulos o a

7. Por cierto, está bastante acreditado que las videollamadas son el formato más agotador del mundo: «Why Does Zoom Exhaust You? Science Has an Answer», <https://www.wsj.com/articles/why-does-zoom-exhaust-you-science-has-an-answer-11590600269>.

8. C. Colombo, C. Galais y A. Gallego, «Internet use and political attitudes in Europe», *Digital Media and Political Engagement Worldwide*, Cambridge, Cambridge University Press (*online*), 2012, pp. 102-117.

la libertad de acceso, sino también con respecto a los propios generadores de información. Hoy las credenciales de quien administraba lo cierto y lo falso, el periodista o el creador de información, son mucho más difusas que antes de la llegada de internet.

Un segundo aspecto importante es cómo las dinámicas de horizontalidad ligadas a internet pueden ayudar a suscitar más percepción de eficacia política. La idea es que, gracias a internet, nos podemos imbuir de la idea de que somos más competentes en asuntos políticos y, debido a ello, favorecer formas más directas de participación. Por tanto, en última instancia, crear un entorno de autoconfianza que se tradujese en una mayor facilidad para recurrir a mecanismos de acción colectiva. Con el impulso de las redes sociales es más sencillo hacer que nuestras demandas políticas sean visibles y que acaben provocando una «bola de nieve»: al ver que hay mucha gente de acuerdo en una determinada posición política, al imbuirse de confianza y tener la sensación de ser un número considerable, parte de un colectivo mayor, los ciudadanos pueden lanzarse a dinámicas de participación.[9] A veces con agentes políticos tradicionales y otras, al margen. Esto explicaría por qué no es casualidad que en los momentos de mayor tensión política los regímenes autocráticos corten el acceso a las redes sociales. De hecho, diferentes movimientos políticos, como la Primavera Árabe, pero también sociales, como el feminismo español, el 15-M o los chalecos amarillos en Francia, han recurrido a internet como un instrumento para organizarse, con frecuencia desbordando a los actores políticos partidistas o sindicales.

Durante la crisis de la COVID-19 se pudo ver esa dinámica en España. Los aplausos de las 20:00 no tuvieron, que se sepa, un convocante explícito, sino que fue una forma de apoyo a los sanitarios que surgió de manera descentralizada y solo pudo haberse propuesto a través de redes sociales. Otra cosa es que luego los partidos, los medios de comunicación y otras organizaciones se sumasen. También en aquellas fechas se organizaron protestas de distinto signo político. El miércoles 18 de marzo el rey Felipe VI dio un mensaje televisado. Ha-

9. R. K. Polat, «The Internet and political participation. Exploring the explanatory links», *European Journal of Communication*, 20, 4 (2005), pp. 435-459.

cía tres días que había renunciado a la herencia de su padre Juan Carlos I por un escándalo de corrupción y muchos ciudadanos, en señal de rechazo, se asomaron a sus balcones y ventanas para responder al discurso con una cacerolada.

A los pocos días, el sábado 22 de marzo, el presidente del Gobierno Pedro Sánchez hizo una comparecencia a las 21:00 para dar cuenta de la primera semana del estado de alarma. Los sectores críticos con su gestión organizaron una cacerolada y una pitada para protestar contra el Gobierno. Y, aunque al principio fueron discretas, crecieron en intensidad y, desde el 14 de mayo, estas protestas se extendieron también a la calle, especialmente en al barrio de Salamanca de Madrid, hechos que contaron con el apoyo de algunos partidos de la oposición (Vox y una parte del PP). Poco a poco, otras capitales de provincia también se sumaron a las protestas mostrando cómo la organización política por medio de las redes jugaba su papel. Otro asunto es que después, a la hora de hacer políticas, las redes no sustituyan las dinámicas institucionales clásicas, pero su dimensión expresiva es indudable.

Un tercer aspecto sobre el impacto de internet y las redes sociales está ligado a la propia naturaleza de los actores. Internet permite una relación más directa de los ciudadanos con sus representantes (que, en algunos casos, viven obsesionados con sus perfiles de Twitter). Esto, que a priori parecería algo netamente positivo, lo que hace, en realidad, es ahondar en las dinámicas de crisis de los cuerpos intermedios. La expectativa de la mediación desaparece y lo que se espera es que el cargo público responda de manera directa a las necesidades que le planteamos, haciendo así fluir unos estímulos en ambas direcciones. Esto ha hecho que incluso partidos «nativos digitales» hayan tendido a incorporar procesos de militancia *online*. Quizá el ejemplo más acabado de este tipo es el Movimiento 5 Estrellas, en Italia, el cual centralizaba sus decisiones en la figura carismática de Beppe Grillo por medio de su blog con frecuentes «consultas» a los militantes *online* (hasta el punto de que incluso llegó a retrasmitir en *streaming* sus negociaciones con otros partidos, nota evidente de su espectacularización de la política). Este hecho nos recuerda que, por más que las redes sociales permitan dinámicas de horizontalidad, con frecuencia lo que pasa es que las jerarquías tradicionales son reemplazadas por otras tan cesaristas como informales.

Estos cambios probablemente también tengan su importancia en cuanto a los propios tiempos de la política. Las redes sociales favorecen la búsqueda del estímulo inmediato, de la novedad y, de hecho, la neurociencia cada vez está indagando más en el efecto que esto causa en el cerebro.[10] En general, la mayoría de los estudios inciden en cómo las redes sociales hacen que se erosione nuestra capacidad de atención y de concentración; el cerebro se programa para buscar el siguiente estímulo y le cuestan más las tareas de carácter rutinario. Siendo así, tiene cierto sentido pensar que este hecho podría estar extendiéndose también tanto a ciudadanos como a representantes públicos.

Los ciudadanos esperan una respuesta rápida a los problemas, aunque en ocasiones las decisiones puedan requerir sosiego, reflexión, y que los *tempos* del cambio en políticas públicas reales sean mucho más lentos. Al mismo tiempo, los propios políticos se centran más en llamar la atención de una ciudadanía que dispone de una inagotable oferta alternativa de entretenimiento que puede conseguir por innumerables plataformas, con lo que adoptan una cultura del espectáculo. Asesorados por gabinetes de comunicación, el objetivo es que hablen de uno con la propuesta más vistosa, aunque esté vacía. Los medios de comunicación reaccionarían también ante esto, lo que provocaría que en conjunto la discusión pública se diluyera enseguida: lo importante de ayer deviene hoy en irrelevante. Una serie de cambios que ayudarían a entender por qué esta transformación en la infraestructura de comunicación coincide con ciclos políticos más cortos, con una mayor volatilidad electoral o con más fragmentación política.[11]

10. G. W. Small, T. D. Moody, P. Siddarth y S. Y. Bookheimer, «Your brain on Google. Patterns of cerebral activation during internet searching», *The American Journal of Geriatric Psychiatry*, 17, 2 (2009), pp. 116-126.

11. B. Bimber, «The Internet and political transformation. Populism, community, and accelerated pluralism», *Polity*, 31, 1 (1998), pp. 133-160.

En cualquier caso, es importante recordar que, aunque se haya cerrado progresivamente la brecha digital, el uso de internet es bastante más común entre los jóvenes.[12] Por supuesto, varía el tipo de consumo que se da entre grupos sociales. Por ejemplo, los ciudadanos que tienen más capital cultural o nivel socioeconómico le sacan un rendimiento formativo y laboral superior que aquellos que lo utilizan solo para el ocio. En todo caso, las lecturas más optimistas sobre los efectos de las redes encuentran que los mecanismos *online* son una forma de enganchar políticamente, sobre todo a esta misma gente joven.[13] Otras aproximaciones también concuerdan en que internet suscita actitudes que no son necesariamente contrarias a la participación política.[14] Sin embargo, son bastante más cautas a la hora de ver en internet y en las redes sociales una traslación tan directa. Para esta visión es importante saber en qué medida algunas actividades en internet se pueden considerar como formas de participación política, si eso se traduce después en el mundo *offline* o si pueden generar nuevas formas de desigualdad.

En todo caso, y conectado con las formas de participación, hay un asunto que no es menor y que va al núcleo de lo que entendemos por participación política. Si en la literatura tradicional llevar camisetas, chapas o logos de causas políticas se consideraba una forma de participación, ¿podemos hacer lo mismo con compartir un meme crítico en un grupo de WhatsApp? Y, si esto es así, ¿de dónde viene la materia prima de lo que compartimos en las redes? Unas cuestiones que llevan inevitablemente a hablar de uno de los temas que más atención han atraído en los últimos años sobre el consumo de información en internet.

12. B. Barreiro, *La sociedad que seremos*, Barcelona, Planeta, 2017.

13. T. P. Bakker y C. H. De Vreese, «Good news for the future? Young people, Internet use, and political participation», *Communication Research*, 38, 4 (2011), pp. 451-470.

14. E. Anduiza, M. Cantijoch y A. Gallego, «Political participation and the Internet. A field essay», *Information, Communication & Society*, 12, 6 (2009), pp. 860-878.

Entre bulos y *fake news*

La segunda semana de abril comenzó a circular una información vinculada con los mensajes de WhatsApp que señalaba que esta plataforma de mensajería instantánea estaba censurando mensajes de determinadas ideologías políticas. Más aún, que el Gobierno y varios medios de verificación (*fact-checking*) eran los que controlaban qué mensajes se podían enviar y cuáles no. Todo ello tendría una finalidad última: evitar que se propagaran mensajes críticos con la gestión sanitaria del Gobierno. Un hecho que, además, fue denunciado por diferentes creadores de opinión y políticos en tono crítico, lo que todavía dio más empaque a la información, haciendo que muchas personas se cambiaran a plataformas alternativas de mensajería, como Telegram. Y, sin embargo, la decisión de WhatsApp no tenía nada que ver con un mecanismo de censura. Esta compañía adoptó una decisión a nivel mundial (en la que el Gobierno de España no pintaba nada) por la que decidió restringir las opciones de reenvío masivo de mensajes.

En el escueto comunicado de la compañía se decía que así confiaba en reducir la propagación de *fake news* sobre la COVID-19. La nueva decisión de WhatsApp aclaró que se limitaría el reenvío de un determinado mensaje o archivo a una sola vez en el caso de que dicho contenido ya hubiera sido reenviado, antes de llegarle al usuario, cinco o más veces. Esta idea se basa en la aplicación de un nuevo sistema de encriptado conocido como «cifrado de extremo a extremo». Básicamente se trata de un cifrado punto a punto avalado por expertos que hace que el contenido real de los chats solo lo puedan conocer el emisor y el receptor del mensaje. Por tanto, realmente era un mecanismo orientado a garantizar la privacidad de los mensajes enviados. Además, la censura previa de las empresas de *fact-checking* en ningún momento era tal. Estas organizaciones lo que hacen es colaborar con Facebook dentro del organismo IFCN,[15] el cual sirve de referencia para que los usuarios de esta plataforma puedan consultar la veracidad de lo que les llega a sus cuentas.

Por tanto, de lo que se trataba en realidad era de una especie de

---

15. Esas organizaciones en España son Maldita, Newtral y EFEVerifica.

metabulo, es decir, un engaño sobre los propios engaños que circulaban como un reguero de pólvora durante aquellos días. No solo en redes sociales, donde más o menos había agentes que los podían contrastar, sino también en la propia mensajería instantánea, donde la verificación resultaba mucho más difícil. De hecho, sería casi imposible revisar todas las noticias falsas que circularon entonces sobre la COVID-19: que había determinados alimentos que sanaban la enfermedad, la compra de material sanitario a familiares cercanos o lejanos de miembros o exmiembros del Gobierno, tratos de favor a políticos o familiares en instalaciones hospitalarias, falsos positivos en el virus o fallecimientos, falsas cuentas solidarias para hacer donativos, fotos que no se correspondían con el día o con el lugar para reforzar determinadas tesis, requisas o material que aparece, desaparece o es retenido, además de, por descontado, infinitos memes e imágenes en el mismo sentido. En algunos casos, eran bulos con una clara intencionalidad política; en otros, contenían links para hacer *phishing*, es decir, para robar información o dinero por medio de fraudes digitales.

Esta dinámica, de todos modos, no estaba limitada a la mensajería. El 7 de abril se dio el aviso de que a nivel global se habían creado alrededor de un millón y medio de cuentas falsas en Twitter con el ánimo de generar desinformación y expandir bulos. No había, así pues, demasiadas dudas sobre las intenciones de este movimiento e incluso el propio director de la OMS alertó de que la lucha contra los rumores y la desinformación era una parte vital de la batalla contra el virus. Con todo, esta no era la primera vez que se abordaba la amenaza de los bulos. Las *fake news*, informaciones orientadas a tratar de influir políticamente en la comunidad, es algo de honda raigambre histórica (como poco podríamos remontarnos a Nerón, que acusó a los cristianos de quemar Roma). Sin embargo, su área y velocidad de propagación resultaba escasa en las etapas históricas previas a la aparición de los medios de comunicación. Hasta que las masas no entraron en política, la propaganda y los bulos no comenzaron a tener un desarrollo mucho más destacado. El salto cualitativo llega con el desarrollo de las tecnologías de la información y la comunicación, algo que hizo que la dispersión de noticias falsas y su utilización para fines políticos se transformara en una preocupación de alcance global.

Los resultados de las elecciones de 2016 en Estados Unidos y del referéndum del Brexit hicieron que se disparase la preocupación por el tema. Incluso tuvieron un papel importante en el relato de justificar las razones del resultado (incluyendo la actuación de *bots* o espionaje ruso). Por supuesto, no se puede descartar a la ligera que estos elementos tuvieran impacto, pero sí es fácil intuir que muchas veces está exagerado. En aquellos contextos en los que se ha podido estudiar, esencialmente Estados Unidos, se ha visto que la audiencia de *fake news* o bulos tiende a ser pequeña con respecto al total de los usuarios de internet, que en general se apoyan en noticias de medios convencionales.[16] Además, los consumidores de estos bulos son esporádicos y no invierten tiempo en los portales que los comparten. Sin embargo, sí se encuentra que hay una mayor probabilidad de toparse con estas informaciones falsas cuando se consume información en plataformas como Facebook (se acceda o no al contenido). Esto permite trazar que el consumo de bulos no se produce esencialmente desde los portales, sino por medio de mecanismos que sirven como «agregadores».

Respecto al perfil de los que consumen este tipo de bulos, que son pocos en términos numéricos, sí hay una pauta que se reproduce: el impacto de la ideología y la predisposición partidista. Es mucho más probable compartir bulos sobre partidos o ideas rivales. Ahora bien, la variable que tiene un efecto más fuerte es la edad.[17] Son las personas mayores, sobre todo por encima de los sesenta años, las que muestran una mayor tendencia a compartir *fake news*. Probablemente esto tenga algo que ver con cuestiones de alfabetización, ya que esta población no se ha socializado en un entorno digital y en ocasiones se le puede hacer más complicado discernir la credibilidad de las fuentes. Ahora bien, igual de importante es la propia credibilidad que

16. J. L. Nelson y H. Taneja, «The small, disloyal fake news audience. The role of audience availability in fake news consumption», *New Media & Society*, 20, 10 (2018), pp. 3720-3737.

17. A. Guess, J. Nagler y J. Tucker, «Less than you think. Prevalence and predictors of fake news dissemination on Facebook», *Science Advances*, 5, 1 (2019), eaau4586.

el ciudadano le da a los medios convencionales; cuando se confía menos en ellos, hay más probabilidad de que un bulo pase por veraz y, por tanto, tender a confirmarlo. Como, además, existe una correlación fuerte entre sentimiento *antiestablishment* y no dar credibilidad a los medios de comunicación tradicionales, terminan siendo los votantes más extremos los más propensos a compartirlos. La ruptura de las jerarquías informativas antes comentada ha contribuido también a este efecto.

Lo llamativo es que la vinculación de las pandemias con los bulos no es algo novedoso. Por ejemplo, los judíos, pueblo que tradicionalmente servía de chivo expiatorio en Europa, fue acusado de propagar la peste negra envenenando los pozos de agua durante la Edad Media; sometidos a torturas para confesar, fueron con frecuencia expulsados, saqueados o, directamente, masacrados en las principales ciudades de la época. Y tampoco con las teorías de la conspiración, es decir, con relatos que intentan explicar un fenómeno social mediante la actuación secreta de poderes oscuros que buscan conseguir así sus inconfesables objetivos. Una idea también muy vieja y que a veces, como un reloj parado, hasta puede ser verdad. Para el caso de la COVID-19, tres fueron las más populares: el origen artificial del virus, su propagación deliberada entre los ciudadanos y el hecho de que era una guerra encubierta entre grupos de interés o entre China y Estados Unidos. Unas teorías creídas por hasta un tercio de la población según los sondeos, aunque carecieran de bases sólidas.[18] Algo que, por supuesto, venía tamizado por la exposición a determinados medios, la desconfianza en la política, por el tipo de educación o por ideologías previas. No en vano, los telespectadores de Fox News eran los más propensos a pensar que la pandemia era una excusa para que Bill Gates les implantara un microchip.[19]

18. Sobre el desmentido de las teorías de la conspiración, <https://medical futurist.com/debunking-covid-19-theories/>.

19. Bueno, y algún cantante español también. Véase: «Coronavirus. Half of Fox News viewers think Bill Gates is using pandemic to microchip them, survey suggests», <https://www.independent.co.uk/news/world/americas/fox-news-bill-gates-conspiracy-pandemic-donald-trump-vaccine-republicans-a9529301.html>.

Durante la crisis del coronavirus se hizo una investigación para ver en qué medida se expandía el consumo de información falsa en los diferentes países y se encontró que, a medida que la amenaza llegaba a un estado, su tráfico se reducía.[20] Es decir, aunque los *bots* y los bulos continuaron, en los buscadores crecía exponencialmente el recurso a fuentes fiables de información. Esto puede obedecer a una doble razón. De un lado, a que los medios convencionales y las instituciones públicas empezaron a crear información por defecto para tratar de abordar esta cuestión. Por tanto, hubo una mayor oferta de fuentes creíbles. Y, del otro lado, a que también cambió la propia demanda de los ciudadanos. Estos pasaron a consumir muchas más noticias de medios fiables y a buscar información contrastada: en el momento en que quedó claro que nos enfrentábamos a una amenaza seria para la salud, se modificó la forma de navegar por internet. Por tanto, cuando se habla de cuestiones sanitarias, sí hay una reconversión ciudadana. Diferente es que en temas de carácter político no haya ningún incentivo para modificar el comportamiento en las redes.

Una cuestión que se planteó a raíz de esta crisis fue si era necesaria la regulación de estos contenidos para evitar caer en la desinformación. El problema es que la regulación puede deslizarse peligrosamente hacia el ámbito de la censura, como ya se ha discutido en el caso de Hungría. Sin embargo, también es cierto que los poderes públicos no pueden permanecer impasibles ante las asimetrías informativas y las fuentes de manipulación que existen en internet. En este sentido, se ha planteado la necesidad de que haya una suerte de autorregulación de las propias plataformas para poner sellos de calidad de la información, algo a lo que asimismo se dedican organismos verificadores independientes. También se ha propuesto formar mejor a la población para que los ciudadanos estén más alerta ante esta diseminación de noticias falsas. Este último camino, junto con la máxima transparencia para hacer creíble la información institucional, son, de lejos, mucho más deseables para combatir los bulos que tener a un Gobierno decidiendo qué información es publicable y cuál no.

20. Véase <https://covid19obs.fbk.eu/>.

Es evidente que el impacto de las *fake news* no debe ser sobrevalorado, pero no debe descartarse que pueden causar un daño importante, no solo social, sino también sanitario, en un contexto tan delicado como es una pandemia. Un elemento que se puede asociar en gran medida con dinámicas de polarización social que, sin lugar a dudas, en internet ya eran anteriores a la llegada de la COVID-19.

REDES SOCIALES: ¿POLARIZACIÓN O PUENTE?

Durante la crisis del coronavirus en Twitter había que andarse con pies de plomo. Era bastante común que se sucedieran todos los días discusiones (inagotables) a favor y en contra del Gobierno, intercambio de información tendenciosa, de noticias, bulos y, menos mal, memes o bromas sobre el confinamiento. Casi cada día se retuiteaban mensajes antiguos de creadores de opinión (en especial sobre la crisis del virus del Ébola) o se hacían linchamientos de periodistas a derecha e izquierda. Se discutían portadas de los medios, se subían vídeos de todo tipo y, en general, Twitter se convirtió en un foro continuo de discusión a nivel global sobre la crisis sanitaria. Esta situación no era tan diferente de la que se había producido en otras crisis recientes; prácticamente cualquier evento político de los últimos cinco años había tenido una violenta réplica en esta red social. Tanto era así que el propio Jack Dorsey, creador de la herramienta, reconoció en 2018 que Twitter podría estar favoreciendo la polarización política.[21] De hecho, la propia empresa se puso a indagar en mecanismos que evitaran comportamientos ofensivos o deshonestos por parte de sus usuarios. ¿Tiene fundamento esta intuición? ¿Twitter y, por extensión, otras redes sociales, podrían estar creando polarización social?

Hay literatura académica que defiende que esto es así. Es verdad que la tecnología ha multiplicado la información y su acceso a los

---

21. «Twitter CEO Jack Dorsey admits platform not a place for *nuanced discussion* as top *New York Times* reporter quits after abuse», <https://www.independent.co.uk/news/world/americas/twitter-maggie-haberman-new-york-times-quits-social-media-jack-dorsey-a8459121.html>.

individuos, algo que debería ensanchar nuestra visión del mundo. Sin embargo, lo que habría hecho es todo lo contrario: generar lo que los especialistas llaman «cámaras de eco».[22] La idea es sencilla: los individuos tendemos a buscar opiniones e informaciones que se asemejen a nuestros prejuicios. Por tanto, se recurre a la exposición selectiva. Las personas con una ideología determinada buscarían noticias en medios de comunicación afines, sean estos del tipo que sean, con lo que en el fondo internet solo serviría para reforzar nuestras ideas iniciales. Es la curiosa paradoja por la que, aunque una persona esté muy informada, dado su interés político previo, en el fondo sus opiniones se mueven relativamente poco.[23] Esto es justo lo que ocurriría con las redes sociales: los ciudadanos seguiríamos a gente que piensa como nosotros, algo que, además, vendría reforzado por los algoritmos que nos exponen a seguir a usuarios que consumen informaciones semejantes a las nuestras. Si compartimos contenidos contrarios a nuestra visión del mundo es solo para ridiculizarlos.

Ello lo que terminaría haciendo es que estas «cámaras de eco», estos ecosistemas digitales, se convirtieran para muchas personas en categoría de lo que es el mundo. Por tanto, las redes sesgarían más nuestras percepciones de la realidad, convirtiendo a la gente en más intolerante y propensa a pensar que no hay discrepancias ahí fuera. Además, las redes también son un conducto ideal para poner en contacto a personas que, aun siendo minoritarias, pueden tener posiciones extremas y, por tanto, coordinarse mejor. Es posible que haya una persona de cada cien mil que piense que la Tierra es plana, lo que hace que sea muy difícil que pueda encontrar apoyos. Sin embargo, gracias a las redes sociales, estas personas podrían contactar y organizarse mejor. El resultado es que tendríamos una organización de «terraplanistas» gracias a que se han podido comunicar por internet, lo que les daría capacidad para dialogar en las redes como una opinión válida más que puede ser considerada. Así pues, la combinación

22. R. K. Garrett, «Echo chambers online? Politically motivated selective exposure among Internet news users», *Journal of Computer-Mediated Communication*, 14, 2 (2009), pp. 265-285.
23. Esto se conoce como la «paradoja de Zeller».

de grupos más cerrados y homogéneos con mayor prevalencia de posiciones extremas tendería a generar más polarización en nuestras sociedades.

Sin embargo, también ha habido tesis que van en sentido contrario y que defienden que este efecto negativo es un poco exagerado. De entrada, porque la mayoría de los estudios se basan en datos de encuestas, en las cuales los ciudadanos dicen exponerse a medios ideológicamente afines con más frecuencia (da vergüenza decir que consultas portales que no lo son), o en experimentos en laboratorio (donde se reduce de manera artificial la pluralidad de fuentes existente). Además, algunos estudios han incidido en que se sobrestima la «exposición selectiva» más allá de los datos; según el tipo de información que busquemos, los ciudadanos preferimos que sea plural, especialmente cuando pensamos que hay que defender nuestra posición ante otros o tenemos que tomar alguna decisión (por ejemplo, lo que ocurría con la búsqueda de información sobre la COVID-19). Más aún, en ocasiones los ciudadanos no disponen de suficiente conocimiento para saber si la propia información es o no afín a sus ideas previas —especialmente entre sectores poco politizados de la sociedad— por lo que los individuos sí estarían expuestos a mayores fuentes de pluralidad de lo que parece.

Es más, determinados estudios señalan que lo que realmente hacen las redes sociales es reducir la polarización.[24] El mecanismo explicativo estaría en los lazos mediante los cuales se consume la información en redes sociales: en general, el acceso a las páginas de internet se realiza de manera social. Es decir, con frecuencia la entrada de la información se da mediante *links* compartidos por amigos, familiares y conocidos. Esto es algo que nos permitiría llegar de manera inadvertida a opiniones políticas diferentes, ya que, incluso cuando hay homogamia, siempre existe cierta heterogeneidad ideológica y social en cualquier grupo de conocidos. De esta manera accedemos a información nueva defendida por gente con la que tenemos (cierta) relación, lo que ayudaría a am-

24. P. Barberá, «How social media reduces mass political polarization. Evidence from Germany, Spain, and the US», Job Market Paper, Nueva York, New York University, 46.

pliar nuestro campo de visión, entendiendo lógicas opuestas y, a la postre, reduciendo la polarización. Cierta evidencia empírica para los casos de Estados Unidos, España y Alemania parece ir en ese sentido, si bien se podría esperar un efecto más fuerte en aquellas redes sociales o de mensajería instantánea más sociales, pero menos en aquellas en las que nos exponemos a más gente anónima.

El aumento de la polarización política en esta última década parece bastante claro, pero quizá no sea cierto que la causa (principal) de ello haya que buscarla en las redes sociales. Por supuesto, es muy probable que estas últimas hayan propiciado una cierta banalización de la discusión pública sobre política, que ha tendido a adoptar tintes más agresivos. Sin embargo, esto es compatible con pensar que hay causas estructurales más profundas (por ejemplo, descrédito ligado a escándalos de corrupción o una durísima crisis económica) y que la infraestructura comunicativa opera más como un amplificador que como un motor de muchas de estas dinámicas. Ahora bien, si se quiere hablar de componentes relacionados con la infraestructura comunicativa es fundamental dirigir el foco hacia el resto de los medios y, muy especialmente, en la que sigue siendo la reina de cualquier salón: la televisión.

La reina de la casa

Un proceso en paralelo con la transformación de los sistemas de partidos en todo el mundo ha sido la expansión de los programas de carácter político. Aunque en algunos países más que en otros, es indudable que prácticamente en todas las parrillas ha habido un resurgimiento de la política. Entre los muchos géneros que han ido ganando prevalencia en este sentido, más allá de los informativos y de las tertulias convencionales, ha surgido uno con particular fuerza: los *late shows* y espacios de *infotainment*. Este tipo de programas son una mezcla de humor y entretenimiento con información política y tratamiento de la actualidad que, además, se suelen emitir en horarios nocturnos y que, con idas y venidas, se han ido desarrollando poco a poco en países europeos como España.

Este fenómeno ha sido importado de los usos televisivos de Estados Unidos, país en el que el formato lleva más tiempo siendo estudiado. La razón fundamental para que cada vez sean más importantes se asocia con el cambio en el consumo de medios tradicionales. Los ciudadanos están cansados de tener que enfrentarse a documentales o a informativos serios, que requieren una inversión de atención alta, y estos formatos son un saludable equilibrio que marida la información con el entretenimiento. Si uno piensa en la difícil conciliación de una jornada de trabajo ordinaria en países del sur de Europa, se entiende muy bien por qué se prefiere algo ligero cuando se llega a casa. La consecuencia es que va en aumento el número de ciudadanos que está recurriendo a este tipo de programas como principal fuente de información política, incluso más que los informativos convencionales.[25] La pregunta es qué supone eso para la relación de la ciudadanía con la política.

Con respecto al consumo de *late shows*, la literatura convencional ha tendido a señalar dos cosas. Primero, el hecho de que sus telespectadores suelen ser gente de menor edad y, segundo, que lo hacen como un sustituto de las noticias tradicionales. Por tanto, los programas cómicos serían el único formato que atraería a los jóvenes a la política para contrarrestar los aburridos informativos. La lectura negativa es que esto les impediría entrar en las cuestiones políticas de fondo. Sin embargo, la evidencia empírica más reciente es algo más optimista.[26] Primero, porque se apunta que el consumo de este tipo de programas no está, ni mucho menos, restringido: llega a todo tipo de edades, de estatus y hasta, con sus sesgos según el programa que se vea, de ideologías. Y, segundo, porque no parece que estén siendo un sustituto, sino que más bien suponen un primer paso para iniciar una escalera hacia las noticias «serias». Gracias al enganche satírico, muchos

---

25. G. Baym, *From Cronkite to Colbert. The evolution of Broadcast News*, Boulder (Colorado), Paradigm Publishers, 2010.

26. D. G. Young y R. M. Tisinger, «Dispelling late-night myths. News consumption among late-night comedy viewers and the predictors of exposure to various late-night shows», *Harvard International Journal of Press/Politics*, 11, 3 (2006), pp. 113-134.

ciudadanos desarrollarían más adelante un genuino interés por la política. Además, aunque este efecto sí es más fuerte entre los jóvenes, ver *late shows* hace que después también se tienda a seguir más debates entre candidatos o a hablar más a menudo de política.[27] Por tanto, sirven como un elemento de politización.

Ahora bien, las investigaciones también señalan que a la hora de valorar el propio contenido de este tipo de programas el nivel educativo importa. Aquellos ciudadanos con mayor conocimiento político, educación o interés entienden que los programas de la noche son un formato de entretenimiento. El asunto es diferente para los ciudadanos más desinformados previamente. Lo que se destaca es que aquellos espectadores con menos interés o con un menor nivel educativo tienden a concebir estos programas como un informativo más, en ocasiones hasta mejor que los tradicionales. Esto último implicaría que los ciudadanos con bajo conocimiento político previo serían mucho más vulnerables, si se quiere decir así, al marco creado por los programas de humor. El sesgo entraría por medio de la sátira, si bien no deja de ser legítimo plantearse si esto no ocurre ya con según qué informativos convencionales.

Por tanto, estaríamos asistiendo a un doble proceso: incorporación de cada vez más sectores sociales a la política por medio de estos formatos, que luego se hace extensiva al conjunto del sistema, pero, al mismo tiempo, con un efecto diferencial según el nivel educativo. Para algunos autores esto, en realidad, es un elemento positivo para todo el sistema en su conjunto: engancha a la gente, pero además se convierte en un mecanismo de crítica en el que es necesario el humor, algo que jamás podría plantearse en espacios de política convencional.[28] Sin embargo, para otros autores la política se estaría acer-

---

27. A. P. Williams, J. D. Martin, K. D. Trammell, K. Landreville y C. Ellis, «Late night talk shows and war. Entertaining and informing through humor in late-night TV», Ralph D. Berenger (ed.), *Global Media Go to War. Role of News and Entertainment Media during the 2003 Iraq War*, Spokane (Washington), Marquette Books, pp. 131-138.

28. J. L. V. Crego, *Sátira televisiva y democracia en España. La popularización de la información política a través de la sátira*, Barcelona, Universitat Oberta de Catalunya (UOC), 2011.

cando a sectores cada vez más amplios de la población (y es cierto que el interés por la política no ha dejado de subir), pero desde una visión (a veces) más polarizada y desenfocada.

Ahora bien, resulta bastante dudoso que este formato humorístico sea de por sí el culpable y no más bien la propia estructura de los medios de comunicación en su conjunto. Después de todo, cuando se estudian las dinámicas de polarización, se presta una notable atención al efecto de las redes, pero es casi más necesario prestar atención a los medios de comunicación convencionales. La razón es que numerosos estudios señalan que no es tanto internet como la fragmentación de las audiencias televisivas lo que estaría detrás de la creciente crispación social en el debate público.[29]

La consecuencia natural de una oferta más variada de canales de televisión (y de plataformas con las que compiten) es una mayor especialización de las televisiones en nichos ideológicos (algo compatible con pertenecer a los mismos conglomerados financieros). Por tanto, esta segmentación supondría una reducción en la pluralidad de opiniones que se reciben dentro del medio y una especialización en audiencias ideológicamente cada vez más compactas. En un contexto en el que, durante la crisis de la COVID-19, casi el 85 por ciento por ciento de los españoles utilizaba la televisión para informarse, aquí se puede encontrar una lógica mucho más sólida.[30] Además, esta intuición iría en la línea de investigaciones que encuentran que hay una mayor polarización entre segmentos de edad media y alta, dado que los mayores son más consumidores de televisión que de redes sociales (una lógica que podría extenderse al conjunto de los programas de la cadena de televisión).

Esto, por descontado, se daría de manera más relevante en los formatos más netamente políticos y prevalentes en el sistema comunicativo (español): las tertulias. Estos programas, qué duda cabe, tie-

---

29. J. G. Webster, «Beneath the veneer of fragmentation. Television audience polarization in a multichannel world», *Journal of Communication*, 55, 2 (2005), pp. 366-382.

30. Véase <https://es.statista.com/estadisticas/1107008/principales-medios-para-mantenerse-informado-sobre-la-covid-19-espana/>.

nen todo tipo de variantes (desde más reflexivas y mesuradas hasta más agresivas), pero ya tenemos algunos estudios sobre ellos. Lo que se apunta es que, cuando las tertulias adoptan un formato bronco, tenso y descalificador, en suma, más excitado, suelen tener una mayor audiencia.[31] Ahora bien, la investigación también indica que provocan que la audiencia perciba los argumentos del rival como menos legítimos: se rechazan y se consideran erróneos con más facilidad. Debido a ello, los debates agresivos y poco civilizados, a pesar de suscitar un mayor interés, acaban generando más desconfianza y cinismo político.

Esto, en última instancia, podría traducirse no tanto en una polarización política como afectiva. Es decir, no supone que haya más animosidad entre los partidos que antes, sino que sean los propios ciudadanos los que incrementen su enojo y rechazo hacia personas que piensan de manera diferente.[32] Ni que decir tiene que esta lógica se vivió durante toda la crisis de la COVID-19 con más o menos intensidad en distintas fases. Una lógica que, en cualquier caso, ya era anterior a la crisis: se conocía la música, lo que cambió fue la letra. Después de todo, prácticamente desde el principio, las líneas de enfrentamiento partidista se reprodujeron en los medios de comunicación, a favor y en contra del Gobierno. Probablemente no haya nada más conveniente para evitar hablar en serio de un asunto que trufar el debate público de hipérboles.

Lo más llamativo es que esta polarización mediática puede tener efectos incluso sobre la salud. Sobre esto hay algo de (provocadora) evidencia empírica.[33] Se ha publicado recientemente un estudio sobre la cobertura en Estados Unidos de dos programas de noticias entre los más vistos por cable, uno que avisaba sobre el riesgo del

31. D. C. Mutz, *In-Your-Face Politics. The Consequences of Uncivil Media*, Princeton (Nueva Jersey), Princeton University Press, 2016.

32. S. Iyengar, Y. Lelkes, M. Levendusky, N. Malhotra y S. J. Westwood, «The origins and consequences of affective polarization in the United States», *Annual Review of Political Science*, 22 (2019), pp. 129-146.

33. L. Bursztyn, A. Rao, C. Roth y D. Yanagizawa-Drott, «Misinformation during a pandemic», Chicago, University of Chicago, Becker Friedman Institute for Economics Working Paper, 44 (2020).

virus desde fases tempranas y otro que no le daba apenas importancia, aunque fuera matizando su posición a finales de febrero. Los dos programas, además, se emitían en la misma cadena: Fox News.[34] Lo que se encontró fue un efecto significativo en la mortalidad: hubo una asociación entre mayor consumo del informativo que rechazaba la importancia del virus y las muertes en el inicio de la pandemia. Solo cuando se cambió de enfoque, comenzaron a desaparecer las diferencias entre ambos. Por tanto, si algo demuestra este estudio es que la desinformación hay que tomársela muy en serio, porque puede ser, directamente, mortal.

---

34. Pensemos que los programas de noticias en Estados Unidos son mucho más editorializados de manera abierta que en Europa.

10

Lo que nos cambia la pandemia

Cuando el 26 de marzo de 2020 el primer ministro de la India, Narendra Modi, decretó el confinamiento total, más de un tercio de la población mundial pasó a dicho estadio. El asunto no habría de quedar ahí. En apenas dos semanas se fueron sumando más países hasta que, al menos sobre el papel, prácticamente la mitad de la población mundial pasó a tener algún tipo de restricción de movilidad ligada a la pandemia de la COVID-19. Ahora bien, no en todos los lugares fue igual de severa. Para las poblaciones más pobres de los países menos desarrollados, quedarse en casa no era una opción: la amenaza de morir de hambre era igual de temible que la del virus. En los países desarrollados, por su parte, también hubo gradientes. Mientras que en Suecia la vida tuvo un desarrollo más o menos normal (al menos en las primeras fases de la pandemia), en Francia se permitía salir a hacer deporte, mientras que, en Italia y en España, en su periodo más duro, tan solo se podía salir a la calle para comprar comida o para ir a trabajar.

Este hecho trajo consigo muchas alteraciones en los modos de vida durante un periodo determinado. Además, el restablecimiento de la «normalidad» se hizo sobre parámetros que para algunas sociedades supusieron un cambio radical. Los guantes, la mascarilla y los desinfectantes pasaron a ser indispensables para la vida diaria. Se prohibieron los eventos que concentraran a grupos numerosos y no se permitió acudir a terrazas bulliciosas en las plazas. Los encuentros serían más reducidos y con la gente que habitualmente se frecuentaba. El paisaje no tenía ya nada que ver con el mundo de enero de 2020 y el concepto de «distancia social» se había incorporado al vocabulario corriente, al igual que pasó con la longitud de las colas que se formaron para entrar a cualquier local. El coronavirus había afectado tanto a la política, a las actitudes hacia el sistema o a la economía como a los hábitos y las costumbres sociales. El modo de vida hasta que llegara la vacuna o el tratamiento eficaz iba a tener una lógica distinta.

Algunos de estos cambios ya se dieron durante el confinamiento más severo. Numerosas empresas se vieron forzadas a innovar con el teletrabajo, una opción que, en países como España, por su gran tendencia al presencialismo, solía generar resistencias. Las clases, en todos los niveles educativos, tuvieron que darse de forma digital, algo que resultó mucho más fácil para la enseñanza postobligatoria que para los cursos de los más pequeños. También la propia psicología de la gente se transformó. Mientras que algunas personas pudieron adaptarse a ese escenario, otras fueron víctimas del miedo, la ansiedad y el estrés crecientes. Esto, además, fue algo mucho más intenso entre aquellas personas que estaban en hogares más humildes, con domicilios más pequeños, con menores a su cargo, que tenían enfermedades previas o que vivían solas.

No resulta fácil rastrear todos los impactos sociales que nos deja la pandemia y, hasta que no tengamos una perspectiva temporal más amplia, no podremos saber lo que nos lega. Con todo, algunos cambios se vislumbraron de manera temprana, a las pocas semanas de que se generalizara el Gran Confinamiento.

Una pandemia (im)presionante

Cualquier generación tiene como más vívidos aquellos sucesos que le ocurren durante su juventud. No es algo extraño porque aquellos hechos que nos ocurren entre los quince y los veinticinco años, aproximadamente, lo hacen en el periodo de nuestra vida en que somos más impresionables. Son los momentos en los que nuestra visión del mundo está en proceso de formación, el punto en el que se configuran nuestras actitudes hacia la política y la sociedad. Esto da pie al conocido como efecto cohorte, el cual, a su vez, nos lleva a hablar de generaciones políticas. De ahí que haya más parecido en la visión del mundo entre dos personas nacidas el mismo año en dos puntos opuestos del planeta que la de esas personas con alguien de su misma región hace cincuenta años. Por poner algunos ejemplos, aquellas generaciones de españoles que crecieron durante la Transición tienen una mayor predisposición a participar políticamente, motivados por el momento, al igual que aquellas que lo hicieron en Estados Unidos durante la guerra de Vietnam muestran un mayor cinismo político, más desilusión y desconfianza hacia el sistema. Se suele decir que, para entender cómo es una persona hoy, hay que saber dónde estaba a los dieciocho años.[1]

Es importante pensar que estos efectos tienen una perdurabilidad en el tiempo y, por tanto, que no deben ser confundidos con las dinámicas de ciclo vital. Estas últimas se refieren a que las actitudes o el comportamiento de una persona cambien dependiendo de su edad. Es común que los jóvenes estén menos asentados, tengan menos ligámenes con su comunidad inmediata y, por ello, que también sean más volubles en sus opiniones. Sin embargo, a medida que cumplen años, se establecen, tienen un desarrollo profesional y se relacionan con otros, cambia su visión de algunas cosas. No necesariamente se hacen más conservadores, pero, por ejemplo, sí participan con más frecuencia en las elecciones. Ahora bien, es clave entender que esta dinámica es independiente de esas huellas o cicatrices que deja el nacer en una generación concreta. No existe, de manera natural, una convergencia en las actitudes a medida que alguien se hace mayor, sino que son los sucesos ocurridos durante los años en que se es más impresionable los que condicionan (especialmente) la visión del mundo de generaciones enteras.

Sin lugar a dudas, el confinamiento provocado por el coronavirus fue uno de esos hechos que marcan. Es evidente que, desde luego, esta crisis no estuvo ni mucho menos restringida en sus efectos. De hecho, casi se podría pensar que el Gran Confinamiento es la primera gran experiencia compartida del siglo: gente de todo origen social, condición, religión o ideología ha tenido que compartir este encierro, incluso siguiendo por la televisión la realidad de otros países. El confi-

---

1. Para profundizar en el argumento de los jóvenes en España, véase Politikon, *El muro invisible. Las dificultades de ser joven en España*, Barcelona, Debate, 2017.

namiento por la COVID-19 no entendía de edades, por más que los colectivos de riesgo sí que fueran esencialmente las personas mayores. Ahora bien, pese a ello, las líneas de desigualdad tradicionales no desaparecieron. No fue lo mismo pasarlo en una casita en el campo con jardín que en un piso de cincuenta metros cuadrados en una gran urbe o, directamente, teniendo que ir a trabajar. Y, del mismo modo, hay buenas razones para pensar que sus efectos se proyectaron de manera más intensa entre los niños y los jóvenes, dado que son los segmentos sociales más dúctiles.

En ese sentido, las generaciones nacidas entre las décadas de 1980 y los 2000, es decir, *millennials* y *centennials*, tuvieron que hacer frente a un contexto objetivo de mayores dificultades. La crisis económica derivada de la Gran Recesión les golpeó en sus años más productivos, en los que comenzaba su singladura en el mercado de trabajo. No disponían de una vivienda en propiedad o un alquiler asequible justo en el momento en el que tenían que emanciparse o formar una familia. Además, sufrieron más la precariedad y la destrucción de empleo, todo ello, por supuesto, atravesado por diferencias de clase social o de género. De este modo, la crisis del coronavirus no solo fue un suceso más para ellos, sino que también la crisis económica que trae consigo les afecta de manera mucho más directa, en un momento en que ni siquiera han terminado de acusar el golpe de la anterior.

Justamente en ese sentido fueron las advertencias de la Organización Internacional del Trabajo (OIT) cuando recordó que la pandemia había provocado que uno de cada cinco jóvenes en el mundo perdiera su empleo.[2] Además, aquellos que lo mantuvieron vieron reducir sus horas de trabajo un 23 por ciento. Este hecho en España, por descontado, no fue diferente. Como ya se ha comentado, la mitad del empleo destruido durante la pandemia era de trabajadores menores de treinta y cinco años. Por tanto, no hay duda de que la distribución de los costes de la crisis volvería a ser una dura prueba para los de siempre.

2. «"Lockdown generation" of young workers will need extra help after COVID-19, urges UN labour chief», <https://news.un.org/en/story/2020/05/1064912>.

La literatura sobre sociología del trabajo señala que, en aquellos mercados de trabajo que presentan una mayor precariedad, la recuperación del empleo juvenil es algo que se da más lentamente.[3] Tal es el caso de algunos de los países más dañados por el confinamiento y la crisis económica, como España e Italia, donde el desempleo juvenil ha sido un problema secular. Además, en algunos de estos lugares, esta problemática golpea a un colectivo joven particularmente vulnerable: aquel que no ha completado los estudios obligatorios. El abandono escolar temprano en España, por ejemplo, siempre ha sido muy alto y, aunque se redujo durante la crisis, se estancó en un 20 por ciento antes de que llegara la pandemia, no muy lejos de Rumanía, de Italia o de Hungría. Un abandono que, a su vez, se ceba en los hogares más vulnerables y que hace que ese segmento joven esté especialmente expuesto a la destrucción del empleo menos cualificado.

Por tanto, sabiendo que la crisis económica golpearía especialmente a los jóvenes, ¿qué tipo de efectos puede tener este *shock* sobre sus valores? Durante la época de la Gran Recesión se planteó el hecho de que entre los jóvenes, con matices, cayó la satisfacción con el funcionamiento del sistema político, pese a que apoyaran el sistema democrático.[4] También se comentó que había cierta tendencia del voto joven a agruparse detrás de nuevos partidos o partidos-protesta. Sin embargo, lo que no parece haberse producido es un giro de los jóvenes hacia asuntos materiales. La literatura clásica sobre el tema distingue entre dos grandes conjuntos de valores. De un lado, los temas materiales, que son aquellos valores más ligados a lo económico y a la seguridad. Del otro, los posmateriales, más asociados con la autorrealización, el medio ambiente o las libertades individuales. Pues bien, antes de la crisis, los jóvenes no mostraron un conflicto, sino más bien complementariedad, entre ambos aspectos: aun asumiendo los mayores costes de la crisis, seguían siendo los que mostra-

3. D. Görlich, I. Stepanok y F. Al-Hussami, «Youth unemployment in Europe and the world: Causes, consequences and solutions», Kiel Policy Brief, Institut für Weltwirtschaft Kiel, 59 (enero de 2013).

4. J. Zilinsky, «Democratic deconsolidation revisited. Young europeans are not dissatisfied with democracy», *Research & Politics*, 6, 1 (2019), 2053168018814332.

ban una mayor apertura hacia temas como el medio ambiente o el feminismo.

Falta perspectiva para saber si esta nueva crisis provocará una profunda transformación de esos valores. Ahora bien, probablemente el verdadero cambio de estas generaciones estará en su proyección vital, es decir, en sus expectativas. Quizá el rasgo más distintivo de las generaciones jóvenes, que disponen de mayor capital humano y de riqueza que las precedentes, es haberse socializado en un entorno de inestabilidad casi crónica. Que en el plazo de diez años hayan tenido que sufrir dos crisis severas por fuerza les hará asumir esa provisionalidad material y consolidará la idea de que no es posible un progreso lineal en sus vidas. Algo que se puede traducir en un cierto miedo hacia el futuro. Tal vez así se puedan entender determinadas manifestaciones culturales, como el renacer del género distópico en lo audiovisual, o incluso por qué las fuerzas políticas emergentes son la nueva extrema derecha y los partidos verdes. Las dos familias de partidos incardinan el miedo a un presente decadente que aboca a un futuro que hay que evitar, por más que propongan recetas desde perspectivas políticas antitéticas.

No siempre es fácil saber cómo un suceso de estas características afectará a la socialización de la gente joven; tampoco cómo se manifestará en el tiempo, si será apenas un súbito cambio antes de volver a la normalidad o si dejará una huella más profunda. Nos faltan décadas para descubrirlo. Ahora bien, de tener un impacto más directo, lo más probable es que este sea en ellos y que, quizá, sirva para reforzar dinámicas que eran anteriores al Gran Confinamiento: un nuevo recordatorio del crudo panorama que se les presenta.

Bebés, divorcios y proyectos de vida

En los países más desarrollados, los niños se han vuelto algo escaso. Por ejemplo, en España, hay más o menos ocho millones de ellos, lo que supone el 17 por ciento de la población total frente a 1990, cuando eran casi el 25 por ciento del total. Esto es algo consustancial al envejecimiento de nuestras sociedades; hoy la esperanza de vida en el país llega hasta los ochenta y tres años, pero en paralelo la natalidad ha caído de manera considerable. De los 2,8 hijos por mujer de los años sesenta se ha pasado a los 1,3 actuales. Este hecho ha tenido mucho que ver con transformaciones profundas en todas las sociedades occidentales: el cambio en las expectativas vitales, la incorporación de la mujer al trabajo o la generalización de los anticonceptivos han ayudado a la planificación familiar. Este hecho, *per se*, no es algo problemático: tener descendencia se ha vuelto más una decisión de los progenitores que una obligación social.[5]

Ahora bien, el argumento cambia bastante cuando se analizan las encuestas de fecundidad. Cuando se pregunta directamente a los concernidos por la cuestión, la respuesta dominante tanto para hombres como para mujeres es que el número ideal de descendientes que les gustaría tener es dos. Por tanto, se suele señalar que, aunque los principales factores explicativos de las diferencias entre países tengan que ver con el desarrollo (los países con más fecundidad están al otro lado del Mediterráneo), la precariedad del mercado de trabajo y la falta de ayudas a la familia explican una parte de la baja natalidad española.[6] No es solo que los españoles en edad fértil no quieran tener hijos, sino que en muchos casos la precariedad los desincentiva. La prueba es que esta pauta no cambia entre la población inmigrante.[7] Por más que puedan tener más hijos provenientes de sus países de origen, sus dinámicas reproductivas enseguida se acompasan con el contexto español.

Una de las primeras hipótesis que se barajó como efecto de la COVID-19 fue una explosión demográfica. Parte de esta idea tiene su origen en el empeño de China de que así fuera. Cuando el virus

---

5. Este hecho también ha cambiado la propia morfología de las familias. Hoy es más probable tener abuelos vivos que en el pasado, pero más extraño tener muchos hermanos o primos.

6. T. Castro-Martín y T. Martín-García, «The fertility gap in Spain. Late parenthood, few children and unfulfilled reproductive desires», *The Fertility Gap in Europe. Singularities of the Spanish Case,* «la Caixa» Welfare Projects, Social Studies Collection, 36 (2013), pp. 45-81.

7. H. Cebolla Boado y A. González Ferrer, *Inmigración. ¿Integración sin modelo?* Madrid, Alianza, 2015.

se extendió por la provincia de Hubei, las autoridades tomaron la decisión de confinar en sus casas a más de sesenta millones de personas. En ese contexto, los dirigentes pensaron que se daban las condiciones ideales para tener un *baby boom*, rematando así la «política del hijo único»[8] que había sido abandonada en 2015. Incluso se dedicaron a pegar carteles que decían: «Tener un segundo hijo también ayuda al país». Sin embargo, la mentalidad de los jóvenes chinos ha cambiado bastante y la idea no les resulta en absoluto seductora. Ya en 2018 se marcó el mínimo histórico de nacimientos del país, 10,48 por cada mil habitantes,[9] y, además, al margen de este cambio de costumbres, había que sumar la incertidumbre económica pareja a la pandemia, algo que era común a todos los países confinados.

Por tanto, se dio la situación de que, por más que la reclusión por la COVID-19 hizo que la gente pasara más tiempo junta en el hogar, a corto plazo lo más probable es que postergase las decisiones de maternidad. En una situación en la que muchos empleos estaban en juego y no se sabía cómo sería el mundo tras el confinamiento, tenía sentido esperar un poco antes de tomar la decisión de traer a alguien al mundo. La expectativa es, por tanto, que la natalidad caiga para los niños que potencialmente podrían concebirse en el periodo de la crisis, pero que converja en valores bajos a medio plazo, todo en función de la propia evolución de la situación económica. Sin embargo, lo que sí se vio en China de manera inmediata fue un incremento en los divorcios, que, según las autoridades, alcanzó el punto de desbordamiento administrativo.[10] En muchos casos, los aludidos señalaron que el confinamiento los había obligado a convivir con parejas a las que antes apenas veían o que no les quedó otra opción que encerrarse con la familia política.[11] Ante estas situaciones de estrés, los roces frecuentes e incluso los

8. Esta política fue una medida de control de la población establecida en zonas urbanas de China desde el año 1979 con el objetivo de imponer un radical control de la natalidad que frenara la superpoblación del país.

9. «China's Birthrate Hits Historic Low, in Looming Crisis for Beijing», <https://www.nytimes.com/2020/01/16/business/china-birth-rate-2019.html>.

10. «Chinese city experiencing a divorce peak as a repercussion of COVID-19», <https://www.globaltimes.cn/content/1181829.shtml>.

11. Que, en según qué casos, se opte por el divorcio y no por el asesinato es una señal alentadora de los progresos que hacemos como especie.

descubrimientos de infidelidades favorecieron un pico súbito en los ceses de convivencia conyugal.

¿Podría jugar también algún tipo de papel la situación económica acelerando estas rupturas matrimoniales? Una teoría clásica afirma que los matrimonios tienen un componente de seguridad en ingresos, en especial cuando hay desigualdad entre sus integrantes. Por tanto, uno debería esperar que en las situaciones de crisis económica los divorcios bajen ante la seguridad que ofrece el hogar,[12] todo esto matizado, obviamente, por los valores de los miembros de la pareja. No obstante, existen otras teorías que predicen efectos distintos. La teoría del estrés psicosocial afirma que el desempleo y las dificultades económicas provocan tensión en los individuos, exacerbando la discordia y las diferencias entre los cónyuges. Así pues, los divorcios serían contracíclicos: la caída de la tasa de empleo aumentaría el número de divorcios, especialmente cuando quien pierde el trabajo es la persona que aporta los principales ingresos al hogar.[13]

Con todo, el mundo ha cambiado mucho. El modelo matrimonial de relación no ha hecho más que retroceder y hoy en países como España el modelo de convivencia de parejas de hecho ya supone un tercio de los emparejamientos. Como consecuencia, referirnos solo a la disolución del matrimonio no nos permite ver en un marco de relaciones sociales más amplias. Aun así, los divorcios se han duplicado en la última década y la crisis del coronavirus parecía que iba a dar un empujón en ese sentido. En mayo de 2020, la Asociación Española de Abogados de Familia informó de que las preguntas sobre separaciones y divorcios por esa época habían crecido en un 35 por ciento con respecto al año anterior. Y es que el efecto corrosivo del confinamiento para muchas parejas es indudable, aunque aún estuviera por ver cuántas de esas consultas se traducían después en una

12. J. Schaller, «For richer, if not for poorer? Marriage and divorce over the business cycle», *Journal of Population Economics*, 26, 3 (2013), pp. 1007-1033.

13. P. Jensen y N. Smith, «Unemployment and marital dissolution», *Journal of Population Economics*, 3, 3 (1990), pp. 215-229.

ruptura efectiva.[14] Del mismo modo, la crisis económica también podría afectar a los enlaces matrimoniales por la situación de potencial desempleo e incertidumbre ligada a la pandemia. Así, igual que los bebés esperarán, la crisis de la COVID-19 también podría retrasar un buen puñado de emparejamientos si tienen ceremonia de por medio.

Adicionalmente, ya sea solo o en pareja, tiene sentido pensar que la emancipación también va a ser algo que se vea afectado por la crisis. Antes de la crisis, más de la mitad de los españoles con edades comprendidas entre los veinticinco y los veintinueve años, en concreto el 53,1 por ciento, vivía todavía en casa de sus padres.[15] De media, un español abandona la casa de sus padres a los veintinueve años, la misma edad que un griego, un año antes que un italiano, pero cinco más tarde que un alemán o un francés. La tardía emancipación ha sido siempre algo crónico en los países de la Europa del Sur y de la del Este. Las razones, aunque van desde el empleo precario hasta cuestiones culturales, también se enlazan con el mercado de la vivienda. En general, los jóvenes no disponían de ingresos para comprar una vivienda antes de 2008, y, cuando reventó la burbuja, sus ingresos se hundieron, subiendo en paralelo los precios del alquiler. De hecho, este último asunto era el gran debate en España antes de la crisis de la COVID-19.

La nueva crisis económica ha tenido un doble impacto. De un lado, a nivel global, ha supuesto un súbito retroceso del turismo. Por tanto, tiene sentido pensar que una parte de la vivienda que estaba destinada a alquileres de esta naturaleza podría salir al mercado de alquiler ordinario, en especial si la crisis se alarga. Si el alquiler turístico inflaba los precios, estos deberían reducirse, pues, al haber más oferta de vivienda para alquilar en las capitales, la renta a pagar por el alquiler podría reducirse. Pero, del otro lado, ya se ha comentado cómo la crisis se cebará en mayor medida en los jóvenes, haciéndoles perder empleos e ingresos de manera importante. Así pues, parece

14. Véase <https://elpais.com/economia/2020-05-29/el-alto-coste-del-desamor-las-consultas-de-divorcios-se-disparan-durante-la-cuarentena.html>.
15. Datos del Instituto Nacional de Estadística (INE), 2019.

poco probable que esta pérdida se compense con las potenciales caídas en los precios de la vivienda. El resultado, de este modo, volvería a ser un retraso en la edad de emancipación, que ya antes de la crisis seguía esa tendencia. Por tanto, las dinámicas estructurales no se verán sino agravadas por el nuevo *shock* del confinamiento y reforzarán unas desigualdades que ya son viejas conocidas.

PERO ¿ES QUE NADIE VA A PENSAR EN LOS NIÑOS?

Antes incluso de que se tomaran medidas de excepción, en muchos países los estudiantes fueron enviados a casa y se clausuraron los centros educativos. Visto desde lejos parecía tener sentido, ya que los escolares, aglomerados en clases, podían ser un gran foco de contagio.[16] En los lugares donde el confinamiento fue más duro, las clases presenciales quedaron suspendidas hasta el próximo curso. Ante este panorama, todos los niveles educativos tuvieron que adaptarse sobre la marcha. Los profesores pasaron a impartir la docencia *online* en plataformas sobre las que, en casi todos los casos, no tenían formación. El peso de los trabajos en casa aumentó y las evaluaciones, en consecuencia, fueron modificadas. Los estudiantes debieron amoldarse a una lógica bien distinta confinados con sus familias y, aunque en la educación postobligatoria no fue tan problemático, en la enseñanza primaria y secundaria representó un reto mucho mayor. Muchos progenitores tuvieron que teletrabajar y, simultáneamente, desarrollar durante la jornada laboral todas las tereas de cuidado de las que antes se encargaban los centros escolares. Conciliar y teletrabajar, sobre todo en hogares modestos, fue un reto mayúsculo y que podría darse de nuevo con posibles rebrotes.

En todos los países, la situación educativa fue caótica al principio hasta que el nuevo sistema cogió velocidad de crucero. El confinamiento suponía trastocar tanto el último trimestre-cuatrimestre de

---

16. Aunque, como luego se acreditó, los niños no eran esos «supercontagiadores» de los que se hablaba en etapas iniciales de la pandemia sino, probablemente, todo lo contrario.

docencia como las pruebas de selectividad que se debían realizar al final del ciclo formativo. Por tanto, no tardaron en surgir las primeras preocupaciones sobre cómo esta anormalidad podía afectar al rendimiento y a la igualdad de oportunidades de los estudiantes.

De entrada, los especialistas suelen estar de acuerdo en que los procesos largos de desconexión del aprendizaje (como el verano) tienen un efecto más acusado al deteriorar las habilidades cognitivas entre las familias menos acomodadas. La razón es que, mientras que las familias con un bagaje sociocultural elevado pueden dar a los estudiantes otros estímulos complementarios al que reciben en la escuela (campamentos, clases particulares, una mayor supervisión de los deberes, lecturas), no sucede lo mismo en los hogares más modestos.[17] Por tanto, la prolongación de la cuarentena podría generar que estas desigualdades aumentaran. Además, con más o menos un 10 por ciento de los hogares en edad de escolarización sin acceso a internet, las dificultades iban a ser evidentes y el riesgo de dejarse estudiantes por el camino, notable.[18] Esto llevó a que los propios docentes, en algunos casos, intentaran implicarse de manera más directa con las familias, pero su buena voluntad no era suficiente para llegar a los hogares más vulnerables.

Las primeras investigaciones sobre esta cuestión, desarrolladas en el Reino Unido, constataron que dichos argumentos tenían un sustento empírico.[19] Los alumnos de familias acomodadas pasaron más tiempo del confinamiento centrados en el estudio que sus iguales de hogares modestos. Además, también se comprobó que esos alumnos pudieron mantener contacto con sus profesores (vía *online*), incluidos los particulares, en parte también por vivir en un hogar más preparado para el aprendizaje (desde internet hasta un sitio de estudio pro-

17. G. D. Borman y M. Boulay (eds.), *Summer Learning. Research, Policies, and Programs*, Londres, Routledge, 2004.

18. Y, por supuesto, incluso el acceso al ordenador. Un 20 por ciento de españoles declaran no tenerlo, pero, según el INE, este porcentaje aumenta a más del 40 por ciento en los hogares con menos de novecientos euros mensuales.

19. «Divergencia en la igualdad de oportunidades. Aprendiendo en tiempos de COVID», <https://nadaesgratis.es/admin/divergencia-en-la-igualdad-de-oportunidades-aprendiendo-en-tiempos-de-covid>.

pio). Finalmente, también se confirmó que en los hogares más acomodados los padres se implicaron más en la formación de los menores, bien por tener más capital cultural, bien por disponer del tiempo para ello, lo que atenuó el impacto del encierro. Por tanto, el Gran Confinamiento disparó las desigualdades educativas. Un problema, por cierto, que no centró lo suficiente la atención de las autoridades educativas de España. Ahora bien, dos fueron las directrices que se fijaron desde el Ministerio de Educación.

De un lado se estableció que la repetición de curso, cuyo abuso es algo frecuente en España, fuera algo excepcional en el curso 2019-2020. Un consenso relativamente amplio es que en los niveles de educación obligatoria la repetición de curso es algo poco equitativo e ineficaz.[20] De entrada, se sabe que la repetición no mejora los resultados académicos de los estudiantes, ni les ayuda a nivelarse con el resto. Es más, en algunos casos, hasta los empeora. Además, hacer que los alumnos repitan tiene un efecto causal sobre el abandono escolar. En unos niveles similares de aprendizaje, los alumnos que repiten tienen una mayor probabilidad de dejar la escuela que aquellos que no lo hacen. Hay también literatura que señala que obligar a los niños a repetir podría perjudicar el desarrollo socioemocional del alumnado y hasta podría aumentar su agresividad durante la adolescencia,[21] todo dentro de una política que es tan costosa para los alumnos como para el sistema; la OCDE ha calculado un coste de veinte mil euros por alumno en el caso de España.

Por si fuera poco, la forma en la que la repetición se sigue aplicando es altamente contraproducente para la igualdad de oportunidades. Los defensores de la máxima del «mérito» y el «esfuerzo» mediante la repetición de curso no cuestionan que dos alumnos de igual competencia educativa y de diferente nivel socioeconómico no reciben el mismo trato por parte del sistema. Con igualdad de competen-

20. M. Manacorda, «The cost of grade retention», *Review of Economics and Statistics*, 94, 2 (2012), pp. 596-606.

21. S. R. Jimerson y P. Ferguson, «A longitudinal study of grade retention. Academic and behavioral outcomes of retained students through adolescence», *School Psychology Quarterly*, 22, 3 (2007), p. 314.

cias educativas, mediante el examen PISA, se calcula que la probabilidad de repetir de alguien de origen modesto es casi cuatro veces superior a la de alguien de origen acomodado. Por tanto, el hecho de que como consecuencia del confinamiento se recurriera a la repetición como algo excepcional tenía sentido dentro de una política más general a la hora de atenuar sus efectos perniciosos.

Del otro lado, las autoridades educativas plantearon que, de manera opcional, los centros educativos pudieran estar abiertos durante los meses de verano. La idea era tratar de compensar dentro de ese marco, y, de poder ser, en el curso siguiente también, los déficits educativos acumulados durante el confinamiento. Por tanto, lo que se pretendía era ayudar a aquellas familias que habían tenido más dificultades durante ese periodo y frenar de este modo las desigualdades educativas. Para ello, se sugirió reproducir el Programa de Refuerzo, Orientación y Apoyo (PROA), una política creada en 2004 y abandonada con la llegada de la crisis económica, que abordaba las necesidades educativas asociadas al entorno sociocultural del alumnado recurriendo a un conjunto de mecanismos de apoyo a los centros. Esto se llevaba a cabo mediante programas de acompañamiento escolar en primaria y secundaria, que además reforzaban los recursos educativos en aquellos centros de educación secundaria que tenían un mayor porcentaje de estudiantes desaventajados.

En su diseño original, con los fondos adicionales para esos centros, se pretendía que tutores y profesores del propio colegio o instituto participaran en actividades de apoyo organizadas en horario extraescolar. Todo ello tenía por objeto adquirir hábitos de estudio, potenciar ciertas competencias y mejorar la integración social del alumnado. También había un deseo de implicar a la comunidad local, con el fin de mejorar las relaciones y la comunicación entre los centros educativos y las familias. El hecho de que se sugiriese esta idea durante la crisis de la COVID-19 tenía pleno sentido, ya que las evaluaciones del programa PROA habían destacado la eficacia de esta política.[22]

22. J. I. García-Pérez y M. Hidalgo-Hidalgo, «No student left behind? Evidence from the Programme for School Guidance in Spain», *Economics of Education Review*, 60 (2017), pp. 97-111.

Sin embargo, todo quedó al albur de las propias capacidades financieras que tuvieran tanto el Estado como las comunidades autónomas. En un contexto en el que se venía encima una crisis económica e importantes restricciones presupuestarias, los avances de este programa iban a ser por fuerza modestos. Del mismo modo, el curso siguiente se convertiría en un enorme reto logístico: mantener la «distancia social» en unas clases masificadas y con el mismo personal docente parecía algo imposible de realizar. Todo esto obligaría, por tanto, a buscar sistemas de rotación o a mantener una parte del trabajo online, lo que necesariamente ahondaría en las desigualdades anteriores sin que se perfilara una solución sencilla ante los rebrotes y nuevos confinamientos.

Además, debe recordarse que estas desigualdades no solo tenían importancia por lo que tocaba a su efecto directo, sino también por el efecto que la crisis económica subsiguiente podía tener sobre las expectativas de las propias familias y de los estudiantes. Ya durante la Gran Recesión se señaló un impacto relevante,[23] así que había muchas probabilidades de que pasara lo mismo. Por entonces, el entorno de crisis hizo que los estudiantes de secundaria pensaran que tendrían una peor progresión en sus trayectorias educativas. Es decir, al socializarse en un contexto económico malo, tendieron, con respecto a la época de bonanza, a esperar de sí mismos una menor capacitación para progresar hacia niveles educativos superiores.

Es un hecho relativamente documentado que los estudiantes de hogares acomodados suelen tener más confianza en sí mismos que los de orígenes humildes (también esperan más de los estudios).[24] Pues bien, la crisis económica agrandó aún más estas diferencias debidas al origen social de los hogares. Finalmente, la propia caída de las expectativas educativas también se vio condicionada por los resultados educa-

---

23. L. Salazar, H. Cebolla-Boado y J. Radl, «Educational expectations in the great recession. Has the impact of family background become stronger?», *Socio-Economic Review* (2019).
24. P. M. Huang y S. G. Brainard, «Identifying determinants of academic self-confidence among science, math, engineering, and technology students», *Journal of Women and Minorities in Science and Engineering*, 7, 4 (2001).

tivos previos. A los mejores y peores estudiantes, el contexto les afectó poco. Sin embargo, entre los estudiantes con notas intermedias se vio más desmotivación. Por tanto, es ahí donde el entorno marca la diferencia con mayor intensidad, entre aquellos alumnos que tienen la opción de decidir seguir estudiando o no y una progresión dentro de la media.

De este modo, el contexto de crisis subsiguiente a la COVD-19 no solo importaba por su efecto directo en las desigualdades económicas, sino también en las educativas. Algo cuyas implicaciones quedarían latentes y que corría el riesgo de ahondar en uno de los grandes problemas que países como España habían heredado de la Gran Recesión: sus inaceptables niveles de pobreza juvenil e infantil.

Devenir nuestra propia fábrica

Entre los muchos hábitos que cambiaron con la pandemia estuvo el desarrollo del teletrabajo. No solo el confinamiento y su duración, sino incluso que el retorno a la normalidad pudiera ser un proceso reversible, llevó a que las empresas y las administraciones aceleraran su aplicación. Ahora bien, los datos no partían del mejor escenario. El Instituto Nacional de Estadística (INE) señala que solo el 7 por ciento de los ocupados (1,4 millones de trabajadores) realizaba en 2019 esta práctica de manera ocasional y algo menos, el 5 por ciento, de manera habitual. Esta posición estaba lejísimos de otros países, como Finlandia, Luxemburgo o los Países Bajos, que llegaban hasta un tercio. Cuando sobrevino la pandemia hubo que hacer una rápida transición, pero no todos los trabajadores fueron capaces de adaptarse. Según datos de aquel contexto, solo el 22,3 por ciento de la población ocupada podía hacerlo.

Además, como era previsible, la extensión del teletrabajo dependió mucho del sector. Casi la mitad de los técnicos, científicos e intelectuales pudieron recurrir a este mecanismo.[25] Algo parecido ocu-

---

25. «Solo el 22,3 por ciento de la población ocupada puede teletrabajar en nuestro país», <https://www.randstad.es/nosotros/sala-prensa/solo-el-223-de-la-poblacion-ocupada-puede-teletrabajar-en-nuestro-pais/>.

rrió con los trabajadores públicos, administrativos o similares. Ni que decir tiene que en el sector de telecomunicaciones o en el informático ya era una práctica bastante habitual. Sin embargo, no solo en los sectores que habían quedado congelados, como la restauración o el comercio, sino también en el sector de la construcción o la industria, mucha de ella paralizada por los ERTE, apenas se desplegó. De manera también lógica, los más asiduos al teletrabajo son los más jóvenes, siendo casi tres cuartas partes de los que teletrabajan empleados de menos de cuarenta y cinco años. Por tanto, tampoco se puede pensar que esta dinámica se extendiera como la pólvora durante el confinamiento. Diferente es que en muchas organizaciones y empresas se vencieron definitivamente las resistencias a implantarlo y se vieron obligadas a hacer de la necesidad virtud.

Lo más probable es que la crisis de la COVID-19 sirva para incentivar los procesos tanto de automatización y robotización de determinados sectores (que ya estaban en curso) como de trabajo remoto. Ahora, de nuevo, la magnitud del cambio variará mucho por ocupaciones y, por tanto, también por el nivel formativo y de ingresos.[26] Mientras que se estima que su expansión podría llegar al 60 por ciento de los trabajos de mayor cualificación en España, que podrían alternarlo con actividades presenciales, para el resto de las ocupaciones sería complicado que pasasen del tercio de ocupados de media, especialmente en las empresas de menos de cincuenta trabajadores. Igual que el confinamiento tuvo efectos asimétricos según el tipo de trabajador, algo parecido puede terminar sucediendo con las nuevas formas de trabajar.

¿Qué efectos puede tener este cambio? La literatura especializada lleva tiempo analizando la cuestión.[27] Los perfiles de quienes teletrabajan en España no son muy diferentes de los de otros países: casi

---

26. «El teletrabajo en España», <https://www.bde.es/f/webbde/SES/Secciones/Publicaciones/InformesBoletinesRevistas/ArticulosAnaliticos/20/T2/descargar/Fich/be2002-art13.pdf>.

27. D. E. Bailey y N. B. Kurland, «A review of telework research. Findings, new directions, and lessons for the study of modern work», *Journal of Organizational Behavior,* 23, 4 (2002), pp. 383-400.

siempre son sectores más cualificados y tecnificados. Desde el lado de la demanda, se suele decir que tanto la mayor distancia al centro de trabajo como la búsqueda de conciliación son los elementos que más hacen que el empleado prefiera esta modalidad, si bien el primero tiene un impacto más reducido. Desde el lado de la oferta, todo depende mucho del empleador y de su propia cultura empresarial. En ese sentido, es más probable que se facilite el teletrabajo cuando el nivel de productividad es controlable por la naturaleza del servicio que presta, así como cuando la empresa es más grande y dispone de más medios. Sin embargo, lo más llamativo es que el efecto del teletrabajo en la satisfacción del trabajador es mucho más mixto. Los estudios encuentran de todo: desde quien lo valora positivamente por su flexibilidad a quien lo repudia por la soledad que implica.

La literatura apunta que el teletrabajo suele fomentar la productividad. La idea central que se defiende es que, en teoría, este es un formato que reduce las interrupciones (de otros compañeros, se entiende) y que permitiría centrar más la atención. Sin embargo, esto puede ser más que cuestionable, porque ni mucho menos todas las interrupciones son una pérdida de tiempo. Para trabajos creativos resulta fundamental la interacción con otros, además de que permite la recepción de manera directa de las instrucciones de los superiores. Pero, las interrupciones en el teletrabajo no siempre son evitables. Pensemos en el entorno del Gran Confinamiento, en el que muchos de los que teletrabajaban tuvieron también que cuidar de sus hijos pequeños o desarrollar sus tareas domésticas.

Con todo, la otra cara de la flexibilidad del teletrabajo es que muchas veces la propia regulación va por detrás y no existen convenios o condiciones claras para su ejercicio; los derechos y deberes de trabajadores y empresas. Ello puede derivar en que la jornada laboral se alargue hasta solaparse con el resto del día. Al fin y al cabo, el hecho de que no haya unas horas fijadas puede terminar haciendo que no exista derecho a la desconexión y que se pase a estar «a demanda» las veinticuatro horas (una práctica cada vez más común incluso sin él). Así, con sus ventajas y con sus inconvenientes, el teletrabajo ha acabado por vencer muchas resistencias gracias a la expansión de la pandemia. Ahora bien, el problema será cómo delimitar lo que queda después. El tradicional eslogan a favor de la jornada de ocho horas de trabajo se complementaba con ocho de sueño y ocho de ocio.[28] Y, con permiso del cambio en los hábitos de sueño, el ocio también mutó en el periodo de confinamiento y la pandemia. O, para ser más precisos, cambió dos tendencias a corto plazo en los países más desarrollados.

De un lado, el hecho de que no hubiera forma de socializar o de hacer actividades fuera del hogar alteró los hábitos de consumo. Tras la psicosis inicial con el papel higiénico, los desinfectantes, los guantes y las mascarillas (que se agotaron rápidamente), las siguientes semanas se movieron las compras hacia alimentos como el chocolate, la cerveza, el vino e incluso la harina y la levadura (para repostería). Desde el inicio, las compras de productos en conserva y frescos subieron, pero luego se estabilizaron. Esto ya apuntaba al efecto de sustitución de la cesta de la compra para reemplazar el cierre de bares y restaurantes.[29] Por tanto, durante el tiempo de confinamiento de manera forzosa, pero luego poco a poco a medida que se volvía a la normalidad, el consumo se acotó a lo privado. Los encuentros se volvieron más restringidos y las fiestas caseras, por necesidad, más comunes. Algo que en países de otras latitudes era más común se volvió la tónica también en los mediterráneos, cuya socialización del ocio preferente tenía lugar entre plazas y terrazas.

Del otro lado, se generalizó una creciente individualización de las formas de ocio, lo cual no carecía de sentido a la hora de intentar evadirse en aquel contexto. Como ya se ha comentado, las audiencias de televisión fueron históricas, pero también el consumo de series en

---

28. Se nota que el movimiento obrero tradicional no incorporaba ni de lejos la visión femenina, a la que se le imponían los cuidados y las tareas del hogar. No sé, para mí, poner una lavadora, planchar las camisas o cambiar a los niños no terminan de encajar con el concepto de «ocio». Veremos si la COVID-19 no modifica algo de esto también y terminamos viendo un retroceso en los roles de género siendo ellas, una vez más, las paganas de una conciliación disfuncional en el hogar.

29. Lo que no nos hizo necesariamente comer menos. Por ejemplo, los franceses salieron del confinamiento dos kilos y medio más gordos de media. Por lo que he encontrado en España no nos atrevimos a hacer un sondeo equivalente... Véase <https://www.darwin-nutrition.fr/actualites/alimentation-francais/>.

plataformas. Por ejemplo, Netflix prácticamente dobló su tasa de crecimiento de suscripciones y obtuvo 15,7 millones más a nivel mundial.[30] Algo parecido pasó con los videojuegos, cuyas descargas crecieron casi un 40 por ciento a nivel global desde el inicio del confinamiento y el consumo de porno, que aumentó su demanda (vía *webcam*) un 300 por ciento, o, gracias al consumo de accesos *premium* a determinados portales, hasta un 61 por ciento en países como España. De tal modo que lo que se vio estuvo en línea con la idea del crecimiento del consumo a través de internet (cuyas compras aumentaron en este tipo de productos, pero decrecieron en otros como la ropa). Esta atomización de las pautas de consumo no era nada raro y ya se había señalado antes de la crisis de la COVID-19. Ahora, justificaba las incertidumbres del sector de la cultura que ya preveía el daño a teatros y a cines, así como la parálisis de nuevas producciones.

A medida que se fueron abriendo las calles de las ciudades, también su propia morfología se fue adaptando. Era necesario asegurar una distancia social efectiva, con lo que en determinadas ciudades se priorizó la circulación del peatón para evitar las aglomeraciones. Dado que los recorridos debían ser de corta distancia, se habilitaron más calzadas en las grandes ciudades y carriles bici. Por tanto, la crisis podría suponer un impulso aún más decidido en algunas políticas que ya estaban más avanzadas en otras latitudes y que ayudarían a atacar de manera más firme el problema de la contaminación. Con todo, en muchas como Madrid o Barcelona el reinado del peatón fue efímero. Ahora bien, si el riesgo de rebrotes se sostenía en el tiempo, esto podría afectar incluso a la densidad de las ciudades, haciendo que, gracias al teletrabajo, se produjera cierto éxodo inmobiliario a las zonas rurales;[31] unas zonas que no solo son más baratas, sino que también tienen más calidad de vida en el caso de que hubiera que decretar nuevos confinamientos. Este hecho quizá no haría más sostenibles

---

30. «Netflix gana casi 16 millones de suscriptores en plena pandemia», <https://www.reasonwhy.es/actualidad/netflix-gana-suscriptores-pandemia-coronavirus>.

31. «El éxodo inmobiliario que viene tras el virus: de la ciudad al campo», <https://elpais.com/economia/2020-05-01/el-exodo-inmobiliario-que-viene-tras-el-virus-de-la-ciudad-al-campo.html?ssm=TW_CC>.

nuestras ciudades, pero desde luego minimizaría el coste psicológico creciente que imponía el encierro.

LA CABEZA DEL REVÉS

El confinamiento tuvo un impacto inmediato en la vida de la gente. De poder salir de casa con normalidad, quedar con amigos, ir a los bares y restaurantes o al cine, se pasó a tener que estar encerrado en casa la mayor parte del tiempo. Famosos y creadores de tendencias intentaron poner al mal tiempo buena cara e hicieron ver que podía ser una oportunidad para valorar lo que teníamos o hacer tareas pendientes. No hay duda de que, si uno dispone de un empleo estable, una casa grande y espaciosa o incluso el lujo de un jardín o una terraza, el confinamiento podía ser la oportunidad perfecta para componer una canción o para aprender a hacer pan. Desgraciadamente, la mayoría de la ciudadanía no estaba en esa situación. Muchas familias tuvieron que combinar el cuidado de los niños y la ansiedad por la pérdida de empleo en pequeños pisos de una gran ciudad. Muchas personas pasaron el confinamiento en soledad. Muchos ciudadanos enfermaron de la COVID-19 u otros males y hasta tuvieron que pasar por la dolorosa pérdida de algún ser querido sin siquiera poder despedirlo como merecía.

Esto hizo que no tardaran mucho en saltar las alarmas sobre el impacto que podía tener una cuarentena de largas semanas sobre la salud mental de la población. El origen de la palabra «cuarentena» es italiano, «quarante giorni». Este número era empleado de forma general en la Biblia para expresar «mucho tiempo» y se extendió su uso a partir de la expansión de la peste negra. Cuarenta días era el tiempo que se aislaba a las personas (y mercancías) que llegaban a Venecia en el siglo XIV y que eran sospechosas de portar esta enfermedad. El periodo de incubación era menor, pero se fijó ese tiempo como un marco de referencia para frenar su propagación. Con respecto a la COVID-19, es cierto que aquellas personas que tenían síntomas o se les había diagnosticado de la enfermedad pasaron a ser recluidas, pero el confinamiento propiamente dicho se generalizó al conjunto de la población.

Se sabe que estar en cuarentena siempre tiene un impacto psicológico: supone la separación de seres queridos, pérdida de libertad e incertidumbre por el efecto de la propia enfermedad. Genera ira, estrés, enfado y hasta puede aumentar las probabilidades de cometer un suicidio. Si eso se hizo a nivel global, ¿cómo no esperar un efecto en el caso de la COVID-19?

Algunos estudios realizados a brotes más locales confirman esas sospechas. Durante la pandemia del SARS, el personal de un hospital tuvo que estar en cuarentena durante nueve días. Estas personas, estudiadas al final del periodo, presentaron más estrés, cansancio, desconexión con los otros, ansiedad, irritabilidad e insomnio que el personal que no había estado expuesto a la enfermedad.[32] Es más, muchos de los afectados consideraron abandonar su trabajo tras la experiencia. Además, la propia cuarentena también dejó secuelas que se manifestaron a largo plazo. Por ejemplo, casi un tercio de los afectados fueron más propensos a mostrar un cuadro de estrés postraumático tres años más tarde.[33] Es decir, tendían más a manifestar el trastorno psiquiátrico derivado de una experiencia dramática y que con frecuencia se traduce, entre otras cosas, en pesadillas e insomnio, además de rememorar continuamente esa situación. Incluso en algunos casos los afectados por la cuarenteña alteraron sus hábitos, como una mayor tendencia al alcoholismo para evadirse.

También se han podido reunir datos sobre factores que aumentaban la incidencia de los efectos psicológicos estresantes.[34] Obviamente, la duración de la cuarentena fue el primero, pero también el propio miedo a contraer la enfermedad o a transmitirla a otras perso-

32. Y. Bai, C. C. Lin, C. Y. Lin, J. Y. Chen, C. M. Chue y P. Chou, «Survey of stress reactions among health care workers involved with the SARS outbreak», *Psychiatric Services*, 55, 9 (2004), pp. 1055-1057.

33. P. Wu, Y. Fang, Z. Guan, B. Fan, J. Kong, Z. Yao [...] y C. W. Hoven, «The psychological impact of the SARS epidemic on hospital employees in China. Exposure, risk perception, and altruistic acceptance of risk», *The Canadian Journal of Psychiatry*, 54, 5 (2009), pp. 302-311.

34. S. K. Brooks, R. K. Webster, L. E. Smith, L. Woodland, S. Wessely, N. Greenberg y G. J. Rubin, «The psychological impact of quarantine and how to reduce it. Rapid review of the evidence», *The Lancet*, 395 (2020), pp. 912-920.

nas, con especial incidencia entre el personal sanitario. Este hecho también incrementó los cuadros psicológicos de frustración y aburrimiento por tener que renunciar a rutinas diarias, lo que en ocasiones se traducía en miedo a la falta de suministros. En los hogares vulnerables económicamente, sobre todo en aquellos que residían personas que podían perder su puesto de trabajo, el desgaste psicoemocional fue más intenso. Además, una parte importante de los afectados por dinámicas de la cuarentena señalaron su desconfianza sobre si estaban expuestos a informaciones correctas. Algo bastante llamativo es que con frecuencia se citaba como parte del origen de sus ansiedades la percepción de falta de transparencia por parte de las autoridades sanitarias y del Gobierno sobre la propia pandemia.[35]

Finalmente, un aspecto también relevante desde la perspectiva social de la propia enfermedad es si esta puede conducir a algún tipo de estigmatización. Esto, por ejemplo, ha tenido importancia en otras enfermedades, como por ejemplo el sida. En un estudio referido a pacientes de SARS, los afectados declararon que se sintieron rechazados por sus vecinos, que les evitaban, que no les hacían participes de eventos sociales, que les trataban con suspicacia y hasta que les criticaban a sus espaldas. Algo parecido se pudo constatar en los casos del virus del Ébola en Senegal:[36] aquellos que tuvieron la enfermedad se vieron separados de sus grupos sociales. Este tipo de situaciones, más allá de algún caso puntual, no fueron la norma durante la propagación de la COVID-19 en los países más desarrollados, pero cualquier enfermedad de esta naturaleza corre el riesgo de generar derivas sociales muy perniciosas.

Es cierto que las conclusiones de estos estudios deben ser tratadas con mucha cautela, ya que muchos se basan en otras enfermedades. Además, casi siempre analizan a grupos pequeños y no, como nos pasó a nosotros, a conjuntos sociales mucho más amplios. El confinamiento por la COVID-19 ha afectado a países enteros, luego necesa-

35. A. Braunack-Mayer, R. Tooher, J. E. Collins, J. M. Street y H. Marshall, «Understanding the school community's response to school closures during the H1N1 2009 influenza pandemic», *BMC Public Health*, 13, 1 (2013), p. 344.

36. A. Desclaux, D. Badji, A. G. Ndione y K. Sow, «Accepted monitoring or endured quarantine? Ebola contacts' perceptions in Senegal», *Social Science & Medicine*, 178 (2017), pp. 38-45.

riamente el efecto habrá de ser parcialmente distinto. También se debe considerar que las diferencias culturales también importan —en especial cuando no todas las sociedades tienen el mismo tipo de relación con el espacio público—. Ahora bien, el hecho de que desde el inicio del confinamiento la venta de antidepresivos creciera un 11 por ciento ya indicaba por dónde iban los tiros.

A partir de la tercera semana del confinamiento comenzaron a publicarse algunos estudios psicológicos para el caso español.[37] Lo que se pudo constatar es que las personas que declararon estar más agobiadas de lo habitual se duplicaron (del 20 al 40 por ciento) y las que apuntaban tener más tensión se multiplicaron casi por cinco (del 4 al 19 por ciento). Este patrón se repitió así en todas las preguntas vinculadas también con la depresión o con la facilidad para conciliar el sueño. Ahora bien, aunque se dio en todos los grupos sociales, entre colectivos con ingresos estables, como pensionistas o funcionarios, fue menor, lo que sin duda se relaciona con la estabilidad de su modo de vida. Es decir, la ansiedad tenía una vertiente sanitaria, pero esta venía muy matizada por la situación de vulnerabilidad económica de cada grupo social.

Finalmente, uno de los colectivos a los que también se prestó atención fue al de los niños, a los que las políticas de confinamiento podían afectar de manera más severa. En el caso de Wuhan y Huangshi se encontró que los escolares preadolescentes sufrieron un incremento de cinco puntos en sus síntomas depresivos, hasta un 22,6 por ciento.[38] En el caso de España, se estima que uno de cada cuatro niños padeció ansiedad por el confinamiento.[39] Ciertamente, estos datos no se alejan

37. D. Foremny, P. Sorribas-Navarro y J. Vall Castelló, «Living at the Peak. Health and Public Finance During the Covid-19 Pandemic» (2020), SSRN 3578483.

38. X. Xie, Q. Xue, Y. Zhou, K. Zhu, Q. Liu, J. Zhang y R. Song, «Mental Health Status Among Children in Home Confinement During the Coronavirus Disease 2019 Outbreak in Hubei Province, China», *JAMA Pediatrics,* 1619 (2020).

39. «Save the Children advierte que las medidas de aislamiento social por la COVID-19 pueden provocar en los niños y niñas trastornos psicológicos permanentes como la depresión», <https://www.savethechildren.es/notasprensa/save-chil dren-advierte-de-que-las-medidas-de-aislamiento-social-por-la-covid-19-pueden>.

mucho del conjunto de la población, pero es indudable que el impacto a medio plazo será mayor, dado que los niños todavía están en proceso de desarrollo psicoemocional.

Parece indudable que muchos de los efectos psicológicos que nos deja la crisis del coronavirus no podrán constatarse hasta que pase un tiempo. Además, hasta que no haya una vacuna en circulación, serán inevitables más cuarentenas, aunque estas sean de menor escala, en el futuro. Sin embargo, ya sabemos que el Gran Confinamiento sí nos ha afectado a la cabeza. Después de todo, la crisis de la COVID-19 no es una prueba solo para los sistemas de salud y para la economía, sino también para la propia moral de nuestras sociedades.

11

El deber de aprender

Cuando comenzó la pandemia, mucha gente ansiaba que el virus cambiara el mundo. Eso sí, que lo hiciera de acuerdo con los parámetros que esas personas tenían antes de comenzar la crisis. Esto no debería causar ninguna sorpresa, ya que en el fondo revela que una parte de nosotros lleva tiempo buscándose a sí misma. Hoy hemos alcanzado, pese a todos nuestros problemas, las mayores cotas de prosperidad y de desarrollo de nuestra especie. Sin embargo, el intelectual parece haberse vaciado de un proyecto ideológico integrado, de una visión emancipadora de futuro, como aquellas que tenía en el siglo XX. Quizá por eso el virus, terrible por las pérdidas humanas, sociales y económicas que trae, se convirtió, desde el plano estrictamente académico, en una especie de piedra filosofal desde la que revisar cómo concebimos el mundo. Una caída del caballo de Saulo que podría llevarnos a unos horizontes diferentes como sociedad.

Nunca ha sido este el propósito de este libro, desnudado en lo posible de vocación prescriptiva. Por el contrario, este texto ha intentado dar una panorámica general, unas hipótesis sobre los potenciales efectos de esta crisis. De ahí que se haya insistido mucho en esas dos caras del coronavirus. De un lado, en verlo como una especie de túnel del tiempo que acelera muchas dinámicas en curso. Aunque sea de manera tentativa, ya sabemos que este siglo estaba jalonado por cambios estructurales más profundos parejos al cambio tecnológico, a la transformación de los equilibrios dentro de la globalización, al envejecimiento de la población o a la desintermediación de la política. Es probable que la crisis de la COVID-19 precipite esas tendencias. Pero, al mismo tiempo, la crisis del coronavirus también tiene algo de ventana de oportunidad para que se puedan introducir cambios, quizá no radicales, pero que sí permitan poner los raíles de transformaciones futuras. Algunos que hablan de más papel del Estado, del soberanismo, del retroceso autoritario o, quizá, de la puesta de contrafuertes a la desigualdad que lleva pareja. Nos falta perspectiva, pero es indudable que el largo plazo llega con una sucesión de cortos y que en este contexto también se pueden asentar compromisos sobre el devenir inmediato de nuestras sociedades.

El Estado posglobal

Muchos de los retos que tenemos ante nosotros precedían a la crisis de la COVID-19, como también las tendencias que se estaban prefigurando en el horizonte. Sin ir más lejos, el cambio climático, la gestión de los flujos migratorios o las desigualdades crecientes resaltaban de manera importante en la agenda antes de la crisis del coronavirus. Ese era el contexto en el que se argumentaba que amenazas compartidas necesitarían fortalecer los mecanismos de gobernanza global para afrontarlos. Sin embargo, su eficacia era más bien limitada y sus sesgos a favor del *statu quo* hicieron que la crítica a la hiperglobalización fuera ya un lugar común tras la Gran Recesión. Cuando todo el mundo se dio de bruces con la pandemia, se hizo más evidente, si cabe, hasta qué punto fallaban los mecanismos de alerta temprana para prevenir este tipo de desafíos. Se vio que, ante riesgos globales, ante la mayor interdependencia en la que nos encontramos, no existen mecanismos de gobernanza comunes desde unos códigos compartidos.

Esto, por tanto, da al coronavirus la oportunidad de acelerar estas dinámicas, haciendo que las naciones ganen una centralidad en las relaciones internacionales que ya estaban recuperando. Consumar, así pues, un giro soberanista hacia el capitalismo de Estado. Si algo se ha visto durante la crisis es que los estados no han tenido miedo a ejercer un papel más activo en la economía. Además, ha ganado posiciones en la agenda la necesidad de incrementar su participación en sectores estratégicos, de relocalizar determinadas empresas. Desde luego los avances ligados a la Cuarta Revolución Industrial más que aminorar-se se han acelerado, por lo que las tensiones internacionales por el control de tecnología e influencia comercial no tienen visos de cesar en un futuro. Mientras, el mundo se torna en un inestable equilibrio entre las dos grandes superpotencias, Estados Unidos y China, y todo con una Unión Europea atrapada en medio buscando su lugar.

Si algo también se ha desnudado con la crisis sanitaria es que, pese a lo que se apuntó en sus primeras etapas, no hay una asociación directa entre el tipo de régimen y la capacidad de gestión de esta. Ha habido tanto democracias como dictaduras solventes e incapaces en su lucha con la COVID-19. Ahora bien, lo que sí está claro es que aquellos países que contaron con más ventaja, *a priori*, fueron los que disponían de un mínimo de capacidad estatal y de cierto aprendizaje adquirido de pandemias pasadas. Esto puede ayudar a entender mejor la diferencia entre Europa o América Latina y los países del Sudeste Asiático. En todo caso, esto no quita que el argumento del autoritarismo pueda calar en la población con más facilidad cuando se confrontan amenazas existenciales como las de esta naturaleza, al menos a corto plazo, cuando sus consecuencias son más destructivas.

Es en esas circunstancias cuando hay que estar especialmente atentos, ya que algunos líderes oportunistas y con tics dictatoriales pueden aprovecharlas para reforzar su poder. Allí donde hay instituciones débiles, hay un espacio ideal para que los cirujanos de hierro terminen pervirtiendo el sistema democrático y liquiden las cortapisas a su poder. Después de todo, en las democracias existen poderes de emergencia para este tipo de contingencias y, de hecho, fueron aplicados en casi todas ellas, pero hay que exigir su devolución posterior por parte del Gobierno para prevenir la corrosión del sistema. Ello es lo que apunta cómo la crisis de la COVID-19 puede ser un marco idóneo para el retroceso autoritario o, al menos, para empujar hacia un nuevo equilibrio más intrusivo en las libertades ciudadanas. Pero eso, en todo caso, siempre dependerá de en qué grado los ciudadanos no se resignen a que la «nueva normalidad» tenga menos derechos que la antigua.

LOS ENTRESIJOS DE LA SALA DE MÁQUINAS

La crisis sanitaria hizo saltar al puente de mando a los técnicos y a los expertos sanitarios. Esto, al principio, pudo generar cierta confusión sobre la naturaleza de las decisiones que se adoptaban. Es indudable que se conocía poco del virus y que los criterios fueron cambiando a medida que avanzaba la ciencia, luego su asesoramiento fue fundamental. Sin embargo, en última instancia, las decisiones siempre tuvieron un carácter político. Hubo que optar en dilemas que comprometían los intereses de diferentes grupos, entre estrategias de distinto tipo y calado. Ahora bien, quizá lo que más tuvieron en común los gobiernos de Europa es que actuaron con tardanza. La combinación del sesgo de optimismo con el coste social de las medidas de confinamiento hizo que aquellos países que sufrieron primero la pandemia fueran menos reactivos. Solo las naciones que pudieron escarmentar en cabeza ajena pudieron vencer ambas ilusiones y actuar con más celeridad, como pasaría después en el desconfinamiento.

Cuando se llegó al epicentro de la crisis, los liderazgos tuvieron un papel fundamental. Desde luego, los gobernantes deben tomar decisiones, pero eso es solo una parte de la historia. Casi igual de importante es su capacidad para coordinar organizaciones, es decir, para conseguir trasladar lo decidido en acción sobre el terreno. Este es el verdadero reto en el que los líderes y sus equipos pudieron marcar la diferencia, y más aún cuando la gestión de esta crisis afectó a diferentes niveles de Gobierno. Además, el frente de la comunicación es clave. Pensemos que se habla de unos contextos en los que se toman decisiones de vida o muerte, con dilemas complejos cuyas ramificaciones engarzan tanto cuestiones sanitarias como sociales y económicas. Si el perímetro de lo incierto no se acota, si no es posible transmitir solvencia, las propias medidas terminan siendo impotentes. En un contexto en el que la disciplina social es importante para frenar la expansión del virus, sin buena comunicación no hay gestión viable.

Los votantes, obviamente, también reaccionan ante las crisis. Dado el carácter sin precedentes de esta pandemia, tan solo nos podemos basar en analogías con otras catástrofes y conflagraciones para intuir cómo reaccionarán. Normalmente los votantes suelen dar una prima de confianza a los gobiernos en contextos bélicos, el conocido como *rally around the flag*. Este parece haber sido el caso en la mayoría de los países durante la crisis sanitaria. En este sentido, parece operar algo similar a la reacción ciudadana ante una amenaza existencial para la comunidad en su conjunto, algo en la línea de otros cambios de actitudes a favor de la seguridad o la tecnocracia. Al menos, a corto plazo, cuando el golpe es más severo.

De ahí se desprende que la catástrofe sanitaria no se convierte automáticamente en un impacto directamente negativo en las perspectivas electorales de un Gobierno. Lo importante es hasta qué punto existe una percepción de buena o mala gestión y, algo clave, las medidas de compensación posteriores. Los mecanismos ideológicos de exoneración de responsabilidades y la confusión propia de un sistema de Gobierno descentralizado siempre están vigentes, pero el daño causado por la pandemia también es cierto. Ahora bien, solo en la medida en que un gobernante sea capaz de atender a estas demandas demandas de reparación tendrá opciones de salir bien parado. Algo que, necesariamente, estará relacionado con el impacto de la crisis económica y del Estado social.

REPENSANDO EL CONTRATO SOCIAL

Los estados de bienestar europeos se fundaron durante la posguerra tras la derrota del fascismo. La destrucción producida entonces, la solidaridad que brotó a raíz de la contienda, pavimentó el pacto social y político que sustentó sus pilares. De ahí se expandió el gasto público, se sentaron las bases de impuestos redistributivos y, en suma, se logró un desarrollo y bienestar sin precedentes. Sin embargo, el contexto fue cambiando: el envejecimiento de la población, la incorporación de la mujer al mercado laboral, la precariedad creciente y el cambio tecnológico son nuevos retos que no estaban presentes cuando se fundó el contrato social. Por tanto, ya antes de la crisis de la COVID-19 estaba sobre la mesa la necesidad de apuntalar estos modelos para mejorar su eficiencia y su capacidad redistributiva, en algunos casos muy maltrecha desde la Gran Recesión.

Entre los componentes afectados por esta revisión están los propios sistemas de salud, que tienen tipologías muy diferentes según el país, y que fueron el gran frente en la lucha contra el virus. En algunos casos se basan en un sistema nacional, en otros en los empleadores o en seguros privados, y también con diferente relación con el personal sanitario y las empresas biomédicas. Además, por si fuera poco, también presentan heterogeneidad en cuanto al nivel de provisión, que en algunos casos está centralizada y en otros no. Por ello uno de los primeros componentes de la discusión pública en relación con la reforma de los estados de bienestar pasará por los sistemas de salud. Todo, eso sí, como parte de una discusión más amplia sobre la propia capacidad que tienen para redistribuir en conjunto.

En paralelo con la crisis sanitaria llegó una severa crisis económica al combinarse un *shock* tanto de oferta como de demanda. Sin embargo, no todos los sectores están igual de expuestos a él y, a diferencia de otras pandemias, lo más probable es que aumente de manera importante la desigualdad. Los sectores con menos ingresos y más vulnerables, menos intensivos en capital humano, los más asociados al sector servicios o el turismo, son los más afectados por los confinamientos. Por tanto, aquellos países con mercados de trabajo más voraces y menos prestaciones universales, como España, tenderán a sufrir más las consecuencias de la crisis.

Ahora bien, esto no impide que la cuestión distributiva tenga muchos números de ser central en la agenda, dada la enorme desigualdad que traerá consigo. La razón se liga al parámetro de la incertidumbre. En un contexto en el que puede haber sucesivas olas en el futuro, rebrotes o nuevos confinamientos, puede que la ciudadanía prefiera una intervención más intensa del sector público para desarrollar redes de seguridad universales y generosas. Con todo, que finalmente se desplieguen dependerá mucho de los equilibrios políticos de cada país. De su margen fiscal, por descontado, pero también de la construcción de coaliciones en favor de la redistribución y de la fortaleza política e institucional para llevarlas a cabo.

Además, el nuevo pacto social necesariamente tiene una dimensión europea. La Unión Europea ha pasado por severas crisis antes del coronavirus, tanto la Gran Recesión como el retroceso autoritario en sus propias fronteras o el Brexit. Esto hace que la Unión Europea se encuentre en una encrucijada para su proyecto de integración, para la capacidad que tenga de seguir siendo un actor relevante en el mundo y que apuntale el bienestar de los ciudadanos europeos. Con todo, si algo se ha visto desde el inicio de la crisis es que se asumió su gestión desde unas coordenadas diferentes, mucho más ambiciosas para la integración, que en los contextos anteriores. Del éxito de su proyecto dependerá, en gran medida, que se pongan los raíles del destino de sus miembros durante el próximo lustro, todo en un mundo que parece dejar atrás Occidente.

MANERAS DE VIVIR

Durante toda la crisis del coronavirus, como ya había ocurrido antes y seguiría pasando después, las redes sociales desempeñaron un papel relevante. Principal vía de información para cada vez más gente, las luchas políticas, la propaganda y los bulos fueron una constante. Un contexto de sobreabundancia informativa llevó a que su gestión fuera un reto en una coyuntura de creciente polarización social. Eso sí, lo que quedó claro es que su impacto muchas veces vino exagerado frente a los medios tradicionales, que siguieron siendo las principales formas por las que la gente recababa información sobre la COVID-19. La televisión y los medios convencionales, como siempre había sido, fueron protagonistas en nuestro consumo de información y de opiniones políticas, por lo que durante la pandemia no sucedería algo distinto.

Ahora bien, no hay duda de que esta crisis también tiene su importancia como un evento impresionable, compartido por una generación que probablemente será la principal pagana de sus consecuencias. Por tanto, tiene sentido pensar que la pandemia también tendrá su efecto en los proyectos vitales de millones de jóvenes. Lo más seguro es que la crisis aplace decisiones de maternidad, pueda cambiar parejas y haga que aún se retrase más la edad de emancipación. Además, es muy probable que, junto al incremento de las desigualdades en general, también lo haga en las educativas, condicionando la pérdida tanto de conocimientos como de expectativas. Hay bastantes dudas de haber estado a la altura en ese reto.

La COVID-19 también ha servido, como en los casos anteriores, para acelerar tendencias que ya estaban en curso por lo que toca a nuestros hábitos. Ha conllevado una mayor individualización del ocio y del consumo, aupado por las plataformas digitales y audiovisuales. Ha incentivado una mayor reflexión sobre la sostenibilidad de nuestras ciudades y los espacios públicos para el peatón frente al coche, así como un mayor desarrollo del teletrabajo, que penetró en muchos más sectores al vencerse, por las circunstancias, las resistencias organizativas a su despliegue. Saber cuántas de estas dinámicas serán permanentes dependerá, esencialmente, de en qué medida los agentes públicos y privados reaccionen.

Por último, la propia pandemia también tuvo un impacto en el aspecto psicológico. La ansiedad, el estrés y la incertidumbre ante el futuro se convirtieron en la tónica habitual. Ni que decir tiene que los afectados por pérdidas humanas sufrieron lo indecible, pero muchos compatriotas tampoco pudieron dormir bien por las noches, aunque no hubieran padecido una pérdida directa. No sabremos hasta pasado un tiempo si el confinamiento tendrá secuelas psicológicas profundas, pero esto no deja de revelar hasta qué punto en unos pocos meses el mundo se encaneció.

¿UN TIEMPO NUEVO?

Todos confiamos en que algún día habrá una vacuna o tratamiento eficaz para la COVID-19. Aunque no sepamos cuándo, esto en algún momento pasará, quizá, por desgracia, solo para una parte del mundo. Tras ello, tan solo tendremos un puñado de certezas: habremos perdido muchas vidas humanas con la pandemia, con familiares y amigos rotos por el dolor. Además, muchas personas estarán sin empleo, habrán visto truncada su inversión o habrá quebrado su negocio. Como consecuencia, los estados se habrán endeudado para tratar de paliar esa situación. Pocas más evidencias tendremos ante nosotros y el resto serán hipótesis aún por validar. Todas, además, sometidas a los vaivenes de esa dictadura del azar que es el devenir de los sucesos humanos. Quizá por eso asumir que la política es contingente, para bien o para mal, es un ejercicio saludable. Ayuda a estar mentalmente equipado para lo cambiantes que son las circunstancias.

Es pecado de sociólogo insistir en la inercia de la estructura como lo es de politólogo sobrestimar el poder de la agencia. Es decir, mientras que para los primeros casi todo son corrientes de fondo, para los segundos la clave es pilotar con acierto el navío. Quizá los dos tengan una parte de razón y la COVID-19, como un huracán, agita el mar y el barco a la vez, al menos durante un periodo determinado. Más adelante podremos contrastar, con perspectiva, lo profunda o epidérmica que ha sido su impronta. Sin embargo, no hay duda de que el virus afectó y afecta a los decisores públicos aquí y ahora. Por tanto, de que hay un margen en el que moverse. Quizá a esto sea a lo primero que debamos agarrarnos; no hay por qué resignarse a la inacción. No hay más tiempo nuevo que aquel que nos afanemos, como sociedad, en construir.

En cualquier caso, para mí siempre sobrevolará una pregunta. Más allá de que hayamos salido mejores, iguales o peores, más allá de las pérdidas personales y materiales, ¿habremos salido aprendidos? Probablemente esta sea una de las cuestiones centrales que nos deje la pandemia, uno de los deberes más perentorios. A lo largo de estas páginas he intentado extraer algunos de los dilemas que, creo, van al tuétano de la relación entre política y pandemia. Ojalá que, con modestia, haya contribuido al menos un palmo a comprenderla mejor. Creo que debemos afanarnos ahora en entender el desolador paisaje que deja este virus a su paso. La tentación del olvido es demasiado grande. No creo que nos lo podamos permitir.

Descubre tu próxima lectura

Si quieres formar parte de nuestra comunidad,
regístrate en **libros.megustaleer.club**
y recibirás recomendaciones personalizadas

Penguin
Random House
Grupo Editorial

megustaleer